实用临床护理实践

主 编 孙美兰 包双亮 王园园 聂晓英 彭云娥 陶 红

SHIYONG LINCHUANG HULI SHIJIAN

黑龙江科学技术出版社

图书在版编目（CIP）数据

实用临床护理实践 / 孙美兰等主编. -- 哈尔滨：
黑龙江科学技术出版社, 2018.2
ISBN 978-7-5388-9746-3

Ⅰ.①实… Ⅱ.①孙… Ⅲ.①护理学 Ⅳ.①R47

中国版本图书馆CIP数据核字(2018)第114608号

实用临床护理实践
SHIYONG LINCHUANG HULI SHIJIAN

主　　编	孙美兰　包双亮　王园园　聂晓英　彭云娥　陶　红
副主编	高海波　吴芳甜　赵兰君　张　宏
	姜　颖　胡光瑞　王　瑞　闫　虹
责任编辑	李欣育
装帧设计	雅卓图书
出　　版	黑龙江科学技术出版社
	地址：哈尔滨市南岗区公安街70-2号　邮编：150001
	电话：（0451）53642106　传真：（0451）53642143
	网址：www.lkcbs.cn　www.lkpub.cn
发　　行	全国新华书店
印　　刷	济南大地图文快印有限公司
开　　本	880 mm × 1 230 mm　1/16
印　　张	13
字　　数	396 千字
版　　次	2018年2月第1版
印　　次	2018年2月第1次印刷
书　　号	ISBN 978-7-5388-9746-3
定　　价	88.00元

前　言

　　近年来，护理学无论在基础理论研究方面，还是在临床方面，都已取得了长足的进展。随着生活水平地提高，人们对护理的质量要求越来越高，医务工作者必须不断学习新知识、掌握新技术，才能提高护理质量，缓解医患矛盾，促进社会和谐。本书作者参阅大量国内外文献资料，结合国内临床实际情况，编写了本书。

　　本书首先详细介绍了临床护理基本操作，如口服给药法、注射给药法、吸痰术、洗胃术等内容，其次介绍了临床常见疾病护理内容，如呼吸内科疾病护理、心内科疾病护理、消化内科疾病护理、神经内科疾病护理、感染内科疾病护理等内容。

　　本书的作者，从事本专业多年，具有丰富的临床经验和深厚的理论功底。希望本书能为医务工作者处理相关问题提供参考，本书也可作为医学院校学生和基层医生学习之用。

　　在编写过程中，由于作者较多，写作方式和文笔风格不一，再加上时间有限，难免存在疏漏和不足之处，望广大读者提出宝贵的意见和建议，谢谢。

编　者
2018 年 2 月

目　录

第一章

临床护理基本操作

第一节　口服给药法

药物经口服后，经胃肠道吸收后，可发挥局部治疗或全身治疗的作用。

一、摆药

（一）药物准备类型

1. 中心药房摆药　目前国内不少医院均设有中心药站，一般设在医院内距离各病区适中的地方，负责全院各病区患者的日间用药。

病区护士每日上午在医生查房后把药盘、长期医嘱单送至中心药站，由药站专人处理医嘱，并进行摆药、核对。口服药物每日 3 次量，注射药物按一日总量备齐。然后由病区护士当面核对无误后，取回病区，按规定时间发药。发药前须经另一人核对。

各病区另设一药柜，备有少量常用药、贵重药、针剂等，作为临时应急用。所备的药物须有固定基数，用后及时补充，交接班时按数点清。

2. 病区摆药　由病区护士在病区负责准备自己病区患者的所需药品。

（二）用物

药柜（内有各种药品）、药盘（发药车）、小药卡、药杯、量杯（10～20ml）、滴管、药匙、纱布或小毛巾、小水壶（内盛温开水）、服药单。

（三）操作方法

1. 准备　洗净双手，戴口罩，备齐用物，依床号顺序将小药卡（床号、姓名）插于药盘上，并放好药杯。

2. 按服药单摆药　一个患者的药摆好后，再摆第 2 个患者的药，先摆固体药再摆水剂药。

（1）固体药（片、丸、胶囊）：左手持药瓶（标签在外），右手掌心及小指夹住瓶盖，拇指、示指和中指持药匙取药，不可用手取药。

（2）水剂：先将药水摇匀，左手持量杯，拇指指在所需刻度，使与视线处于同一水平，右手持药瓶，标签向上，然后缓缓倒出所需药液。应以药液低面的刻度为准。同时有几种水剂时，应分别倒入不同药杯内。更换药液时，应用温开水冲洗量杯。倒毕，瓶口用湿纱布或小毛巾擦净，然后放回原处。

3. 其他　如下所述：

（1）药液不足 1ml 须用滴管吸取计量，1ml=15 滴。为使药量准确，应滴入已盛好少许冷开水药杯内，或直接滴于面包上或饼干上服用。

（2）患者的个人专用药，应注明床号、姓名、药名、剂量、时间，以防差错。专用药不可借给他人用。

（3）摆完药后，应根据服药单查对 1 次，再由第 2 人核对无误后，方可发药。如需磨碎的药，可用乳钵研碎。用清洁巾盖好药盘待发。清洗滴管、乳钵等，清理药柜。

二、发药

（一）用物

温开水、服药单、发药车。

（二）操作方法

1. 准备　发药前先了解患者情况，暂不能服药者，应做交班。

2. 发药查对，督促服药　按规定时间，携服药单送药到患者处，核对服药单及床头牌的床号、姓名，并询问患者姓名，回答与服药本一致后再发药，待患者服下后方可离开。

3. 根据不同药物的特性正确给药　如下所述：

（1）抗生素、磺胺类药物应准时给药，以保持药物在血液中的有效浓度。

（2）健胃、助消化药物宜在饭前或饭间服。对胃黏膜有刺激的药宜在饭后服。

（3）对呼吸道黏膜有安抚作用的保护性镇咳药，服后不宜立即饮水，以免稀释药液降低药效。

（4）某些由肾排出的药物，如磺胺类，尿少时可析出结晶，引起肾小管堵塞，故应鼓励多饮水。

（5）对牙齿有腐蚀作用和使牙齿染色的药物，如铁剂，可用饮水管吸取，服后漱口。

（6）服用强心苷类药物应先测脉率、心率及节律，若脉率低于60次/min或节律不齐时不可服用。

（7）有配伍禁忌的药物，不宜在短时间内先后服用，如呋喃妥因与碳酸氢钠溶液等碱性药液。

（8）催眠药应就寝前服用。

发药完毕，再次与服药单核对一遍，看有无遗漏或差错。药杯集中处理。清洁药盘放回原处。需要时做好记录。

（三）注意事项

（1）严格遵守三查七对制度（操作前、中、后查，核对床号、姓名、药名、浓度、剂量、方法、时间），防止发生差错。

（2）老、弱、小儿及危重患者应协助服药，鼻饲者应先注入少量温开水，后将药物研碎、溶解后由胃管注入，再注入少量温开水冲洗胃管。更换或停止药物，应及时告诉患者。若患者提出疑问，应重新核对清楚后再给患者服下。

（3）发药后，要密切观察服药后效果及有无不良反应，若有反应，应及时与医生联系，给予必要的处理。

（孙美兰）

第二节　注射给药法

注射给药是将无菌药液或生物制品用无菌注射器注入体内，达到预防、诊断、治疗目的的方法。

一、药液吸取法

1. 从安瓿内吸取药液　将药液集中到安瓿体部，用消毒液消毒安瓿颈部及砂轮，在安瓿颈部划一踞痕，重新消毒安瓿颈部，拭去碎屑，掰断安瓿。将针尖斜面向下放入安瓿内的液面下，手持活塞柄抽动活塞吸取所需药量。抽吸毕将针头套上空安瓿或针帽备用。

2. 从密封瓶内吸取药液　除去铝盖的中央部分并消毒密封瓶的瓶塞，待干。往瓶内注入与所需药液等量空气（以增加瓶内压力，避免瓶内负压，无法吸取），倒转密封瓶及注射器，使针尖斜面在液面下，轻拉活塞柄吸取药液至所需量，再以示指固定针栓，拔出针头，套上针帽备用。

若密闭瓶或安瓿内系粉剂或结晶时，应先注入所需量的溶剂，使药物溶化，然后吸取药液。黏稠药液如油剂可先加温（遇热变质的药物除外），或将药瓶用双手搓后再抽吸，混悬液应摇匀后再抽吸。

3. 注射器内空气驱出术　一手指固定于针栓上，拇指、中指扶持注射器，针头垂直向上，一手抽动活塞柄吸入少量空气，然后摆动针筒，并使气泡聚集于针头口，稍推动活塞将气泡驱出。若针头偏于一侧，则驱气时应使针头朝上倾斜，使气泡集中于针头根部，如上法驱出气泡。

二、皮内注射法

皮内注射法是将少量药液注入表皮与真皮之间的方法。

（一）目的

（1）各种药物过敏试验。

（2）预防接种。

（3）局部麻醉。

（二）用物

（1）注射盘或治疗盘内盛2%碘酊、75%乙醇、无菌镊、砂轮、无菌棉签、开瓶器、弯盘。

（2）1ml注射器、4½号针头，药液按医嘱。药物过敏试验还需备急救药盒。

（三）注射部位

（1）药物过敏试验在前臂掌侧中、下段。

（2）预防接种常选三角肌下缘。

（四）操作方法

（1）评估：了解患者的病情、合作程度、对皮内注射的认识水平和心理反应，过敏试验还需了解患者的"三史"（过敏史、用药史、家族史）；介绍皮内注射的目的、过程，取得患者配合；评估注射部位组织状态（皮肤颜色、有无皮疹、感染及皮肤划痕阳性）。

（2）准备用物：并按医嘱查对后抽好药液，放入铺有无菌巾的治疗盘内，携物品至患者处，再次核对。

（3）助患者取坐位或卧位，选择注射部位，以75%乙醇消毒皮肤、待干。乙醇过敏者用生理盐水清洁皮肤。

（4）排尽注射器内空气，示指和拇指绷紧注射部位皮肤，右手持注射器，针尖斜面向上，与皮肤呈5°刺入皮内，放平注射器，平行将针尖斜面全部进入皮内，左手拇指固定针栓，右手快速推注药液0.1ml。也可右手持注射器左手推注药液，使局部可见半球形隆起的皮丘，皮肤变白，毛孔变大。

（5）注射毕，快速拔出针头，核对后交代患者注意事项。

（6）清理用物，按时观察结果并正确记录。

（五）注意事项

（1）忌用碘酊消毒皮肤，并避免用力反复涂擦。

（2）注射后不可用力按揉，以免影响结果观察。

三、皮下注射法

皮下注射法是将少量药液注入皮下组织的方法。

（一）目的

（1）需迅速达到药效和不能或不宜口服时采用。

（2）局部供药，如局部麻醉用药。

（3）预防接种，如各种疫苗的预防接种。

（二）用物

注射盘，1~2ml注射器，5~6号针头，药液按医嘱准备。

（三）注射部位

上臂三角肌下缘、上臂外侧、股外侧、腹部、后背、前臂内侧中段。

（四）操作方法

（1）评估患者的病情、合作程度、对皮下注射的认识水平和心理反应；介绍皮下注射的目的、过程，取得患者配合；评估注射部位组织状态。

（2）准备用物，并按医嘱查对后抽好药液，放入铺有无菌巾的治疗盘内，携物品至患者处，再次核对。

（3）助患者取坐位或卧位，选择注射部位，皮肤做常规消毒（2%碘酊以注射点为中心，呈螺旋形向外涂擦，直径在5cm以上，待干，然后用75%乙醇以同法脱碘2次，待干）或安尔碘消毒。

（4）持注射器排尽空气。

（5）左手示指与拇指绷紧皮肤，右手持注射器，示指固定针栓，针尖斜面向上，与皮肤呈30°~40°，过瘦者可捏起注射部位皮肤，快速刺入针头2/3，左手抽动活塞观察无回血后缓缓推注药液。

（6）推完药液，用干棉签放于针刺处，快速拔出针后，轻轻按压。

（7）核对后助患者取舒适卧位，整理床单位，清理用物，必要时记录。

（五）注意事项

（1）持针时，右手示指固定针栓，切勿触及针梗，以免污染。

（2）针头刺入角度不宜超过45°，以免刺入肌层。

（3）对皮肤有刺激作用的药物，一般不作皮下注射。

（4）少于1ml药液时，必须用1ml注射器，以保证注入药量准确无误。

（5）需经常做皮下注射者，应建立轮流交替注射部位的计划，以达到在有限的注射部位吸收最大药量的效果。

四、肌内注射法

肌内注射法是将少量药液注入肌肉组织的方法。

（一）目的

（1）给予需在一定时间内产生药效，而不能或不宜口服的药物。

（2）药物不宜或不能静脉注射，要求比皮下注射更迅速发生疗效时采用。

（3）注射刺激性较强或药量较大的药物。

（二）用物

注射盘、2~5ml注射器，6~7号针头，药液按医嘱准备。

（三）注射部位

一般选择肌肉较丰厚、离大神经和血管较远的部位，其中以臀大肌、臀中肌、臀小肌最为常用，其次为股外侧肌及上臂三角肌。

1. 臀大肌内注射射区定位法　如下所述：

（1）十字法：从臀裂顶点向左或向右侧画一水平线，然后从该侧髂嵴最高点做一垂直线，将臀部分为4个象限，选其外上象限并避开内角（内角定位：髂后上棘至大转子连线）即为注射区。

（2）连线法：取髂前上棘和尾骨连线的外上1/3处为注射部位。

2. 臀中肌、臀小肌内注射射区定位法　如下所述。

（1）构角法：以示指尖与中指尖分别置于髂前上棘和髂嵴下缘处，由髂嵴、示指、中指所构成的三角区内为注射部位。

（2）三指法：髂前上棘外侧三横指处（以患者的手指宽度为标准）。

（3）股外侧肌内注射射区定位法：在大腿中段外侧，膝上10cm，髋关节下10cm处，宽约7.5cm。

此处大血管、神经干很少通过，范围较大，适用于多次注射或2岁以下婴幼儿注射。

（4）上臂三角肌内注射射区定位法：上臂外侧、肩峰下2~3横指处。此处肌肉不如臀部丰厚，只能做小剂量注射。

（四）患者体位

为使患者的注射部位肌肉松弛，应尽量使患者体位舒适。

（1）侧卧位下腿稍屈膝，上腿伸直。

（2）俯卧位足尖相对，足跟分开。

（3）仰卧位适用于病情危重不能翻身的患者。

（4）坐位座位稍高，便于操作。非注射侧臀部坐于座位上，注射侧腿伸直。一般多为门诊患者所取。

（五）操作方法

（1）评估患者的病情、合作程度、对肌内注射的认识水平和心理反应；介绍肌内注射的目的、过程，取得患者配合；评估注射部位组织状态。

（2）准备用物，并按医嘱查对后抽好药液，放入铺有无菌巾的治疗盘内，携物品至患者处，再次核对。

（3）协助患者取合适卧位，选择注射部位，常规消毒或安尔碘消毒注射部位皮肤。

（4）排气，左手拇指、示指分开并绷紧皮肤，右手执笔式持注射器，中指固定针栓，用前臂带动腕部的力量，将针头迅速垂直刺入肌内，一般刺入2.5~3.0cm，过瘦者或小儿酌减，固定针头。

（5）松左手，抽动活塞，观察无回血后，缓慢推药液。如有回血，酌情处理，可拔出或进针少许再试抽，无回血方可推药。推药同时注意观察患者的表情及反应。

（6）注射毕，用干棉签放于针刺处，快速拔针并按压。

（7）核对后协助患者穿好衣裤，安置舒适卧位，整理床单位。清理用物，必要时做记录。

（六）Z径路注射法和留置气泡技术

1. Z径路注射法　注射前以左手示指、中指和环指使待注射部位皮肤及皮下组织朝同一方向侧移（皮肤侧移1~2cm），绷紧固定局部皮肤，维持到拔针后，迅速松开左手，此时位移的皮肤和皮下组织位置复原，原先垂直的针刺通道随即变成Z形，该方法可将药液封闭在肌肉组织内而不易回渗，利于吸收，减少硬结的发生，尤其适用于老年人等特殊人群，以及刺激性大、难吸收药物的肌内注射。

2. 留置气泡技术　方法为用注射器抽吸适量药液后，再吸入0.2~0.3ml的空气。注射时，气泡在上，当全部药液注入后，再注入空气。其方法优点：将药物全部注入肌肉组织而不留在注射器无效腔中（每种注射器的无效腔量不一，范围从0.07~0.30ml），以保证药量的准确；同时可防止拔针时，药液渗入皮下组织引起刺激，产生疼痛，并可将药液限制在注射肌肉局部而利于组织的吸收。

（七）注意事项

（1）切勿将针梗全部刺入，以防从根部衔接处折断。万一折断，应保持局部与肢体不动，速用止血钳夹住断端取出。若全部埋入肌肉内，即请外科医生诊治。

（2）臀部注射，部位要选择正确，偏内下方易伤及神经、血管，偏外上方易刺及髋骨，引起剧痛及断针。

（3）推药液时必须固定针栓，推速要慢，同时注意患者的表情及反应。如系油剂药液更应持牢针栓，以防用力过大针栓与乳头脱开，药液外溢；若为混悬剂，进针前要摇匀药液，进针后持牢针栓，快速推药，以免药液沉淀造成堵塞或因用力过猛使药液外溢。

（4）需长期注射者，应经常更换注射部位，并用细长针头，以避免或减少硬结的发生。若一旦发生硬结，可采用理疗、热敷或外敷活血化瘀的中药如蒲公英、金黄散等。

（5）2岁以下婴幼儿不宜在臀大肌处注射，因幼儿尚未能独立行走，其臀部肌肉一般发育不好，有可能伤及坐骨神经，应选臀中肌、臀小肌或股外侧肌内注射。

（6）两种药液同时注射又无配伍禁忌时，常采用分层注射法。当第一针药液注射完，随即拧下针筒，接上第二副注射器，并将针头拔出少许后向另一方向刺入，试抽无回血后，即可缓慢推药。

五、静脉注射法

（一）目的

（1）药物不宜口服、皮下或肌内注射时，需要迅速发生疗效者。

（2）做诊断性检查，由静脉注入药物，如肝、肾、胆囊等检查需注射造影剂或染料等。

（二）用物

注射盘、注射器（根据药量准备）、7～9号针头或头皮针头、止血带、胶布，药液按医嘱准备。

（三）注射部位

1. 四肢浅静脉　肘部的贵要静脉、正中静脉、头静脉；腕部、手背及踝部或足背浅静脉等。

2. 小儿头皮静脉　额静脉、颞静脉等。

3. 股静脉　位于股三角区股鞘内，股神经和股动脉内侧。

（四）操作方法

1. 四肢浅表静脉注射术　如下所述：

（1）评估患者的病情、合作程度、对静脉注射的认识水平和心理反应；介绍静脉注射的目的、过程，取得患者配合；评估注射部位组织状态。

（2）准备用物，并按医嘱查对后抽好药液，放入铺有无菌巾的治疗盘内，携物品至患者处，再次核对。

（3）选静脉，在注射部位上方6cm处扎止血带，止血带末端向上。皮肤常规消毒或安尔碘消毒，同时嘱患者握拳，使静脉显露。备胶布2～3条。

（4）注射器接上头皮针头，排尽空气，在注射部位下方，绷紧静脉下端皮肤并使其固定。右手持针头使其针尖斜面向上，与皮肤呈15°～30°，由静脉上方或侧方刺入皮下，再沿静脉走向刺入静脉，见回血后将针头与静脉的角度调整好，顺静脉走向推进0.5～1.0cm后固定。

（5）松止血带，嘱患者松拳，用胶布固定针头。若采血标本者，则止血带不放松，直接抽取血标本所需量，也不必胶布固定。

（6）推完药液，以干棉签放于穿刺点上方，快速拔出针头后按压片刻，无出血为止。

（7）核对后安置舒适卧位，整理床单位。清理用物，必要时做记录。

2. 股静脉注射术　常用于急救时加压输液、输血或采集血标本。

（1）评估、查对、备药同四肢静脉注射。

（2）患者仰卧，下肢伸直略外展（小儿应有人协助固定），局部常规消毒或安尔碘消毒皮肤，同时消毒术者左手示指和中指。

（3）于股三角区扪股动脉搏动最明显处，予以固定。

（4）右手持注射器，排尽空气，在腹股沟韧带下一横指、股动脉搏动内侧0.5cm垂直或呈45°刺入，抽动活塞见暗红色回血，提示已进入股静脉，固定针头，根据需要推注药液或采集血标本。

（5）注射或采血毕，拔出针头，用无菌纱布加压止血3～5min，以防出血或形成血肿。

（6）核对后安置舒适卧位，整理床单位。清理用物，必要时做记录，血标本则及时送检。

（五）注意事项

（1）严格执行无菌操作原则，防止感染。

（2）穿刺时务必沉着，切勿乱刺。一旦出现血肿，应立即拔出，按压局部，另选它处注射。

（3）注射时应选粗直、弹性好、不易滑动而易固定的静脉，并避开关节及静脉瓣。

（4）需长期静脉给药者，为保护静脉，应有计划地由小到大，由远心端到近心端选血管进行注射。

（5）对组织有强烈刺激的药物，最好用一副等渗生理盐水注射器先行试穿，证实针头确在血管内后，再换注射器推药。在推注过程中，应试抽有无回血，检查针梗是否仍在血管内，经常听取患者的主诉，观察局部体征，如局部疼痛、肿胀或无回血时，表示针梗脱出静脉，应立即拔出，更换部位重新注射，以免药液外溢而致组织坏死。

（6）药液推注的速度，根据患者的年龄、病情及药物的性质而定，并随时听取患者的主诉和观察病情变化，以便调节。

（7）股静脉穿刺时，若抽出鲜红色血，提示穿入股动脉，应立即拔出针头，压迫穿刺点 5～10min，直至无出血为止。一旦穿刺失败，切勿再穿刺，以免引起血肿，有出血倾向的患者，忌用此法。

（六）特殊患者静脉穿刺法

1. 肥胖患者　静脉较深，不明显，但较固定不滑动，可摸准后再行穿刺。

2. 消瘦患者　皮下脂肪少，静脉较滑动，穿刺时须固定静脉上下端。

3. 水肿患者　可按静脉走向的解剖位置，用手指压迫局部，以暂时驱散皮下水分，显露静脉后再穿刺。

4. 脱水患者　静脉塌陷，可局部热敷、按摩，待血管扩张显露后再穿刺。

六、动脉注射法

（一）目的

（1）采集动脉血标本。

（2）施行某些特殊检查，注入造影剂如脑血管检查。

（3）施行某些治疗，如注射抗癌药物作区域性化疗。

（4）抢救重度休克，经动脉加压输液，以迅速增加有效血容量。

（二）用物

（1）注射盘、注射器（按需准备）7～9 号针头、无菌纱布、无菌手套、药液按医嘱准备。

（2）若采集血标本需另备标本容器、无菌软塞，必要时还需备酒精灯和火柴。一些检查或造影根据需要准备用物和药液。

（三）注射部位

选择动脉搏动最明显处穿刺。采集血标本常用桡动脉、股动脉。区域性化疗时，应根据患者治疗需要选择，一般头面部疾病选用颈总动脉，上肢疾病选用锁骨下动脉或肱动脉，下肢疾病选用股动脉。

（四）操作方法

（1）评估患者的病情、合作程度、对动脉注射的认识水平和心理反应；介绍动脉注射的目的、过程，取得患者配合；评估注射部位组织状态。

（2）准备用物，并按医嘱查对后抽好药液，放入铺有无菌巾的治疗盘内，携物品至患者处，再次核对。

（3）选择注射部位，协助患者取适当卧位，消毒局部皮肤，待干。

（4）戴手套或消毒左手示指和中指，在已消毒范围内摸到欲穿刺动脉的搏动最明显处，固定于两指之间。

（5）右手持注射器，在两指间垂直或与动脉走向呈 40°刺入动脉，见有鲜红色回血，右手固定穿刺针的方向及深度，左手以最快的速度注入药液或采血。

（6）操作完毕，迅速拔出针头，局部加压止血 5～10min。

（7）核对后安置患者舒适卧位，整理床单位。清理用物，必要时做记录，如有血标本则及时送检。

（五）注意事项

（1）采血标本时，需先用 1∶500 的肝素稀释液湿润注射器管腔。

（2）采血进行血气分析时，针头拔出后立即刺入软塞以隔绝空气，并用手搓动注射器使血液与抗凝剂混匀，避免凝血。

（孙美兰）

第三节　外周静脉通路的建立与维护

一、外周留置针的置入

（1）经双人核对医嘱，对患者进行评估，告知患者用药的要求，征得同意后，开始评估血管，血管选择应首选粗直弹性好的前臂静脉，注意避开关节。

（2）按六步法洗手、戴口罩。按静脉输液，进行物品准备，包括利器盒、6cm×7cm透明贴膜、无菌贴膜、清洁手套，22～24G留置针，要注意观察准备用物的质量有效期。

（3）将用物推至床边，经医患双向核对、协助患者取舒适体位。再次选择前臂显露好，容易固定的静脉。

（4）核对液体后，开始排气排液，连接头皮针时，要将头皮针针尖插入留置针肝素帽前端，进行垂直排气，待肝素帽液体注满后再将头皮针全部刺入，回挂于输液架，准备无菌透明敷料。

（5）用含碘消毒剂，以穿刺点为中心进行螺旋式、由内向外皮肤消毒3次，消毒范围应大于固定敷料尺寸。

（6）将止血带扎于穿刺点上方10cm处。戴清洁手套。再次排气，双向核对，调松套管及针芯。

（7）穿刺时，将针头斜面向上，一手的拇指、示指夹住两翼，以血管上方15°～30°进针，见到回血后，压低穿刺角度，再往前进0.2cm，注意进针速度要慢，一手将软管全部送入，拔出针芯，要注意勿将已抽出的针芯，再次插入套管内。

（8）穿刺后要及时松止血带、松拳、松调节器。

（9）以穿刺点为中心，无张力方法粘贴透明敷料，要保证穿刺点在敷料中央。脱手套，在粘贴条上注明穿刺的时间和姓名，然后覆盖于白色隔离塞，脱去手套，用输液贴以U形方法固定延长管。

（10）调节滴速，填写输液卡。核对并告知患者注意事项。

二、外周静脉留置针封管

（1）按六步法洗手、戴口罩。

（2）准备治疗盘：无菌盘内备有3～4ml肝素稀释液、无菌透明敷料（贴膜）、棉签、含碘消毒液、弯盘。

（3）显露穿刺部位，关闭调节器。

（4）分离头皮针与输液导管后，用肝素稀释液以脉冲式方法冲管，当剩至1ml时，快速注入，夹闭留置针，拔出针头。用输液贴以U形方法固定延长管。

（5）整理床单位，取下输液软袋及导管按要求进行处理。

三、外周静脉留置针置管后再次输液

（1）经双人核对医嘱后，按照六步法洗手、戴口罩。准备用物，包括75%乙醇、小纱布、输液贴、头皮针、输入液体、弯盘。

（2）查对床号姓名，对患者说明操作目的、观察穿刺局部，查对液体与治疗单，排气排液。

（3）揭开无菌透明敷料、反垫于肝素帽下，用75%乙醇棉球（棉片）摩擦消毒接口持续10s（来回摩擦10遍）。

（4）再次排气排液后，将头皮针插入肝素帽内，打开留置针及输液调节器，无菌透明敷料固定肝素帽，头皮针导管。

（5）调节滴速，填写输液卡。整理好患者衣被，整理用物并做好观察记录。

四、外周静脉留置针拔管

（1）按六步法洗手后，准备治疗盘，内装：棉签、无菌透明敷料、含碘消毒液、弯盘。

（2）显露穿刺部位，去除固定肝素帽的无菌透明敷料，轻轻地将透明敷料边缘搓起，以零角度揭开敷料，用含碘消毒液消毒穿刺点2遍。

（3）用干棉签按压局部，拔出留置针，无渗血后用输液贴覆盖穿刺点。

（4）整理床单位并做好拔管记录。

（孙美兰）

第四节　中心静脉通路的建立与维护

一、中心静脉穿刺置管术

中心静脉置管术是监测中心静脉压（CVP）及建立有效输液给药途径的方法，主要是经颈内静脉或锁骨下静脉穿刺，将静脉导管插到上腔静脉，用于危重患者抢救、休克患者、大手术患者、静脉内营养、周围静脉穿刺困难、需要长期输液及使需经静脉输入高渗溶液或强酸强碱类药物者。局部皮肤破损、感染，有出血倾向者是其禁忌证。

（一）锁骨下静脉穿刺

锁骨下静脉是腋静脉的延续，起于第一肋骨的外侧缘，成年人长3～4cm。

1. 选择穿刺点　锁骨上路、锁骨下路。后者临床常用。

2. 穿刺部位　为锁骨下方胸壁，该处较为平坦，可进行满意的消毒准备，穿刺导管易于固定，敷料不易跨越关节，易于清洁和更换；不影响患者颈部和上肢的活动，利于置管后护理。

3. 置管操作步骤　以右侧锁骨下路穿刺点为例。

（1）穿刺点为锁骨与第一肋骨相交处，即锁骨中1/3段与外1/3交界处，锁骨下缘1～2cm处，也可由锁骨中点附近进行穿刺。

（2）体位：平卧位，去枕、头后仰，头转向穿刺对侧，必要时肩后垫高，头低位15°～30°，以提高静脉压使静脉充盈。

（3）严格遵循无菌操作原则，局部皮肤常规消毒后铺无菌巾。

（4）局部麻醉后用注射器细针做试探性穿刺，使针头与皮肤呈30°～45°向内向上穿刺，针头保持朝向胸骨上窝的方向，紧靠锁骨内下缘徐徐推进，可避免穿破胸膜及肺组织，边进针边抽动针筒使管内形成负压，一般进针4cm可抽到回血。若进针4～5cm仍见不到回血，不要再向前推进以免误伤锁骨下动脉，应慢慢向后退针并边退边抽回血，在撤针过程中仍无回血，可将针尖撤至皮下后改变进针方向，使针尖指向甲状软骨，以同样的方法徐徐进针。

（5）试穿确定锁骨下静脉的位置后，即可换用导针穿刺置管，导针穿刺方向与试探性穿刺相同，一旦进入锁骨下静脉位置，即可抽得大量回血，此时再轻轻推进0.1～0.2cm，使导针的整个斜面在静脉腔内，并保持斜面向下，以利导管或导丝推进。

（6）让患者吸气后屏气，取下注射器，以一只手固定导针并以手指轻抵针尾插孔，以免发生气栓或失血，将导管或导丝自导针尾部插孔缓缓送入，使管腔达上腔静脉，退出导针。如用导丝，则将导管引入中心静脉后再退出导丝。

（7）抽吸与导管相连接的注射器，如回血通畅说明管端位于静脉内。

（8）取下输液器，将导管与输液器连接，先滴入少量等渗液体。

（9）妥善固定导管，无菌透明敷料覆盖穿刺部位。

（10）导管放置后需常规行X线检查，以确定导管的位置。插管深度，左侧不宜超过15cm，右侧不宜超过12cm，已能进入上腔静脉为宜。

（二）颈内静脉穿刺

颈内静脉起源于颅底，上部位于胸锁乳突肌的前缘内侧；中部位于胸锁乳突肌锁骨头前缘的下面和颈总动脉的后外侧；下行至胸锁关节处与锁骨下静脉汇合成无名静脉，继续下行与对侧的无名静脉汇合成上腔静脉进入右心房。

1. 选择穿刺点部位　颈内静脉穿刺的进针点和方向，根据颈内静脉与胸锁乳突肌的关系，分为前路、中路、后路3种。

2. 置管操作步骤　如下所述：

（1）以右侧颈内中路穿刺点为例，确定穿刺点位，锁骨与胸锁乳突肌的锁骨头和胸骨头所形成的三角区的顶点，颈内静脉正好位于此三角区的中心位置，该点距锁骨上缘3~5cm。

（2）体位：患者平卧，去枕，头后仰，头转向穿刺对侧，必要时肩后垫一薄枕，头低位15°~30°使颈部充分外展。

（3）严格遵循无菌操作原则，局部皮肤常规消毒后铺无菌巾。

（4）局部麻醉后用注射器细针做试探性穿刺，使针头与皮肤呈30°，与中线平行直接指向足端。进针深度一般为3.5~4.5cm，以进针深度不超过锁骨为宜。边进针边抽回血，抽到静脉血即表示针尖位于颈内静脉。如穿入较深，针已对穿颈静脉，则可慢慢退出，边退针边回抽，抽到静脉血后，减少穿刺针与额平面的角度（约30°）。

（5）试穿确定颈内静脉的位置后，即可换用导针穿刺置管，导针穿刺方向与试探性穿刺相同。当导针针尖到达颈静脉时旋转取下注射器，从穿刺针内插入引导钢丝，插入时不能遇到阻力。有阻力时应调整穿刺位置，包括角度、斜面方向和深浅等。插入导丝后退出穿刺针，压迫穿刺点同时擦净钢丝上的血迹。需要静脉扩张器的导管，可插入静脉扩张器扩张皮下或静脉。将导管套在引导钢丝外面，导管尖端接近穿刺点，引导钢丝必须伸出导管尾端，用手抓住，右手将导管与钢丝一起部分插入，待导管进入颈静脉后，边退钢丝、边插导管。一般成年人从穿刺点到上腔静脉右心房开口处约10cm，退出钢丝。

（6）抽吸与导管相连接的注射器，如回血通畅说明管端位于静脉内。

（7）用生理盐水冲洗导管后即可接上输液器或CVP测压装置进行输液或测压。

（8）妥善固定导管，用无菌透明敷料（贴膜）覆盖穿刺部位。

二、外周静脉置入中心静脉导管

外周静脉置入中心静脉导管，是指经外周静脉穿刺置入的中心静脉导管，其导管尖端的最佳位置在上腔静脉的下1/3处，临床上常用于7d以上的中期和长期静脉输液治疗，或需要静脉输注高渗性、有刺激性药物的患者，导管留置时间可长达1年。

（一）置管操作步骤

（1）操作前，要先经双人核对医嘱。再对患者进行穿刺前的解释工作，得到患者的理解配合。

（2）对患者的穿刺部位静脉和全身情况进行评估。血管选择的标准：在患者肘关节处，取粗而直、静脉瓣少的贵要静脉、正中静脉或头静脉，要注意避开穿刺周围有皮肤红肿、硬结、皮疹和感染的情况。当血管选择好以后，要再次向患者告知穿刺时可能发生的情况，以及穿刺配合事项，经同意，签署知情同意书。

（3）操作前，要按照六步法进行洗手、戴口罩。准备用物，具体包括：治疗盘内装有75%乙醇、含碘消毒液、生理盐水100ml、利多卡因1支。治疗盘外装有三向瓣膜PICC穿刺导管套件1个、PICC穿刺包（穿刺包内装有测量尺、无菌衣、无粉手套2副、棉球6个、镊子2~3把、止血带、大单1条、治疗巾2块、洞巾1块、20ml空针2副、5ml空针1副、1ml空针1副、大纱布3块、小纱布2块。剪刀、10cm×12cm无菌透明敷料1张）、免洗手消毒液。

（4）查对患者床号与姓名，嘱患者身体移向对侧床边，打开PICC穿刺包，手臂外展与身体呈90°，拉开患者袖管，测量置管的长度与臂围，具体测量方法是：从穿刺点沿静脉走行，到右胸锁关节，再向下至第 3 肋间，为置入导管的长度。接着，在肘横纹上 10cm 处，绕上臂一圈，测出臂围值，做好测量的记录。

（5）戴无菌手套，取出无菌巾垫于穿刺手臂下方，助手协助倒消毒液。消毒皮肤要求是先用乙醇棉球，以穿刺点为中心，进行螺旋式摩擦消毒，范围为直径大于等于 10cm，当去除皮肤油脂后，再用碘剂以同样的方法，顺时针方向与逆时针方向分别交叉，重复两次进行消毒。建立无菌屏障。铺治疗巾，将止血带放于手臂下方，为扩大无菌区域，还应铺垫大单，铺洞巾。

（6）穿无菌衣、更换无粉手套，先抽取 20ml 生理盐水 2 次，再用 2ml，最后用 1ml 注射器抽取利多卡 0.5ml。打开 PICC 穿刺导管套件。用生理盐水预冲导管，用拇指和示指轻轻揉搓瓣膜，以确定导管的完整性。再分别预冲连接器、减压套筒、肝素帽和导管外部，最后，将导管浸入生理盐水中充分润滑导管，以减少对血管的刺激。打开穿刺针，去除活塞，将穿刺针连接 5ml 注射器。

（7）扎止血带，并嘱患者握拳，在穿刺点下方，皮下注射利多卡因呈皮球状，进行局部麻醉。静脉穿刺时，一手固定皮肤，另一手持针以进针角度呈 15°～30° 的方向进行穿刺。见到回血后，保持穿刺针与血管的平行，继续向前推进 1～2mm，然后，保持针芯位置，将插管鞘单独向前推进，要注意避免推进钢针，造成血管壁的穿透。

（8）松开止血带，嘱患者松拳，以左手拇指与示指固定插管鞘，中指压住插管鞘末端处血管，防止出血，接着，从插管鞘内撤出穿刺针。一手固定插管鞘，另一手将导管自插管鞘内缓慢、匀速地 2cm 长度推进。当插入 20cm 左右时，嘱患者头侧向穿刺方，转头并低头，以确保穿刺导管的通畅。在送管过程中，左手的中指要轻压血管鞘末端，以防出血。当导管置入预定的长度时，在插管鞘远端，用纱布加压止血并固定导管。将插管鞘从血管内撤出，连接注射器抽回血，冲洗导管。双手分离导管与导丝衔接处，一手按压穿刺点并固定导管，另一手将导丝以每次 3～5cm 均匀的速度轻轻抽出，然后撤出插管鞘。当确认预定的置入长度后，在体外预留 5～6cm，以便于安装连接器。

（9）修剪导管长度，注意勿剪除毛茬，安装连接器。先将减压套筒套到导管上，将导管连接到连接器翼形部分的金属柄上，使导管完全平整的套住金属柄，再将翼形部分的倒钩和减压套筒上的沟槽对齐锁定，最后，轻轻牵拉导管以确保连接器和导管完全锁定。用生理盐水，以脉冲式方法进行冲管，当推至所剩 1ml 液体时，迅速推入生理盐水，连接肝素帽。

（10）导管的固定，是将距离穿刺点 0.5～1.0cm 处的导管安装在固定翼的槽沟内。在穿刺点上方，放置一块小纱布吸收渗血，使导管呈弧形，用胶带固定接头，撤出洞巾，再用无菌透明敷料固定导管，要注意无菌透明敷料下缘与胶带下缘平齐。用第 2 条胶带，以蝶形交叉固定于贴膜上，用第 3 条胶带，压在第 2 条胶带上，将签有穿刺时间与患者姓名胶带固定于第 3 条胶带上。用小纱布或输液贴，包裹导管末端，固定在皮肤上。为保护导管以防渗血，用弹力管状绷带加压包扎穿刺处。

（11）向患者交代注意事项。整理用物并洗手。摄胸部 X 线片，以确定导管末端的位置，应在上腔静脉下 1/3 处。

（12）最后在病历上填写置管情况并签名。

（二）PICC 置管后输液

（1）输液前，要先进行双人核对医嘱和治疗单，按照六步洗手法进行洗手、戴口罩。准备治疗盘，盘内装有：乙醇棉片、无菌贴膜、已经连有头皮针的含 20ml 生理盐水的注射器、预输入的液体、弯盘、治疗单，以及免洗手消毒液。

（2）进入病房先查对床号姓名，并与患者说明操作的目的，观察穿刺部位，必要时测量臂围。

（3）查对液体与治疗单，常规排气、排液。揭开输液无菌透明敷料反垫于肝素帽下。用 75% 乙醇棉球，擦拭消毒接口约 10s。再接入头皮针，抽回血，确定导管在血管腔内后，以脉冲式方法冲洗导管，当推至所剩液体为 1ml 时，快速推入。

（4）分离注射器，连接输液导管，松调节器。最后，用无菌透明敷料固定肝素帽和头皮针，在固定头皮针时，固定完毕后，整理患者衣被，调节滴数，交代注意事项并做好记录。

（三）PICC 冲洗与正压封管

为了预防导管堵塞，保持长期使用，给药前、后，使用血液制品，静脉采血后应冲管。休疗期应每周冲洗 1 次并正压封管。

（1）用六步法洗手、戴口罩。

（2）准备治疗盘，内装贴膜、含 10～20ml 生理盐水注射器 1 副、弯盘。

（3）经查对床号姓名，观察穿刺部位，关闭输液调节器。

（4）揭开输液无菌透明敷料反垫于肝素帽下分离输液导管与头皮针，接 10～20ml 生理盐水注射器，以脉冲式方法冲洗导管。推至最后 1ml 时，进行正压封管。具体方法是：将头皮针尖斜面退至肝素帽末端，待生理盐水全部推入后，拔出头皮针，用无菌透明敷料固定肝素帽。

（5）整理患者衣被，做好观察记录。

（四）PICC 维护操作

为保证外周中心静脉导管的正常使用，应保证每天对患者进行消毒维护。

（1）要按六步洗手法进行洗手、戴口罩。

（2）准备用物：治疗盘内装有石油烷、免洗手消毒液、棉签、皮尺、胶布、肝素帽、头皮针连接预冲注射器、弯盘、PICC 维护包（包内装有无菌手套、2 副、75% 乙醇、碘附棉棒各 3 根、乙醇棉片 3 块、小纱布 1 块、10cm×12cm 高潮气通透贴膜 1 张、胶带 4 条）。

（3）查对床号和姓名，与患者说明导管维护的目的。观察穿刺部位情况，必要时测量臂围。

（4）揭敷料时，要注意由下往上揭，以防带出导管，同时，还要避免直接接触导管。消毒双手，用石油烷擦除胶布痕迹。

（5）戴无菌手套：用消毒棉片消毒固定翼 10 秒钟。用 75% 的乙醇棉棒，去除穿刺点直径约 1cm 以外的胶胨，再用碘附棉棒，以穿刺点为中心进行皮肤消毒 3 次，消毒范围应大于无菌透明敷料范围，包括消毒导管。预冲肝素帽，去除原有肝素帽，用 75% 乙醇棉片，擦拭导管末端。

（6）将注满生理盐水的肝素帽连接导管，用生理盐水，以脉冲式方法进行冲管，当冲至剩 1ml 液体时，将头皮针拔出，使针尖位于肝素帽内，快速推入，然后拔出头皮针。

（7）更换无菌手套，安装固定翼，随后，将导管呈弧形进行胶带固定接头。用透明敷料固定导管，固定时，要保证贴膜下缘与胶带下缘平齐，第 2 条胶带以蝶形交叉固定于无菌透明敷料上，第 3 条胶带压在第 2 条胶带上，第 4 条签上姓名与时间后固定于第 3 条胶带上。用无菌小纱布包裹导管末端，用胶带固定于皮肤，做好维护记录。

三、植入式输液港建立与维护

（一）操作前准备

1. 置管部位的选择　置管部位的选择要综合比较其他发生机械性并发症、导管相关性血流感染的可能性。置管部位会影响发生继发导管相关性血流感染和静脉炎的危险度。置管部位皮肤菌群的密度是造成 CRBSI 的一个主要危险因素。由经过培训的医生依不同的治疗方式和患者体型来选输液港植入的途径：大静脉植入、大动脉植入、腹腔内植入，输液座放于皮下。输液港导管常用的植入部位主要为颈内静脉与锁骨下静脉。非随机实验证实了颈内静脉置管发生相关性感染的危险率高。研究分析显示，床旁超声定位的锁骨下静脉置管与其他部位相比，可以显著降低机械性并发症。对于成年患者，锁骨下静脉对控制感染来说是首选部位。当然，在选择部位时其他的一些因素也应该考虑。目前临床应用较多的是锁骨下静脉，实际植入的位置要根据患者的个体差异决定。植入位置解剖结构应该能保证注射座稳定，不会受到患者活动的影响，不会产生局部压力升高或受穿衣服的影响，注射座隔膜上方的皮下组织厚度在 0.5～2.0cm 为适宜厚度。

2. 经皮穿刺导管植入点选择　自锁骨中外 1/3 处进入锁骨下静脉，然后进入胸腔内血管。

（二）输液港的选择

由医生依不同的治疗方式和患者体型做出选择。标准型及急救凹形输液港适用于不同体型的成年人及儿童患者。双腔输液港适用于同时输入不兼容的药物。术中连接式导管可于植入时根据需要决定静脉导管长度。

输液港种类有多种选择：①单腔末端开口式导管输液港或单腔三向瓣膜式导管输液港。②小型单腔末端开口式导管输液港或小型单腔式三向瓣膜式导管输液港。③双腔末端开口式导管输液港或双腔三向瓣膜式导管输液港。

输液港附件——无损伤针的选择：①蝶翼针输液套件适用于连续静脉输注。②直形及弯形无损伤针适用于一次性静脉输注。

（三）穿刺输液操作步骤

（1）向患者说明操作过程并做好解释工作。

（2）观察穿刺点和局部皮肤有无红、肿、热、痛等炎性反应，若有应随时更换敷料或暂停使用。

（3）消毒剂及消毒方法：先用乙醇棉球清洁脱脂，向外用螺旋方式涂擦，其半径 10～12cm。以输液港为圆心，再用碘附棉球消毒 3 遍。

（4）穿刺输液港：触诊定位穿刺隔，一手找到输液港注射座的位置，拇指与示指、中指呈三角形，将输液港拱起；另一手持无损伤针自三指中心处垂直刺入穿刺隔，直达储液槽基座底部。穿刺时动作要轻柔，感觉有阻力时不可强行进针，以免针尖与注射座底部推磨，形成倒钩。

（5）穿刺成功后，应妥善固定穿刺针，不可任意摆动，防止穿刺针从穿刺隔中脱落。回抽血液判断针头位置无误后即可开始输液。

（6）固定要点：用无菌纱布垫在无损伤针针尾下方，可根据实际情况确定纱布垫的厚度，用无菌透明敷料固定无损伤针，防止发生脱落。注明更换无菌透明敷料的日期和时间。

（7）输液过程中如发现药物外渗，应立即停止输液，并即刻给予相应的医疗处理。静脉连续输。

（8）退针，为防止少量血液反流回导管尖端而发生导管堵塞，撤针应轻柔，当注射液剩下最后 0.5ml 时，为维持系统内的正压，以两指固定泵体，遍推注边撤出无损伤针，做到正压封管。

（9）采血标本时，用 10ml 以上注射器以无菌生理盐水冲洗，初始抽至少 5ml 血液并弃置，儿童减半，在更换注射器抽出所需的血液量，诸如备好的血标本采集试管中。

（10）连接输液泵设定压力超过 25psi（磅/平方英寸）时自动关闭。

（11）以低于插针水平位置换肝素帽。

（12）封管，以加压的形式从圆形注射港的各角度边推注药液边拔针的方法拔出直角弯针针头暂停输注，每月用肝素盐水封管 1 次即可。

（四）维护时间及注意事项

1. 时间 如下所述。

（1）连续性输液，每 8 小时冲洗 1 次。

（2）治疗间歇期，正常情况下每 4 周维护 1 次。

（3）动脉植入、腹腔植入时，每周维护 1 次。

2. 维护注意事项 如下所述。

（1）冲、封导管和静脉注射给药时必须使用 10ml 以上的注射器，防止小注射器的压强过大，损伤导管、瓣膜或导管与注射座连接处。

（2）给药后必须以脉冲方式冲管，防止药液残留注射座。

（3）必须正压封管，防止血液反流进入注射座。

（4）不能用于高压注射泵推注造影剂。

（孙美兰）

第五节 骨髓穿刺术与活检术

一、骨髓穿刺术

骨髓穿刺术是采取骨髓液的一种常用诊断技术。

（一）目的

采取骨髓液进行骨髓象检查，协助诊断造血系统疾病、传染病及寄生虫病，以作为某些遗传代谢性疾病和感染性疾病的辅助诊断，判断疾病预后及观察治疗效果。

（二）适应证

（1）各种造血系统疾病的诊断、鉴别诊断及治疗随访。

（2）放疗、化疗及应用免疫抑制剂后观察骨髓造血情况。

（3）不明原因的红细胞、白细胞、血小板数量增多或减少及形态学异常。

（4）不明原因发热的诊断与鉴别诊断，可做骨髓培养，骨髓涂片找寄生虫等。

（三）禁忌证

骨髓穿刺的绝对禁忌证少见，遇到下列情况要注意：

（1）血友病、穿刺部位皮肤感染的患者。

（2）凝血功能障碍的患者。

（3）小儿及不合作者不宜做胸骨穿刺。

（四）术前准备及护理

（1）了解、熟悉患者病情，对患者进行评估。

（2）心理指导：①向患者说明骨髓穿刺诊断的主要作用：骨髓是各类血细胞的"制造厂"，是人体内最大、最主要的造血组织。诊断血液病常需做骨髓穿刺。如白血病是造血系统疾病，其特征为白细胞在生长发育过程中异常增生。常规的抽血化验只能反映外周血中细胞的变化，不能准确反映出造血系统的变化。抽取骨髓液做检查，既能诊断白血病又能区分其类型，为治疗提供相应的资料。②消除患者思想顾虑，以取得合作：向患者说明骨髓检查所抽取的骨髓是极少量的，一般约0.2g，而人体正常骨髓量平均约为2 600g。身体内每天要再生大量的血细胞，因此，骨髓穿刺对身体没有影响。③骨髓穿刺操作简单，先行局部消毒、麻醉，然后将穿刺针刺入骨髓，除在骨髓抽取的瞬间稍有酸痛感外，基本上感觉不到疼痛。骨髓抽出后，患者可以马上起床活动。

（3）与患者及家属谈话，交代检查目的、简要说明检查过程及可能发生情况，打消患者恐惧心理，并请患者在知情同意书上签字。

（4）器械准备：一次性骨髓穿刺针、一次性骨髓穿刺包、一次性口罩、一次性帽子、75%酒精、0.5%活力碘、2%利多卡因、治疗盘、无菌棉签等。

（5）操作者熟悉操作步骤，戴口罩、帽子。

（五）分类

（1）髂嵴穿刺术。

（2）脊椎棘突穿刺术。

（3）胸骨穿刺术。

（六）操作方法

（1）穿刺部位选择：①髂前上棘：常取髂前上棘后上方1~2cm处作为穿刺点，此处骨面较平，容易固定，操作方便安全。②髂后上棘：穿刺点位于骶骨两侧髂骨上缘6~8cm与脊椎旁开2~4cm之交点处。③胸骨柄：此处骨髓含量丰富，当上述部位穿刺失败时，可做胸骨柄刺，但此处骨质较薄，其后有心房及大血管，严防穿透而发生危险，较少选用。④腰椎棘突：位于腰椎棘突突出处，极少选用。

（2）体位：胸骨及髂前上棘穿刺时取仰卧位，前者还需用枕头垫于背后，以使胸部稍突出。髂后上棘穿刺时应取侧卧位。腰椎棘突穿刺时取坐位或侧卧位。

（3）常规消毒皮肤，戴无菌手套、铺消毒洞巾，用2%利多卡因做局部浸润麻醉直至骨膜。

（4）将骨髓穿刺针固定器固定在适当长度上（髂骨穿刺约1.5cm，肥胖者可适当放长，胸骨柄穿刺约1.0cm），以左手拇、食指固定穿刺部位皮肤，右手持针于骨面垂直刺入（若为胸骨柄穿刺，穿刺针与骨面呈30°~40°角斜行刺入），当穿刺针接触到骨质后则左右旋转，缓缓钻刺骨质，当感到阻力消失，且穿刺针已固定在骨内时，表示已进入骨髓腔。

（5）用干燥的20ml注射器，将内栓退出1cm，拔出针芯，接上注射器，用适当力度缓慢抽吸，可见少量红色骨髓液进入注射器内，骨髓液抽吸量以0.1~0.2ml为宜，取下注射器，将骨髓液推于玻片上，由助手迅速制作涂片5~6张，送检细胞形态学及细胞化学染色检查。

（6）如需做骨髓培养，再接上注射器，抽吸骨髓液2~3ml注入培养液内。

（7）如未能抽得骨髓液，可能是针腔被皮肤、皮下组织或骨片填塞，也可能是进针太深或太浅，针尖未在髓腔内，此时应重新插上针芯，稍加旋转或再钻入少许或再退出少许，拔出针芯，如见针芯上带有血迹，再行抽吸可望获得骨髓液。

（8）抽吸完毕，插入针芯，轻微转动，拔出穿刺针，随后将消毒纱布盖在针孔上，稍加按压，用胶布加压固定。

（9）嘱患者卧床休息，整理用物，将标本及时送检。

（七）注意事项

（1）穿刺针进入骨质后避免摆动过大，以免折断。

（2）胸骨柄穿刺不可垂直进针，不可用力过猛，以防穿透内侧骨板。

（3）抽吸骨髓液时，逐渐加大负压，做细胞形态学检查时，抽吸量不宜过多，否则会使骨髓液稀释，但也不宜过少。

（4）骨髓液抽取后应立即涂片。

（5）多次干抽时应进行骨髓活检。

（6）注射器与穿刺针必须干燥，以免发生溶血。

（7）术前应行出凝血时间、血小板等检查。

（八）术后处理

（1）术后应嘱患者静卧休息，同时做好标记并送检骨髓片，清洁穿刺场所，做好穿刺记录。

（2）抽取骨髓和涂片要迅速，以免凝固。需同时做外周血涂片，以做对照。

（九）术后护理

骨髓穿刺虽为有创性检查，但因操作简单、骨髓液抽取少、患者痛苦小，故对机体无大的损害，不需要特殊护理。对于体质弱、有出血倾向者，检查后应采取下列措施。

（1）止血：一般以压迫止血为主。

（2）卧床休息：检查后，穿刺局部会有轻微的疼痛。患者可卧床休息，限制肢体活动，即可恢复正常。

（3）防止感染：穿刺时，局部组织应经过严格消毒。保持穿刺局部皮肤的清洁、干燥，覆盖的纱布被血或汗打湿后，要及时更换。针孔出现红、肿、热、痛时，可用2%碘酊或0.5%活力碘等涂搽局部，每天3~4次。若伴有全身发热，则应与医生联系，根据病情适当选用抗生素。

二、骨髓活检术

骨髓活检术全称为骨髓活体组织检查术，是采用特制的穿刺针取一小块0.5~1.0cm长的圆柱形骨髓组织来做病理学检查的技术。操作方法与骨髓穿刺术完全相同，取出的材料保持了完整的骨髓组织结构，能弥补骨髓穿刺的不足。

（一）目的

骨髓穿刺检查在大部分患者中可以成功，但是如果遇到了"干抽"现象，即抽不出骨髓液时，就无法诊断。这种情况见于骨髓硬化症、骨髓纤维化症（原发性和继发性），尤其是恶性肿瘤（像乳腺癌、肺癌、前列腺癌、胃癌等）的骨髓转移所致骨髓纤维化以及某些白血病（例如毛细胞白血病）、淋巴瘤患者的骨髓穿刺术常不能成功。采用骨髓活检术就能够弥补骨髓穿刺术的不足，而且活检取材大，不但能了解骨髓内的细胞成分，而且能保持骨髓结构，恶性细胞较易识别，便于病理诊断。还有些疾病的诊断需要了解骨髓组织结构，比如再生障碍性贫血、骨髓增生异常综合征、恶性肿瘤骨髓转移等就需要骨髓病理学检查。骨髓活检术对再生障碍性贫血骨髓造血组织多少的了解有一定意义；骨髓活检组织切片的原始细胞分布异常（ALIP）现象对骨髓增生异常综合征的诊断有重要意义。另外，骨髓活检对骨髓坏死或脂肪髓的判断也有意义。

（二）适应证

（1）多次抽吸取材失败。

（2）为正确判定血细胞减少症患者骨髓增生程度及其病因。

（3）可疑罹患骨髓纤维化、真性红细胞增多症、原发性血小板增多症、骨髓增生异常综合征、恶性淋巴瘤、多发性骨髓瘤、淀粉样变性、肉芽肿病、转移瘤和再生障碍性贫血的患者。

（4）骨髓活检对急性粒细胞白血病的诊断以及化疗是否达到真正完全缓解的判断有意义。凡涂片已达完全缓解，但一步法双标本取材之活检切片内仍可检出白血性原始细胞簇，就应继续给予巩固化疗，直至切片内此种异常定位的白血性原始细胞簇消失为止。

（5）在急性粒细胞白血病缓解后化疗及长期无病生存期，应定期做骨髓一步法双标本取材，倘若涂片细胞计数未达复发标准，而切片内出现了异常原始细胞簇，提示已进入早期复发，应及时做再诱导处理。

（6）慢性粒细胞白血病慢性期应常规做骨髓活检，以测定患者属何种组织学亚型。

（7）未正确判断骨髓铁贮存，尤其疑为贮铁降低或缺铁时，在骨髓活检切片上做铁染色较涂片为优。

（8）对骨病本身和某些骨髓疾患，例如囊状纤维性骨炎、骨纤维发育异常症、变应性骨炎、骨软化症、骨髓疏松症和骨髓腔真菌感染等的诊断，骨髓活检也能提供有意义的资料。

（三）禁忌证

除血友病外，骨髓活检目前尚无绝对的禁忌证，即使在血小板减少和其他许多出血性疾病时，进行此项操作也比较安全，患者一般均能接受。

（四）术前准备及护理

（1）了解、熟悉患者病情，对患者进行评估。

（2）心理指导：①向患者说明骨髓活检术的主要作用。②消除患者的思想顾虑，以取得患者合作。

（3）与患者及家属谈话，交代检查目的、简要说明检查过程及可能发生情况，打消患者恐惧心理，取得并请患者在知情同意书上签字。

（4）器械准备：一次性骨髓穿刺针、一次性骨髓穿刺包、一次性口罩、一次性帽子、75%酒精、0.5%活力碘、2%利多卡因、治疗盘、无菌棉签等。

（5）操作者熟悉操作步骤，戴口罩、帽子。

（五）操作方法

骨髓检查需要抽取骨髓标本，骨髓穿刺一般是由有经验的医生和护士执行的特殊穿刺检查，穿刺前会为患者进行认真的消毒处理，并严格按无菌操作规程进行操作。术前会给患者注射麻药做局部麻醉，以减轻患者痛苦。骨髓穿刺一般在患者的髂骨上进行。患者需要侧身卧床，医生会在髂后上棘或髂前上棘选取适当的部位进行穿刺，一般只抽取极少量的骨髓。这不会使得患者的骨髓量有明显减少，也不会影响患者的骨髓造血功能。抽取的骨髓标本一般需要立即做涂片处理或抗凝处理，以便进行各种化验检查。在患某些血液病或怀疑有骨髓转移的恶性肿瘤时，骨髓检查可能要进行多次，用于判断疾病进展和治疗效果，此时患者应积极配合医生进行骨髓检查。

（六）注意事项

（1）开始进针不宜太深，否则不宜取得骨髓组织。

（2）由于骨髓活检穿刺针内径较大，抽取骨髓液的量不易控制。因此，一般不用于吸取骨髓液做涂片检查。

（3）穿刺前应检查出凝血时间，有出血倾向者，穿刺时应特别注意，血友病患者禁止做骨髓活检检查。

（包双亮）

第六节　淋巴结穿刺与活检术

一、淋巴结穿刺术

淋巴结分布于全身各部位，许多原因可使淋巴结肿大，如感染（细菌、病毒、真菌、丝虫）、结核病、造血系统肿瘤（白血病、淋巴瘤）、转移瘤等。淋巴结穿刺取得抽出液，以其制作涂片做细胞学或细菌学检查可协助上述疾病的诊断。

（一）方法

（1）选择适合穿刺的部位，一般取肿大较明显的淋巴结。

（2）常规消毒局部皮肤和术者手指。

（3）术者以左手食指和拇指固定淋巴结，右手持10ml干燥注射器将针头直接刺入淋巴结内，深度依淋巴结大小而定，然后边拔针边用力抽吸，利用空针内的负压将淋巴结内的液体和细胞成分吸出。

（4）固定注射器内栓，拔出针头后将注射器取下，充气后再将针头内的抽出液喷射到玻璃片上制成均匀涂片，染色镜检。

（5）术后穿刺部位用无菌纱布覆盖，并以胶布固定。

（二）注意事项

（1）最好在饭前刺，以免抽出物中含脂质过多，影响染色。

（2）若未能获得抽出物，可将针头再由原穿刺点刺入，并在不同方向连续刺，抽吸数次，直到取得抽出物为止。

（3）注意选择易于固定的部位，淋巴结不宜过小，且应远离大血管。

（4）在制作涂片之前要注意抽出物的外观性状。一般炎症抽出液呈微黄色，结核病变可见干酪样物，结核性脓液呈黄绿色或乌灰色黏稠状液体。

二、淋巴结活检术

淋巴结的疾病，用望诊和触诊可查知淋巴结表面皮肤的色泽和紧张度、与周围组织的粘连情况，淋巴结的性状以及有无压痛，并结合肿大的速度以及全身症状，再参考血常规和血清蛋白的变化，大致可以得出相当准确的诊断。但是，一般来说，为了确诊常常需要对肿大的淋巴结进行活组织检查。

淋巴结活检是采取有创伤的方法取到淋巴结组织做病理检查。取到淋巴结组织的方法主要有两种：①淋巴结穿刺术。②淋巴结切除术。淋巴结切除不会激发其他淋巴器官引起异常；如果切除的淋巴结是正常的，对身体也没有什么影响。

1. 淋巴结穿刺术　如下所述：

（1）淋巴结穿刺取得抽出液制作出涂片进行细胞学或病原学检查可以协助诊断导致淋巴结肿大的有关疾病，如感染（细菌、病毒、真菌、虫）、结核病及白血病、淋巴瘤、恶组、转移癌等。

（2）操作步骤：选择适于穿刺的肿大的淋巴结，常规消毒皮肤及术者手指，用左手食指及拇指固定淋巴结，右手用 18～19 号针头将针头沿淋巴结长轴刺入淋巴结内，边拔针边用力抽吸，将注射器取下充气后再将针头内抽吸血液，喷到涂片上制成均匀玻片，染色镜检。术后盖以无菌纱布并用胶布固定。

（3）注意事项：①最好在髂前穿刺，以免脂质过多，影响涂片。②若未能抽出吸出物，可将针头在不同方向连续穿刺。③注意选择较大淋巴结，且远离大血管。④涂片前注意抽出物的性状。

2. 淋巴结切除术（淋巴结活体组织检查术）　如下所述：

（1）适应证：淋巴结肿大患者经淋巴结穿刺涂片不能确诊，怀疑淋巴瘤白血病、恶组、免疫母细胞性淋巴结病、结核、肿瘤转移或结节病，应选择淋巴结活检。

（2）活检部位：一般取肿大的淋巴结，周身淋巴结均肿大者应尽量少取腹股间淋巴结。

3. 摘除的淋巴结　应立即用 10% 甲醛或 95% 乙醇固定送检。

（包双亮）

第七节　腰椎穿刺术

腰椎穿刺术是神经科临床常用的检查方法之一，对神经系统疾病的诊断和治疗有重要价值，该法简便易行，亦比较安全；但如果适应证掌握不当，轻者可加重原有病情，重者甚至危及病员安全。

一、适应证

（1）中枢神经系统炎症性疾病的诊断与鉴别诊断：包括化脓性脑膜炎、结核性脑膜炎、病毒性脑膜炎、霉菌性脑膜炎、乙型脑炎等。

（2）脑血管意外的诊断与鉴别诊断：包括脑溢血、脑梗死、蛛网膜下隙出血等。

（3）肿瘤性疾病的诊断与治疗：用于诊断脑膜白血病，并通过腰椎穿刺鞘内注射化疗药物治疗脑膜白血病。

（4）测定颅内压和了解蛛网膜下隙是否阻塞等。

（5）椎管内给药。

二、禁忌证

（1）可疑颅内高压、脑疝。

（2）可疑颅内占位病变。

（3）休克等危重患者。

（4）穿刺部位有炎症。

（5）有严重凝血功能障碍的患者，如血友病患者等。

三、穿刺方法

通常取弯腰侧卧位，自腰$_2$至骶$_1$（以腰$_{3\sim4}$为主）椎间隙穿刺。局部常规消毒及麻醉后，戴橡皮手套，用 20 号穿刺针（小儿用 21～22 号）沿棘突方向缓慢刺入，进针过程中针尖遇到骨质时，应将针退至皮下待纠正角度后再进行穿刺。成人进针 4～6cm（小儿 3～4cm）时，即可穿破硬脊膜而达蛛膜网下腔，抽出针芯流出脑脊液，测压和缓慢放液后（不超过 2～3ml），再放入针芯，拔出穿刺针。穿刺点稍加压止血，敷以消毒纱布并用胶布固定。术后平卧 4～6h。若初压超过 2.94kPa（300mmH$_2$O）时则不宜放液，仅取测压管内的脑脊液送细胞计数及蛋白定量即可。

（1）嘱患者侧卧于硬板床上，背部与床面垂直，头向前，胸部屈曲，两手抱膝紧贴腹部，使躯干呈弓形；或由助手在术者对面用一手抱住患者头部，另一手挽住双下肢腘窝处并用力抱紧，使脊柱尽量后凸以增宽椎间隙，便于进针。

（2）确定穿刺点，以髂后上棘连线与后正中线的交会处为穿刺点，一般取第3～4腰椎棘突间隙，有时也可在上一或下一腰椎间隙进行。

（3）常规消毒皮肤后戴无菌手套与盖洞贴，用2%利多卡因自皮肤到椎间韧带逐层做局部浸润麻醉。

（4）术者用左手固定穿刺点皮肤，右手持穿刺针以垂直背部的方向缓慢刺入，成人进针深度为4～6cm，儿童则为2～4cm。当针头穿过韧带与硬脑膜时，可感到阻力突然消失并有落空感。此时可将针芯慢慢抽出（以防脑脊液迅速流出，造成脑疝），即可见脑脊液流出。

（5）在放液前先接上测压管测量压力，正常侧卧位脑脊液压力为0.69～1.764kPa或40～50滴/min。若想了解蛛网膜下隙有无阻塞，可做Queckenstedt试验，即在测定初压后，由助手先压迫一侧颈静脉约10s，然后再压迫另一侧，最后同时按压双侧颈静脉；正常时压迫颈静脉后，脑脊液压力立即迅速升高一倍左右，解除压迫后10～20s，迅速降至原来水平，称为梗阻试验阴性，示蛛网膜下隙通畅。若压迫颈静脉后，不能使脑脊液压力升高，则为梗阻试验阳性，示蛛网膜下隙完全阻塞；若施压后压力缓慢上升，放松后又缓慢下降，示有不完全阻塞。凡颅内压增高者，禁做此试验。

（6）撤去测压管，收集脑脊液2～5ml送检；如需做培养时，应用无菌操作法留标本。

（7）术毕，将针芯插入后一起拔出穿刺针，覆盖消毒纱布，用胶布固定。

（8）术后患者去枕俯卧（如有困难则平卧）4～6h，以免引起术后低颅压性头痛。

四、并发症防治

1. 低颅压综合征　低颅压综合征指侧卧位脑脊液压力在0.58～0.78kPa（60～80mmH₂O）以下，较为常见。多因穿刺针过粗，穿刺技术不熟练或术后起床过早，使脑脊液自脊膜穿刺孔不断外流所致。患者于坐起后头痛明显加剧，严重者伴有恶心、呕吐，或眩晕、昏厥，平卧或头低位时头痛等即可减轻或缓解。少数尚可出现意识障碍、精神症状、脑膜刺激征等，持续一至数日。故应使用细针穿刺，术后去枕平卧（最好俯卧）4～6h，并多饮开水（忌饮浓茶、糖水）常可预防之，如已发生，除嘱患者继续平卧和多饮开水外，还可酌情静脉注射蒸馏水10～15ml或静脉滴注5%葡萄糖盐水500～1 000ml，1～2次/d，数日，常可治愈。也可再次腰穿在椎管内或硬脊膜外注入生理盐水20～30ml，消除硬脊膜外间隙的负压以阻止脑脊液继续漏出。

2. 脑疝形成　在颅内压增高，当腰椎穿刺放液过多过快时，可在穿刺当时或术后数小时内发生脑疝，故应严加注意和预防。必要时，可在术前先快速静脉输入20%甘露醇液250ml等脱水剂后，以细针穿刺，缓慢滴出数滴脑脊液化气进行化验检查。如一旦出现不幸，应立即采取相应抢救措施，如静脉注射20%甘露醇200～400ml和高渗利尿脱水剂等，必要时还可自脑室穿刺放液和自椎管内快速推注生理盐水40～80ml，但一般较难奏效。

3. 原有脊髓、脊神经根症状突然加重　多见于脊髓压迫症，因腰穿放液后由于压力的改变，导致椎管内脊髓、神经根、脑脊液和病变之间的压力平衡改变所致。可使根性疼痛、截瘫及大小便障碍等症状加重，在高颈段脊髓压迫症则可发生呼吸困难与骤停，上述症状不严重者，可先向椎管注入生理盐水30～50ml，疗效不佳时应急请外科考虑手术处理。

此外，并发症中，还可因穿刺不当发生颅内感染和马尾部的神经根损伤等，但较少见。

五、注意事项

（1）严格掌握禁忌证，凡疑有颅内压升高者必须先做眼底检查，如有明显视盘水肿或有脑疝先兆者，禁忌穿刺。凡患者处于休克、衰竭或濒危状态以及局部皮肤有炎症、颅后窝有占位性病变者均禁忌穿刺。

（2）穿刺时患者如出现呼吸、脉搏、面色异常等症状，应立即停止操作，并做相应处理。

（3）鞘内给药时，应先放出等量脑脊液，再等量转换性注入药液。

（包双亮）

第八节 吸痰术

一、适应证

吸除气道内沉积的分泌物；获取痰标本，以利培养或涂片确定肺炎或其他肺部感染，或送痰液做细胞病理学检查；维持人工气道通畅；对不能有效咳嗽导致精神变化的患者，通过吸痰刺激患者咳嗽，或吸除痰液，缓解痰液刺激诱导的咳嗽；因气道分泌物潴积导致肺不张或实变者，吸痰可促进肺复张。

二、禁忌证

气管内吸痰术对人工气道患者是必要的常规操作，无绝对禁忌证。

三、主要器械

（1）必要器械：负压源，集痰器，连接管，无菌手套，无菌水和杯，无菌生理盐水，护目镜、面罩和其他保护装置，氧源，带活瓣和氧源的人工气囊，听诊器，心电监护仪，脉氧监测仪，无菌痰标本收集装置等。

（2）吸痰管：吸痰管直径不超过气管插管内径的1/2。

四、吸痰操作

（1）患者准备：如条件允许，吸痰前应先予100% O_2 > 30s（最好吸纯氧2min）；可适当增加呼吸频率和（或）潮气量，使患者稍微过度通气，吸痰前可调节呼吸机"叹息（sigh）"呼吸1~2次，或用呼吸球囊通气数次（3~5次）；机械通气患者最好在不中断通气的情况下吸痰或密闭式吸痰；吸痰前后最好有脉搏氧饱和度监测，以观察患者有无缺氧；吸痰时可向气道内注入少许生理盐水以稀释痰液或促使气内道的痰液移动，以利吸除。

（2）吸引负压：吸引管负压一般按新生儿60~80mmHg（8.25~10.64kPa），婴儿80~100mmHg（10.64~13.3kPa），儿童100~120mmHg（13.3~15.96kPa），成人100~150mmHg（13.3~19.95kPa）。吸引负压不超过150mmHg（19.95kPa），否则可能因吸引导致气道损伤、低氧血症和肺膨胀不全等。

（3）吸痰目的至少达到下列之一：①呼吸音改善。②机械通气患者的吸气峰压（PIP）与平台压间距缩小，气道阻力下降或顺应性增加，压力控制型通气患者的潮气量增加。③ PaO_2 或经皮氧饱和度（ SPO_2 ）改善。④吸除了肺内分泌物。⑤患者症状改善，如咳嗽减少或消失等。

（4）吸痰前、中、后应做好以下监测：呼吸音变化，血氧饱和度或经皮氧饱和度，肤色变化，呼吸频率和模式，血流动力学参数如脉搏、血压、心电，痰液特征如颜色、量、黏稠度、气味，咳嗽有无及强度，颅内压（必要时），通气机参数如PIP、平台压、潮气量、 FiO_2 ，动脉血气，以及吸痰前后气管导管位置有无移动等。

（5）吸痰：吸痰时遵守无菌操作原则，术者戴无菌手套，如有需要可戴防护眼镜、隔离衣等。吸痰管经人工气道插入气管/支气管时应关闭负压源，待吸痰管插入到气管/支气管深部后，再开放负压吸引，边吸引边退出吸痰管，吸痰管宜旋转式返出，而非反复抽插式吸痰。每次吸痰的吸引时间10~15s，如痰液较多，可在一次吸引后通气/吸氧至少10s（最好能吸氧1min左右）再吸引，避免连续吸引，以防产生低氧血症和肺膨胀不全等。吸痰完成后，应继续给予纯氧约2min，待血氧饱和度恢复正常或超过94%后，再将吸氧浓度调至吸痰前水平。目前不少多功能呼吸机有专用的吸纯氧键，按压该键后，会自动提供纯氧约 2min（具体时间因厂品不同而异）。吸除气道内的痰后，再吸除患者口鼻中的分泌物（特别是经口气管插管或吞咽功能受影响者）。

五、并发症

气管内吸引主要并发症包括低氧血症或缺氧；气管/支气管黏膜组织损伤；心跳骤停；呼吸骤停；心律失常；肺膨胀不全；支气管收缩/痉挛；感染；支气管/肺出血；引起颅内压增高；影响机械通气疗效；高血压；低血压。这些并发症大多是吸引不当所致，规范的操作，可大大降低有关并发症的风险。

（包双亮）

第九节　洗胃术

洗胃（gastric lavage）是一种清除胃内物方法，主要是消除胃内摄入过多的药物或毒物。

一、适应证

洗胃主要是在摄入过量药物或毒物后 1~2h 内、在无禁忌的情况下清除胃内容物，已知或疑有胃排空延迟如摄入抗胆碱能药或鸦片类摄入时或毒物为片剂尚未完全溶解或排空时，超过 2h 仍可考虑洗胃。

具体来说，洗胃主要适于以下情况：

（1）农药中毒：有机磷酸酯类、有机氯类或氨基甲酸酯类农药等，这仍是我国最常见的毒物中毒。

（2）明显或高危病死率的药物：β 阻滞剂、钙通道阻滞剂、氯喹、秋水仙碱、氰化物、重金属、杂环类抗抑郁药、铁、百草枯、水杨酸盐、亚硒酸。

（3）活性炭难吸收的物质：重金属、铁、锂、有毒醇类。

（4）形成凝结块：肠溶制剂、铁、酚噻嗪类、水杨酸盐。

（5）无抗毒剂或治疗无效者：钙通道阻滞剂、秋水仙碱、百草枯、亚硒酸。

（6）其他不明原因摄入中毒又无洗胃禁忌者。

二、禁忌证

意识进行性恶化且无气道保护性反射者是绝对禁忌证，如必须洗胃者，应在洗胃前先作气管插管做好气道保护和通气，而后再考虑洗胃。腐蚀性物质摄入者禁忌洗胃；局部黏膜损害可能引起插管穿孔，应权衡利弊后进行；较大片剂、大块异物、有锐利边缘的异物禁忌洗胃；烃类如苯、N 己烷、杀虫剂等摄入是洗胃的相对禁忌；少数情况下有严重上气道或上胃肠道异常如狭窄、畸形或新近完成移植等限制进行插胃管。呕吐可排出胃内毒物，反复呕吐已排出大量毒物者，洗胃应权衡利弊；其他相对禁忌包括凝血功能障碍者、摄入无毒或低毒物质者等。

三、洗胃器械

洗胃器械包括：脉氧仪、心电监护仪、无创血压监测仪、防毒服装、开口器或牙垫、经口气道、呕吐盆、吸引源、吸引管、大注射器（50~100ml）、清水或生理盐水、球形吸引装置或自动洗胃机、水溶性润滑剂、经口洗胃管、必要的复苏装置和药物。

1. 胃管插入深度估算方法　如下所述：

（1）根据不同身高估算经鼻或经口胃管插入的长度（cm）方法见（图 1-1）。

（2）根据体表标志估算胃管插管深度：①传统的也是临床上最常用的估算方法采用（图 1-2）中 A 的方法，即经鼻插入胃管的深度为"耳垂经鼻翼至剑突的距离"。②或按照（图 1-2）中 B 的方法，即经鼻插入胃管的深度为"左口角或鼻翼经耳郭至肋缘的距离"。③按照耳垂经剑突至脐的距离来估算。

通常经口插入胃管的深度比经鼻胃管插入更短些，插入深度具体估算方法可参照上述四种方法，并根据不同患者的实际情况和临床医生个人经验综合确定，不宜完全教条。

2. 胃管选择　成人一般选择法氏 30 ～ 50 号胃管，青少年选择法氏 30 ～ 34 号胃管，儿童可选择法氏 24 号胃管，新生儿和婴儿一般禁忌洗胃或充分权衡利弊后请儿科专家指导处理。值得注意的是，如拟洗出胃内容物，应经口插入大口径胃管，经鼻插入胃管仅适于向胃内灌溶液或吸出稀薄胃内容物，很难吸出胃内残渣类物质，更不可能吸出未溶解的药片或药丸等。

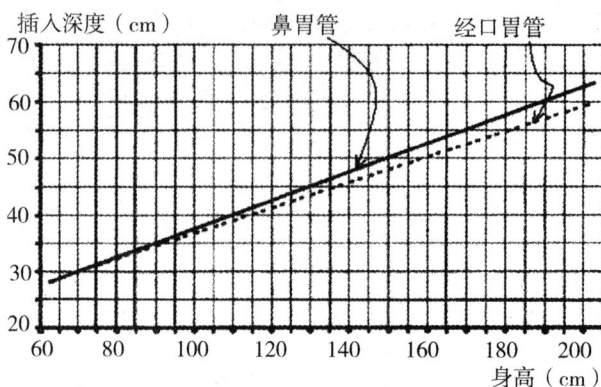

图 1 - 1　身高 - 胃管插入深度估算图

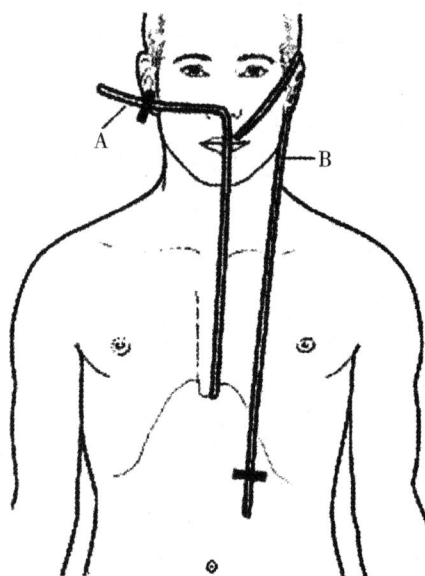

A.耳垂经鼻翼至剑突的距离；B.左口角或鼻翼经耳廓至肋缘的距离

图 1 - 2　体表标志估算胃管插入深度

3. 洗胃液　通常用清水或生理盐水洗胃，但儿童避免使用清水洗胃，否则易导致电解质紊乱。某些特殊物质可能需要特定的洗胃液，如氟化物摄入宜用 15 ～ 30mg/L 的葡萄糖酸钙溶液（可产生不溶性的氟化钙而起解毒作用）；甲醛摄入宜用 10mg/L 的醋酸铵水溶液；铁剂摄入宜用 2% 的碳酸氢钠生理盐水溶液（可产生碳酸亚铁）；草酸摄入宜用 5 ～ 30g/L 的葡萄糖酸钙溶液（可产生不溶性的草酸钙）；碘摄入宜用 75g/L 的淀粉溶液等。但无特殊洗胃液时，仍考虑使用清水或生理盐水进行洗胃。

四、洗胃操作

（1）胃管插入：患者取 Trendelenburg 位（垂头仰卧位），头低 15° ～ 20°，这种体位有利于最大限度地排出胃内容物，仰卧位或侧卧位增加误吸风险。胃管插入和确认方法参见"经鼻胃管插入"。插入胃管后应常规地抽吸有无胃内容物，而后再注入 50ml 气体听诊左上腹部有无吹气音或气过水声，只有完全确认胃管在位后才可开始洗胃。虽然 X 线是最可靠的确认方法，但由于条件限制，有时无法在洗胃时拍摄 X 线片。另外，插管和洗胃时最好行心电监护、脉氧监测和无创血压监测。

（2）洗胃：灌洗液温度最好与体温相当，但临床上很难做到，灌洗液温度与室温一样是合适的。洗胃前应尽量抽空胃内容物，再向胃内灌入洗胃液。每次最大灌入液量为300ml左右（儿童可按10~15ml/kg计算，最大也不超过300ml）。灌入量过大会导致呕吐、误吸，促进胃内容物向下进入十二指肠或空肠，加快毒物进一步吸收。至洗出液澄清、无颗粒物或无明显药物气味方可停止洗胃，洗胃液总量一般需数升，有时需10 000ml或更多。必要时洗胃后可向胃管内灌入活性炭（30g + 240ml 生理盐水或清水）。

五、并发症

从插胃管开始直至洗胃后6~8h均应监测有无并发症。一般很少发生严重并发症，但如未经认真确认或插管者操作不熟练，并发症的发生风险大大增加。

洗胃相关性并发症包括：心律失常、电解质异常、脓胸、食管撕裂或穿孔、胃穿孔、低体温、喉痉挛、鼻或口或咽喉损伤、气胸、误吸、梨状隐窝穿孔、误插入气管内、胃管阻塞等。

为防误吸，洗胃液量不宜过大，通常每次不超过300ml；由于经口胃管较粗且弹性差，插管时不应过大用力插入或粗暴插管。一旦发现严重并发症如气管内插管、穿孔等应立即拔管并给予机械通气或请外科专家会诊处理。

（王园园）

第十节　导尿术

一、适应证

导尿是临床上最常用的泌尿外科和非泌尿道疾病的诊断和治疗措施之一。其适应证包括：外科手术、急诊和危重患者，常需导尿观察尿量变化；急慢性阻塞性尿潴留或神经性膀胱，需导尿缓解症状；膀胱功能不全者，导尿用作排尿后残余尿量评估；导尿留取非污染尿标本检查作为泌尿系感染的重要诊断手段（多为女性患者）；其他如利用导尿作为逆行性膀胱造影和尿动力学检查的方法。

二、禁忌证

导尿唯一的绝对禁忌证是确定性或疑似下尿道损伤或断裂者，主要见于骨盆骨折或盆腔创伤者，多表现为会阴部血肿、尿道口出血或前列腺高位骑跨（high - riding）。只有尿道连续性得到确认后，方可进行导尿术，非创伤者镜下或肉眼血尿并非导尿的禁忌证。相对禁忌证，如尿道狭窄、近期尿道或膀胱手术、狂躁或不合作者等。

三、主要器械

消毒剂如聚维酮碘，水溶性润滑剂，如甘油，无菌巾，无菌棉球及纱布，无菌手套，连接管，无菌盐水，10ml注射器，尿量计，接尿器（或接尿袋），固定胶带等。

四、导尿管选择

成人常用Foley - 16或18号导尿管，儿童多用5~8号导尿管。尿道狭窄者宜选择较小导尿管如Foley - 12或14号，而有血尿者应选择相对较大的导尿管如Foley - 20至24号，以免导尿管被血块阻塞。多数导尿管为乳胶管，如条件允许，对乳胶过高敏或过敏者可选硅胶管，有高危感染风险者，可选用银合金涂层的抗菌导尿管。

五、操作前准备

操作前先向患者做适当解释，消除顾虑，取得其充分合作。患者多取仰卧位或半卧位，双大腿可略外展。男性包茎者应翻开包皮暴露尿道口，清除包皮垢。然后用浸有消毒液的棉球或海绵块消毒，注意，在消毒时，应以尿道口为中心向外消毒。消毒后常规铺无菌巾或洞巾，导尿管外涂润滑剂备用。

六、导尿操作

（一）男性患者导尿术

术者戴无菌手套，消毒铺巾后，一手握阴茎，使之垂直向上，另一手持带有滑润剂的导尿管，自尿道口插入，导尿管至少插入大部分或见尿液流出，见有尿液自导尿管流出后仍应继续推入导尿管数厘米，而后将导尿管外端接上接尿袋，用10ml注射器抽取无菌生理盐水注入球囊管，再将向外牵拉导尿管，直到遇到阻力，固定导尿管于一侧大腿上，完成导尿（图1-3）。

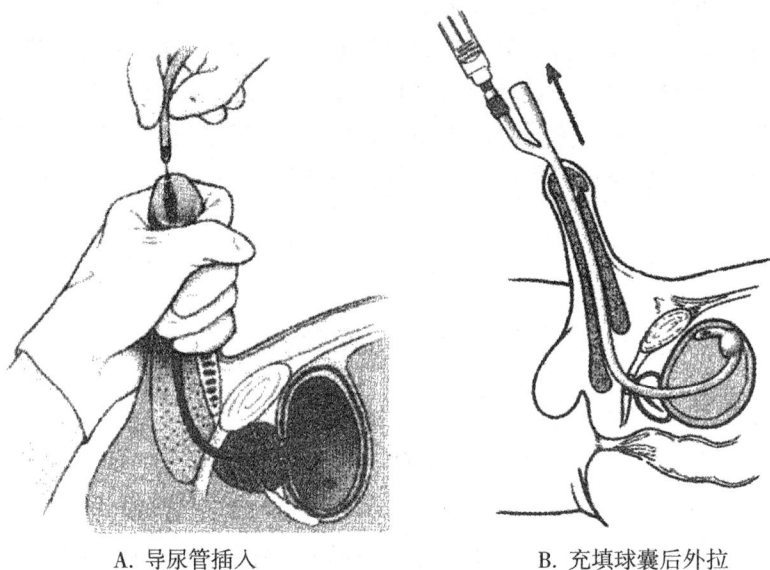

A. 导尿管插入　　　　　　　　　　B. 充填球囊后外拉

图1-3　男患者导尿管插入方法示意图

有时导尿管插入阻力较大，可能是在前列腺膜部狭窄或尿导尿管硬度较大，致使导管前端阻于前列腺膜部前方的尿道后皱襞处，此时可用手指在前列腺下方轻托尿道或适当旋转导尿管方向，便于导尿管前端顺利进入尿道前列腺部（图1-4）。

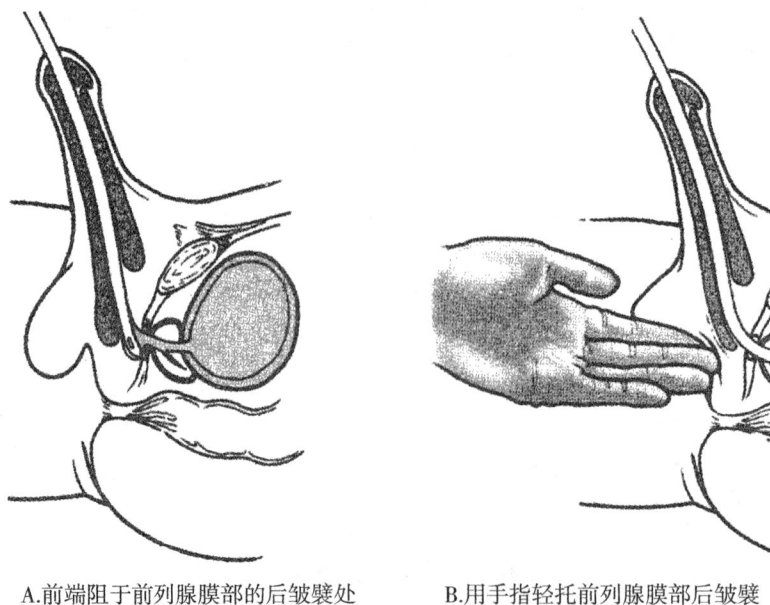

A.前端阻于前列腺膜部的后皱襞处　　　　B.用手指轻托前列腺膜部后皱襞

图1-4　男患者导尿管插入遇阻解决方法示意图

（二）女患者导尿术

患者取仰卧位，双大腿略向外展或呈膀胱截石位，用手指撑开阴唇后自尿道口向周围消毒并常规铺无菌巾。术者用一手拇、食指分别撑开两侧小阴唇，另一手持导尿管自尿道口插入导尿管（图 1－5），见尿液处导尿管外流时，继续向内插入导尿管数厘米，用注射器抽取 10ml 无菌生理盐水，向球囊导管内注入生理盐水，而后向外牵拉导尿管，直到遇到阻力即可，而后固定导尿管于一侧大腿根部即完成导尿。

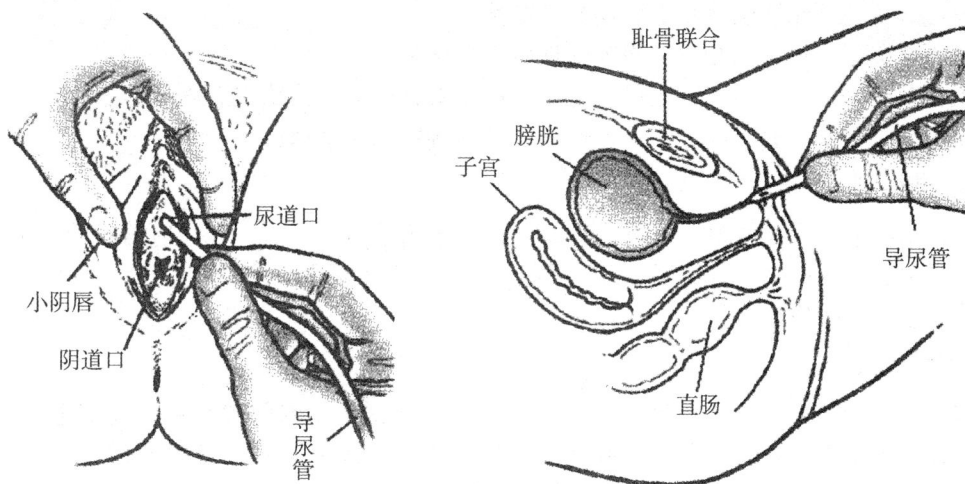

拇、食指分别撑开两侧小阴唇，自尿道口插入导尿管

图 1－5　女性导尿方法示意图

七、并发症

导尿的主要并发症包括造成假通道，尿道穿孔，出血，感染。尿道炎是最常见的并发症，发生率达 3%～10%。每个导尿管留置口，特别多见于尿道狭窄或前列腺肥大者，主要是无症状性菌尿；附睾炎、膀胱炎和肾盂肾炎是少见并发症，多见于长期留置导尿管并发感染者。减少感染的最有效方法是尽可能减少导尿管的留置时间，严格无菌操作。导尿者无需常规预防性使用抗生素，但感染高危风险者，如免疫功能受抑、经尿道前列腺切除术、肾移植者等，需要预防性使用抗生素。医源性创伤可导致尿道狭窄，出血和血尿，少量出血大多是自限性的，无需特殊处理，但出血较多者，应给予止血药如立止血 1KU 肌内注射或静脉注射，凝血功能障碍者应处理原发病。包茎者导尿后包皮未复原易致包皮嵌顿。

（王园园）

第十一节　胸腔穿刺与引流术

一、胸腔穿刺术

（一）适应证

（1）诊断：胸腔穿刺作为新发或不明原因性胸腔积液的诊断性穿刺，抽取胸液分析是渗出液抑或漏出液，胸液涂片、培养、细菌学和生化学检查有助于进一步判断病因，诊断性胸腔穿刺抽液一般抽取 50～100ml 即可，但明确为充血性心力衰竭所致的少量胸腔积液如不并发感染，可不做胸腔穿刺抽液。

（2）治疗：胸腔穿刺抽液可缓解大量胸腔积液产生的压迫症状。

（3）气胸抽气。

（二）禁忌证

胸腔穿刺无绝对禁忌证。相对禁忌证包括：

（1）严重凝血障碍，如血小板小于 $5 \times 10^9/L$、凝血酶原时间（PT）或部分凝血酶原时间（APTT）延长大于 2 倍正常值上限者，如必须穿刺，操作前宜给予适当纠正措施，如输注血小板、新鲜血浆等，穿刺后应密切观察有无出血表现。

（2）局部皮肤感染者，避开此处进行穿刺。

（3）机械或人工通气患者慎重考虑穿刺的必要性。

（4）患者不合作者，可适当给予镇静等处理后再行穿刺。

（5）其他如病情垂危、大咯血或血流动力学不稳定者，应待病情稳定后再行穿刺。

（6）严重肺结核或肺气肿、肺大疱等也作为胸腔穿刺的相对禁忌证。

（三）主要器械

消毒液、无菌洞巾，胸腔穿刺针（25 号、22 号），无菌纱布或敷料，大注射器（35～60ml），麻药（1%～2%利多卡因），5～10ml 注射器，引流管，标本试管（至少 1 支真空试管），装废液广口容器等。备好肾上腺素等抢救药品。

（四）穿刺步骤

（1）患者体位：患者坐位，可反坐在靠背椅上，椅背垫枕头，双前臂平置于椅背上缘，头伏于枕头上；或让患者坐于床边，头伏于床上。病重者可取半卧位（床头抬高大于等于30°），拟穿刺侧的手臂上举，置于枕后，无力支撑手臂者，可由助手协助托起患者手臂。

（2）穿刺定位：胸腔积液的穿刺部位应取叩诊实音处，一般于肩胛下第 7～8 肋间、腋中线第 6～7 肋间、腋前线第 5 肋间进针，或超声定位标志处。包裹性积液应经超声检查决定穿刺部位。气胸应取患侧锁骨中线第 2 肋间（床头抬高大于等于30°）。

（五）操作过程

（1）消毒与麻醉：术者戴口罩及无菌手套，常规消毒皮肤，铺无菌洞巾，以利多卡因行局部浸润性麻醉直达壁层胸膜，抽到胸液或气体者不必再注入麻醉药。麻醉进针应与胸壁垂直，进针时应固定皮肤，以免皮肤滑动移位，麻醉穿刺时注意进针深度。

（2）穿刺抽液：沿麻醉进针方向应沿肋间隙下交或肋骨上缘缓慢刺入，进针时注射器应抽吸成负压状态，边抽吸边进针；如用带乳胶管的穿刺针穿刺时，乳胶管应先用钳子夹闭。当穿过壁层胸膜时，多有突空感。穿刺成功后，接上注射器或三通管及引流袋，再放开钳子，进行抽液或引流。断开注射器前，应确保乳胶管夹闭或关闭三通管，以防空气进入胸腔形成液气胸。抽液完毕，拔出穿刺针，以无菌纱布外敷，胶布固定，如有凝血功能障碍，拔针后应压迫数分钟，直至针眼无出血再做固定。嘱患者卧床休息。目前，不少单位使用静脉穿刺导管，更加方便引流，但成本增加，积液黏稠者易致堵管。

（3）穿刺抽气：一般取病侧锁骨中线第二肋间，麻醉及进针同抽液。注意，在更换注射器过程中，防止气体进入胸腔。如一侧胸腔已抽出 4L 气体，抽吸时仍无明显阻力，表明肺与胸膜腔的破口仍未闭合，此类患者应行胸腔闭式引流。张力性气胸者，胸腔穿刺排气减压只能作为临时措施，在快速完成减压后，应行胸腔闭式引流。

（4）拔针与观察：闭合性气胸穿刺完毕拔针后应拍摄胸片，了解肺复张情况，至少观察 4～6h 后，再复查胸片，如肺复张且气体不再增加者，可考虑离院；张力性气胸者经胸腔闭式引流肺持续复张 24～48h 后可考虑夹管观察至少 6～12h，以评估患者是否有症状再现，并应复查胸片，如经至少 6～12h 观察胸腔内仍无新的积气，可考虑拔管。拔管后应备有重新插管所需的各种器械，以便病情反复随时插管。拔管观察至少 12h 且经胸片证实无新发气胸者，可考虑出院随访，并告之如发生新的变化及时就诊。注意，短期内应避免重体力劳动或剧烈活动，保持大便通畅以避免增加腹压导致再次发生气胸。

（六）并发症

最常见的并发症是损伤脏层胸膜引起气胸或加重气胸，甚至造成张力性气胸，如胸腔穿刺抽液过程中吸出气体，表明已造成气胸，应动态观察，必要时做胸腔引流。通常穿刺后应拍摄胸片，既有利于了解胸腔积液减少情况，又可及时发现气胸等并发症。如抽到气体，或出现胸痛、呼吸困难、低氧血症，或多部位穿刺，或危重患者，或机械通气患者，穿刺后必须拍摄胸片。

其他并发症包括胸痛、咳嗽、局部感染（小于2%），严重并发症如血胸、损伤腹腔脏器如肝或脾、气体栓塞、复张性肺水肿（小于1%）。一般每次抽液不超过1 500ml者极少出现复张性肺水肿；如为急性气胸，全部抽气也很少发生复张性肺水肿，但发病时间不明的慢性大量气胸，如一次抽尽，可能会出现复张性肺水肿。复张性肺水肿的处理以对症为主，必要时给予机械通气支持。另外，穿刺时出现头晕、出汗、咳嗽、心悸、面色苍白、胸部压迫感或剧痛等，可能是胸膜反应，轻者可暂停观察数分钟，症状缓解后继续操作；重者宜立即拔针终止操作，让患者平躺，必要时可给予肾上腺素0.5mg皮下注射，可择期再做穿刺。壁层胸膜充分麻醉，可大大减少胸膜反应的发生。

二、胸腔引流术

（一）适应证

气胸（任何通气的患者、张力性气胸针刺抽气缓解后、简单抽吸后持续或反复气胸、50岁以上者继发大量自发性气胸）；反复胸腔积液；恶性胸腔积液；脓胸和肺炎旁胸腔积液；血胸；创伤性血气胸；乳糜胸；胸膜剥脱术；手术后引流（如开胸术后、食管手术后或心脏手术后引流）。

（二）禁忌证

需要开胸手术治疗者、肺与胸廓紧密粘连者是胸腔引流的绝对禁忌证。创伤特别是钝性创伤后少量气胸（小于20%），如不伴血胸者可不必引流，但应密切观察，并在3~6h后复查胸片，以排除气胸扩大或迟发性血胸。相对禁忌证包括凝血功能障碍，肺大疱，肺粘连，分房性胸腔积液，结核和既往有胸腔引流术史者，这类患者应在CT或超声引导下行胸腔引流。肺切除术后的空隙做胸腔引流应先请胸心外科医生会诊或咨询。有凝血功能障碍者如不必紧急胸腔引流，宜先纠正凝血状况，再做引流。引流前充分鉴别包裹性气胸还是大疱性疾病，如COPD伴随的肺大疱；还应鉴别胸片提示的单侧"大白肺"是肺炎还是胸腔积液，超声检查可鉴别。另外，院前胸腔引流虽有报道，但尚未得到广泛认可。

（三）主要器械

胸腔引流的器械包括：无菌手套和手术衣；皮肤消毒剂如碘酒或聚维酮碘；无菌巾；无菌纱布；21~25号注射器；局部麻醉药如1%~2%的利多卡因；手术刀柄及刀片；缝线如"1"号线；钝性分离器具虹弯钳；带扩张器的导丝（如用小引流管）；胸腔引流管；连接管；密闭引流系统（或一次性引流瓶）；敷料。一些医院现已包装成胸腔引流专用包。

（四）操作步骤

（1）患者体位：引流术前应取得患者或家属认可，告之手术操作的器官损害风险、感染、其他可能的并发症等。一般情况下患者可采取仰卧位或半卧位，拟引流侧上臂向上举起或手放在颈下，以充分暴露手术视野。

（2）手术部位：第5肋间腋中线至腋前线是引流的最佳部位，因为呼吸时隔肌可升达乳头水平，第五肋间腋中-腋前线处不会损伤膈肌和腹腔脏器，同时此处肌肉最少，最容易进入胸膜腔。如为气胸，一般选择锁骨中线第二肋间。由于肋间血管和神经多靠近肋骨下缘或肋间隙上缘，一般手术切开选择肋骨上缘或肋间隙下缘。2003年英国胸科协会推荐胸腔引流的穿刺部位是"安全三角区"，分别以腋窝、腋前线、腋中线和乳头水平线为边界构成的类似三角形区域，作为引流的入口（图1-6）。

安全三角边界分别是：上界为腋窝，前为腋前线，后为腋中线，下为乳头水平线，在安全三角进行穿刺引流相对安全。

（五）操作过程

完成定位后，术者穿手术衣，戴帽子和口罩，用碘酒或聚维碘酮常规消毒、铺无菌巾，再用1%~

2%利多卡因局部浸润麻醉，直至壁层胸膜。

麻醉成功后，用10号手术刀片在肋间隙下缘沿患者横轴做一长度3~5cm的切口，深达皮肤全层，而后用止血钳行钝性分离肌肉，分离肌肉长径约1cm，直至胸膜，见胸膜后用止血钳尖端刺破胸膜，插管胸腔，但钳子尖端不应插入过深，以免伤及肺脏，插入胸腔后可有气体或液体会向外溢出或喷出（减压引流时），而后用止血钳扩大胸膜开口，并用手指探查肺和壁层胸膜有无粘连，如广泛粘连，应另选引流部位。

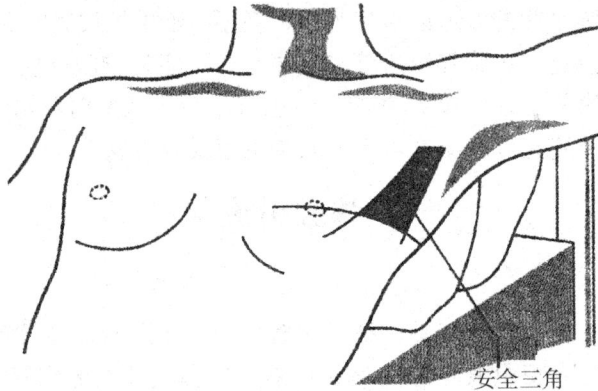

安全三角边界分别是：上界为腋窝，前为腋前线，后为腋中线，下为乳头水平线，在安全三角进行穿刺引流相对安全

图1-6　胸腔引流"安全三角"示意图

完成胸腔探查后，以止血钳夹住预先准备好的带侧孔的引流管前端，将引流管送入胸腔，插入深度为胸腔引流口距离引流管的侧口4~5cm［引流管后端（接引流瓶端）预先用另一止血钳夹闭］，引流管就位后，拔出止血钳，用0号或1号缝线缝合切口并固定引流管于合适的深度。缝合结束后，用消毒液（碘酒或聚维碘酮）消毒切口及周围皮肤，无菌凡士林纱布包绕引流管入口处，再用无菌纱布外敷手术切口，胶带固定。引流管的另一端与引流瓶相连接后方可放开夹管的止血钳，可见胸液引出或气体溢出（引流瓶装置见气胸）。注意固定时避免直接将胶带粘在乳头上，如确要经过乳头，应用小纱布片盖住乳头后粘上胶带。完成引流手术后听诊两肺呼吸音并拍摄胸片，以了解引流管的位置，发现有无气胸、手术相关性皮下气肿等并发症。简要操作步骤见（图1-7）。

（1）引流管选择：一般血胸或血气胸者应选用大口径导管（大于24F），以免血块堵塞引流管；如为脓胸或较稠厚的胸腔积液，可选择中号导管（16~24F）；如为气胸、普通胸腔积液或分房性脓胸，可选用小口径导管（8~14F）。注意引流管应有侧孔以防阻塞。

（2）引流管的拔除：胸腔放置引流管后，应定时观察水柱波动，如肺复张持续24~48h，可考虑夹闭引流管观察至少6~12h，夹管后要密切观察有无新的临床症状发生，如持续6~12h无新的气胸或肺持续张开，可考虑拔除引流管。拔管后至少应观察12h，经胸片复查确定无新发气胸者可考虑离院。

近年来，不少临床医生特别是内科性胸腔积液做胸腔引流时，选用深静脉穿刺导管作为引流管，穿刺方法与静脉导管相似，即在完成定位、消毒、铺无菌巾和局部浸润麻醉后，用穿刺针完成胸腔穿刺，而后沿穿刺针孔插入导丝，导丝插入胸腔后退出穿刺针，再将扩孔针沿导丝插入，扩开胸腔入口处皮肤、皮下组织和壁层胸膜后，退出扩孔针，最后将深静脉穿刺导管沿导丝插入胸腔内，插入胸腔内的导管深度一般5~10cm（过短易滑出，过长易打结，酌情确定），穿刺导管插入后退出导丝，消毒胸腔入口后固定导管，引流导管远端接引流袋完成操作。此法多适于胸腔积液，且积液稀薄者较好。优点是患者痛苦少，操作简便易学，可持续引流，无需外科手术，导管易于固定，操作后患者舒适度好，微创易愈合，穿刺孔不易感染。缺点是导管价格仍较贵，导管口径较细，易堵塞，不适合血胸或脓胸等胸液黏稠的胸腔积液。

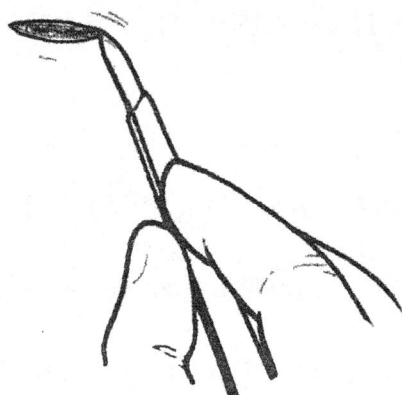

A.在肋骨上缘处沿患者横轴
作一直径3~5cm的皮肤切口

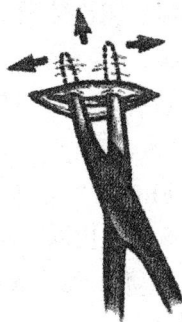

B.钝性分离，扩张皮肤及皮下组织至直
径约1cm，并用Kelly钳穿过壁层胸膜

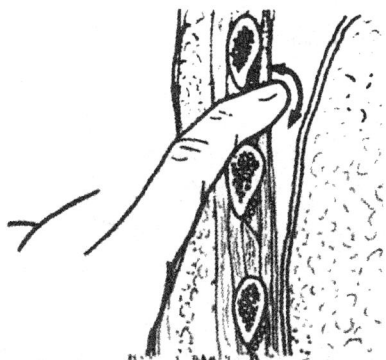

C.用手指探查有无肺-胸膜粘连

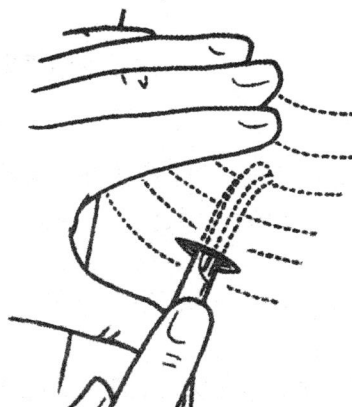

D.以Kelly钳持引流管沿切口送入胸腔内，引
流管所有侧孔均需进入胸膜腔内，再行固定

图1-7　胸腔引流管插入操作示意图

（六）并发症

胸腔引流操作相对简单，但如操作不慎，也可能发生严重并发症，包括损伤肺脏和（或）腹部脏器，已有发生死亡的报告。如果损伤迷走神经，会刺激发生心动过缓；如左前胸腔引流可能损伤心脏和大血管；止血钳插入过深过猛也会损伤或刺破肺脏，因此插入止血钳时应控制深度。如用套管针做引流，更易引起严重的肺损伤。其他并发症包括气胸再发、气体残留、胸腔感染、出血、疼痛和复张后肺水肿等。

（王园园）

第十二节　心脏起搏

心脏起搏分为临时性和永久性两种，危重症患者的抢救以临时心脏起搏为主，包括经静脉心内膜起搏、心外膜起搏、经食管心脏起搏和经胸壁心外起搏等多种类型。本节主要介绍临床应用最广、疗效最好的经静脉临时人工心脏起搏。

一、体外心脏起搏

体外心脏起搏是一种非介入性临时人工心脏起搏的方法，此方法具有使用方便、快捷、无创伤等优点，使用时机选择得当则效果肯定。

（一）适应证

（1）各种原因［包括器质性心脏病（如心梗）和药物中毒，如洋地黄中毒等］引起的缓慢性心律失常（包括Ⅱ度以上房室传导阻滞、窦性停搏、窦性心动过缓、心脏骤停等），且导致了血流动力学障碍者。

（2）高危心血管患者需行外科手术者，可做备用对象。

（二）操作方法

（1）电极位置：圆形电极（FRONT）置于相当于心尖部，方形电极（BACK）置于左肩胛下约第6肋水平，安置电极前应用酒精棉球擦洗皮肤。

（2）将电极与导线连接好，起搏电流一般选40～80mA，起搏频率选60～80次/min，将工作旋钮置于起搏方式（PACE ON）即可。

（3）注意每一起搏是否能激动心室，外周动脉有无搏动，若不能激动心室，动脉无搏动，应调大起搏输出电流（可选范围0～140mA），若仍无效，应争取立即安装经静脉临时心脏起搏，同时行心外按摩。

二、经静脉临时人工心脏起搏

（一）适应证

（1）急性下壁心肌梗死伴有高度或三度房室传导阻滞、药物治疗无效或急性前壁心肌梗死伴Ⅱ度以上的房室传导阻滞；急性心肌梗死伴窦性停搏、窦-房阻滞引起晕厥者。

（2）急性心肌炎症引起的Ⅲ度、Ⅱ度Ⅱ型房室传导阻滞或严重窦缓伴晕厥者。

（3）慢性房室传导阻滞和病窦综合征症状加重，出现晕厥或阿-斯综合征者在安装永久性起搏器前。

（4）心肺复苏成功后出现完全性或Ⅱ度Ⅱ型房室传导阻滞、双束支或三束支阻滞、窦缓（小于40次/min）、由于心动过缓而引起频发室性早搏或室速须用抗心律失常药物治疗时，以及心室率过缓造成组织灌注不足者。

（5）心脏外伤或心脏手术后引起的Ⅲ度房室阻滞、逸搏心律（小于40次/min）者。

（6）药物中毒（如洋地黄、奎尼丁、锑剂等）以及电解质紊乱（如高血钾）引起的严重窦缓和高度房室传导阻滞伴晕厥者。

（7）具有心律失常潜在危险的患者施行大手术、心血管造影检查和电击复律时。

（8）超速起搏抑制以治疗其他方法不能终止的折返性室上性或室性心律失常。

（二）操作方法

临时心脏起搏的起搏器为体外佩带式，其电极导管经静脉植入。常用的静脉有颈内静脉、锁骨下静脉和股静脉。目前全部采用经皮静脉穿刺法进行，穿刺用具包括穿刺针、短导引钢丝、扩张管和导引鞘管。

穿刺前先用肝素液冲洗穿刺用具。常规消毒、铺巾。以1%奴夫卡因或利多卡因局部麻醉。在穿刺处，先用刀尖切一0.2cm小口。以止血钳轻扩皮下组织，右手持针与皮肤呈一定角度进针，当有"阻力消失感"，回抽针尾的注射器或撤出穿刺针芯后有静脉血涌出时，即由穿刺针尾送入导引钢丝至血管内，退出穿刺针，顺导引钢丝送入扩张导管及外鞘管，最后将扩张管与导丝一同撤出，仅将外鞘管留于静脉内，将起搏导管由外鞘管尾孔送入静脉，经右房、三尖瓣送达右室心尖部。

关于颈内静脉、锁骨下静脉和股静脉的解剖与定位可见前面章节。值得一提的是，经股静脉起搏穿刺部位距会阴部较近，导管走行长，易并发感染或血栓形成，仅用于上肢血管穿刺失败时。

一般情况下，临时起搏多用于危重患者的床旁急救，导管的推送过程无X线指导，可利用心内心电图作为电极定位的参考。具体方法是：将起搏电极的负极（端电极）与心电图机 V_1 导联连接，观察并记录心内膜心电图。电极头端进入右心房时，P波振幅高而QRS振幅低。电极进入右心室时，P波振幅减小，QRS振幅增大。当电极接触到心内膜时，心电图上ST段高抬可达数毫米到十几毫米。此时可进行起搏阈值、心内膜R波振幅等起搏参数的测定，并立即开始起搏。常用的起搏电压5V，脉宽

0.5ms，起搏频率70次/min左右。如果心内膜心电图引导插管不成功，则应在X线引导下插管。

临时起搏期间应注意起搏器的起搏功能和感知功能是否良好、有无电极脱位或电极穿孔、穿刺处有无感染等，并注意有无自身节律的恢复，如果自身节律恢复，应根据自身节律逐渐增加相应地减低起搏频率，以至完全撤除临时起搏。临时起搏的持续时间以2周内为宜，最长不应超过3周，否则因临时起搏电极较硬，易造成手术切口感染、血栓形成或心肌穿孔。如果3周内自身心律仍无恢复正常的可能，应尽早更换永久起搏器。

三、永久性人工心脏起搏

各种原因引起的不可逆性心脏自搏或传导功能障碍者须酌情安装永久性人工心脏起搏器。

（王园园）

第十三节　心律转复与除颤

临床上多数心律失常是可以通过药物转复的，但由于抗心律失常药物有一定的不良反应、起效时间慢，对于一些严重的心律失常如室颤等，药物转复不能作为首选手段，而应选电击复律，此方法安全、有效、快速且不良反应小，自20世纪50年代以来，已广泛应用于危重患者救治。

一、原　理

异位心律的出现是由于心肌内存在一异常的连续折返运动，如果能于短时间内给予一适当量的电流刺激，使心肌全部除极，这一异常折返激动即可去除；如窦房结和房室传导功能良好，即刻可转复为正常窦性心律。应用电击造成瞬间心脏停搏，排除异位节律点所发出冲动的干扰，使窦房结重新成为心脏起搏点，从而恢复窦性心律，必须具备两个条件：①必须使心肌纤维全部除极。②窦房结要有正常起搏功能。心脏接受外来电流刺激并非绝对安全。正常的心动周期中存在一个所谓"易损期"（vulnerable period），相当于T波顶峰前20~30ms时间内（约等于心室肌的相对不应期），在室速、室上速等情况下，如果这一时期内心肌受电流刺激，则容易引起心室纤颤。这是由于此期间正是心肌刚开始复极不久，各部心肌复极程度不等，彼此存在极化程度差异，此时若有电刺激，则易形成折返激动。同步电击转复心律可避开这个"易损期"，它利用心电图R波触发放电，其同步装置使电流刺激落在心室肌的绝对不应期，而不落在T波上，避免发生室性心动过速及心室纤颤的危险。带此装置的机器，称为"同步心律转复器"，其方法临床上常称作"直流电同步电击转复"。若患者存在心室纤颤须紧急处理时，则直接按压触发电钮，放出电流除颤，此称为直流电非同步电击转复心律。

二、适应证和禁忌证

（一）适应证

（1）心室纤颤：为电击复律的紧急适应证。采用直流电非同步除颤，除颤距发生室颤时间越早，成功率越高。

（2）室性心动过速：若药物治疗无效且伴有血流动力学障碍，临床出现低血压或肺水肿，或阿－斯综合征发作，应行紧急同步直流电击复律。

（3）预激综合征伴室上性心动过速或房颤、房扑：当出现血流动力学障碍时，首先直流电同步电击复律。

（二）禁忌证

由于以上各种心律失常如已导致血流动力学改变，不紧急电击复律将危及患者生命，所以临床上往往顾不及患者有无电击复律禁忌证，尤其是心室纤颤。对于非室颤的心律失常若病情不是十分危重，应在电击复律前纠正水电解质失衡。在病态窦房结综合征，应先安装临时起搏器，以防电击后心脏停搏。

三、操作步骤

（1）选择病例时应严格掌握紧急电击复律的适应证。

（2）若患者清醒，应解除思想顾虑，使患者密切配合。电击前静脉推注安定20～50mg，应边注射边注意患者神志，待患者进入朦胧状态时即行电击。

（3）准备好各种抗心律失常药、升压药及临时起搏器及呼吸机，并建立静脉输液通道。

（4）电击前去除假牙，解开衣领。操作者不要与患者、病床相接触，以防触电。

（5）所用电极不宜太小，否则因电流密度过高导致心肌损伤。电极板放置位置有多种，在紧急电击时通常将一个置于左侧乳头下（心尖部），另一个置于右侧第2肋间隙胸骨旁（心底部），两电极板距离约10cm。注意不要使导电糊或盐水散开，以免放电时短路。

（6）心室纤颤使用非同步装置，电功率为200～400W/s。若除颤后仍为室颤应增加电功率50W/s，再次除颤，直至室颤转复为窦性心律为止。若室颤为细颤，可静推异丙肾上腺素1mg，使细颤变为粗颤，再行除颤，以提高成功率。室颤以外的心律失常用同步电击复律，电功率100～200W/s，若无效，可增加电功率行再次电击，但两次电击间隔最好不短于3min，以尽量减少心肌坏死的发生。

（7）电击时应用除颤器连续监测，若电击后心跳未恢复，应立即行胸外按压，静脉推注肾上腺素、异丙肾上腺素，注意监测血压，必要时紧急行临时心脏起搏。

（8）电击心律转复成功后注意患者神志、肢体活动情况及言语功能，注意有无血尿、腹痛，防止栓子脱落，并注意电击部位皮肤保护。

四、电击复律的有关问题

（一）影响疗效的因素

1. 与心脏病病因的关系　据文献报道，风湿性心脏病较缺血性心脏病疗效为好，而风湿性心脏病中又以手术后才发生房颤者疗效较好。风心病联合瓣膜疾患的房颤电除颤后最易复发，其次为二尖瓣病变，但二尖瓣狭窄（尤以手术后出现房颤进行电击者）复发率则较小。电击复律不易成功，或容易复发的可能原因是：心肌损伤程度较重，使心房内起搏点兴奋性提高，心房肌应激性不一致而诱发环行运动或折返，或因窦房结损害严重，对心律失去正常控制。

不同室颤类型对电击转复成败的影响：既往分为原发性室颤及继发性室颤。近年有人将室颤分为五类：①原发性室颤。②药物引起的室颤（如奎尼丁、锑剂、洋地黄等）。③并发性室颤，并发于休克或心衰，但非临终前出现的。④人工起搏器引起的室颤。⑤终末期室颤（即临死前心律）。据观察，对①、②型电击除颤效果较好，③型次之，对⑤型（终末期室颤）则无效。

2. 与电功率大小的关系　理想的是以最小、不损伤心肌的功率获得转复成功。上海部分学者报告强调，对心房纤颤的转复以150～200W/s为好，而北京阜外医院则认为100～150W/s为宜，有学者介绍曾用75W/s获得成功的病例。临床实践表明，如用较低的功率转复无效，即使采用大功率也往往告知失败，对此国内外文献已不乏报道。为减少转复对交感及副交感神经的影响，近年来多提倡采用尽量小的电能进行转复心律。

3. 与心律失常的种类和病程的关系　一般文献均认为心房扑动效果最好。上海学者报道90例次中10例心房扑动均以80～200W/s一次电击成功，重复电击两次以上或失败者均为心房纤颤。北京学者介绍心房扑动15次亦全获成功。有人认为心房纤颤的f波的高低与电击转复率存在一定关系，高于2mm以上者仅4%无效，低于1mm者无效率可达20%，但也有人持不同意见。心房纤颤发生时间的长短与电击转复成功率成反比，即心房纤颤时间越长，转复越困难，且转复后亦较难维持。上海在一组90例次的经验介绍中，心房纤颤在一年以内40例中仅3例（7.5%）电击转复失败，心房纤颤在3年以上者21例中有6例（30%）电击转复失败。哈尔滨医科大学在一组112例次电击转复中，心房纤颤病程在半年内者转复成功率为92.5%；3年以内者为86.7%；5年以上者效果极差，5例中仅1例成功，并且不能巩固。

4. 心脏功能　心脏功能的好坏对电击转复成功率也有影响。同一病例，在心力衰竭控制、心功能好转后用相同电功率可获转复成功。

5. 电解质、酸碱平衡对电击转复成败的重要性　心律失常的发生与这些因素有密切关系，如有异常则须及时纠正，特别是保持正常的钾浓度、氧分压及 pH 值是保证电击转复成功的重要因素。低血钾时，心肌兴奋性升高，电击后易发生异位心律，而且在低血钾时，Q - T 间期延长，期前收缩易落在心动周期的易损期而诱发心室纤颤。此外，如并发有感染、风湿活动等，须先给充分治疗，否则势必影响电击转复效果。

（二）心律转复后用药维持的问题

室颤及室性心动过速电击复律后患者往往存在室性早搏，甚至再次出现室速或室颤，若静脉输注利多卡因 1 ~ 4mg/min，可减少心律失常的复发。对于房颤、房扑、室上速心律转复后可用 Ⅰa、Ⅲ类抗心律失常药如奎尼丁、胺碘酮口服预防复发，由于同时有预激、Ⅱ类、Ⅳ类抗心律失常药疗效差。电击复律后如仍存在心功能不全或电解质紊乱常常易导致心律失常复发，所以应同时纠正电解质失衡及心功能不全。

（三）电击复律并发症问题

据目前国内报道，还未见过电击转复而直接致死亡者。在临床上所出现的某些并发症，多因患者的选择或准备工作欠妥或机器操作存在技术错误之故，出现率为 4.1% ~ 14.5%。此外有资料介绍，并发症发生率与所用电功率有一定关系，在用 150W/s 电功率时为 6%，400W/s 时可增高至 30% 以上。常见的有：

1. 心律失常　电击转复后出现其他短暂的心律失常是最常见的并发症，如窦性心动过缓、交界性逸搏、房性期前收缩等。这是由于窦房结长期未发出激动，异位节律点消除后，仍需一定的"温醒"时间（"warming - up" time）之故。多在数分钟之内即能恢复稳定的窦性心律，但在短时间内还可见短阵的房性期前收缩连续出现。有些房颤持续较久的患者转复后可出现形状较奇特的"窦性 P 波"插入一些房性期前收缩。这一异常现象为"病态窦房结综合征"所致。这种患者房颤常不久即复发。Duvernoy 等（1976 年）报道一组 203 例患者，经电击转复心律后，其中 6 例（3%）于电击后 4 ~ 105s 才转复为窦性心律。心律失常经电击后出现延迟转复的机制可能有：①在心房易损期电击可引起不稳定的心房节律；再自行转为正常窦性节律；电击时使血管活性物质（如乙酰胆碱和儿茶酚胺）释放。②电击可能仅引起心房部分除极，当同步心房纤维达一定数量时，才转为正常窦性心律。③电击可暂时引起以窦性心律为主导心律的房室分离，再转复为窦性心律。基于此现象，若电击转复心律失败时，不宜立即进行较高能量的再次电击，因延迟转复可见于电击后 2min，故应观察 2min 后才考虑再次电击。

电击后室性异位心律的出现并不多见，其发生率有人报道为 0.80% ~ 9.05% 之间，但较为危险。一种是电击时立刻出现室性心动过速或心室纤颤，此常系机器同步性能发生故障所致，国外曾有因此而死亡的病例报道。另一种是电击后（常出现于过高功率转复）在正常心律或室上性异位心律的基础上，出现室性异位节律点，可能是因为心肌条件不好、洋地黄过量或电解质紊乱等所造成。有的未做特殊处理而很快自行恢复正常心律，少数须用抗心律失常药物。

2. 栓塞　有人报道用奎尼丁转复心房纤颤 400 例，栓塞发生率约 1.1%；450 次电击转复中栓塞发生率为 1.22%；100 例接受过抗凝治疗的转复病例治疗中没有发生栓塞，但这并不能说明抗凝疗法的效果，因栓塞的发生率本来就不高，所以目前主张抗凝治疗只用于过去曾有反复栓塞史者。

3. 皮肤灼伤　如电极板接触不良或有其他短路，则可灼伤皮肤。多次电击的患者，与电极板接触的皮肤可有充血，局部有轻微疼痛，多在 2 ~ 3d 内自行消失。

4. 低血压　有学者报道，在用高能量电击后可出现低血压（约 3%），可持续数小时，但常不须特殊处理。

5. 其他　有的资料报道，电击后可能发生肺水肿。有人认为可能为"肺栓塞"所致，亦有人认为此与电击转复后左房机械性功能抑制有关。另外可出现短时间的呼吸变浅、乏力、嗜睡、头晕等，多在数小时内恢复。

此外曾有报道，电击转复后个别病例可出现心电图的 ST 段下降，QRS 波增宽，甚至出现心肌梗死图形，多在短期内恢复。也有资料介绍，在电击转复后 SGOT 有明显升高，而 SGPT 及 LDH 无改变，据认为 SGOT 的升高并不是由于心肌受损伤，而是因为胸壁和骨骼肌受损的结果。最近有报告证明在部分患者，肌酸磷酸激酶（MB）的心肌部分增高。

（聂晓英）

第十四节　常用药物过敏试验

一、青霉素过敏试验

（一）皮内试验液的配制

皮内试验药液为每毫升含 100～500U 的青霉素 G 等渗盐水，以 0.1mL（含 10～50U）为注入标准。各地对注入剂量的规定不一，以 20U 或 50U 为例，具体配制方法如下：

（1）40 万单位青霉素瓶内注入 2mL 生理盐水，稀释为每毫升含 20 万单位。

（2）取 0.1mL 青霉素溶液加生理盐水至 1mL，每毫升含 2 万单位。

（3）取 0.1mL 青霉素溶液加生理盐水至 1mL，每毫升含 2 000U。

（4）取 0.1mL 或 0.25mL 青霉素溶液加生理盐水至 1mL，每毫升含 200U 或 500U。

（5）每次配制时均需将溶液混匀。

（二）试验方法

皮内注射青霉素试验液 0.1mL（含 20U 或 50U），20min 后观察结果。

（三）结果的观察与判断

1. 阴性　皮丘无改变，周围不红肿，无红晕，无自觉症状。

2. 阳性　局部皮丘隆起，出现红晕硬块，直径大于 1cm，或周围出现伪足、有痒感。严重时可有头晕、心慌、恶心，甚至出现过敏性休克。

（四）过敏性休克的急救

一旦发生过敏性休克必须争分夺秒、迅速及时、就地急救。

（1）立即停药，患者就地平卧，进行抢救。

（2）立即皮下注射 0.1% 盐酸肾上腺素 0.5～1.0mL，患儿酌减。此药是抢救过敏性休克的首选药物，具有收缩血管、增加外周阻力、提升血压，兴奋心肌、增加心血排血量及松弛支气管平滑肌的作用。如症状不缓解，可每隔 30min 皮下或静脉注射该药 0.5mL，直至脱离危险。如发生心搏骤停，立即行胸外心脏按压术。

（3）维持呼吸：给予氧气吸入。呼吸受抑制时，肌内注射尼可刹米（可拉明）或洛贝林（山梗菜碱）等呼吸兴奋药。喉头水肿影响呼吸，可行气管插管或气管切开术。

（4）抗过敏：根据医嘱，立即给予地塞米松 5～10mg 静脉注射或氢化可的松 200～400mg 加入 5%～10% 葡萄糖注射液 500mL，静脉滴注。应用抗组胺类药，如肌内注射异丙嗪 25～40mg 或苯海拉明 20mg。

（5）补充血容量：静脉滴注 10% 葡萄糖注射液或平衡液扩充血容量。如血压下降不回升，可用右旋糖酐 -40，必要时可用多巴胺、间羟胺（阿拉明）等升压药物。

（6）纠正酸中毒：可给 5% 碳酸氢钠注射液静脉输注。

（7）密切观察患者体温、脉搏、呼吸、血压、尿量及其他病情变化，并做好病情动态记录。

（五）注意事项

（1）用药前应详细询问用药史、过敏史和家族史。对有青霉素过敏史者应禁止做过敏试验，对有其他药物过敏史或变态反应疾病史者应慎用。

（2）试验结果为可疑阳性，应做对照试验：可疑阳性表现为皮丘不扩大，周围有红晕，但直径小于1cm；或局部皮试部位皮肤阴性，但患者有胸闷、头晕等全身症状。对可疑阳性患者，应在对侧手臂皮肤相同部位用0.9%氯化钠注射液做对照试验，如出现同样结果，说明前者不是阳性。确定青霉素皮试结果阴性方可用药。

（3）药液应现用现配，青霉素水溶液极不稳定，放置时间过长除药物被污染或药物效价降低外，还可分解产生各种致敏物质引起过敏反应，因此使用青霉素应现用现配。配制试验液或稀释青霉素的等渗盐水应专用。

（4）不宜空腹进行皮肤试验或药物注射，个别患者因空腹用药，或晕针、疼痛刺激等，产生头晕眼花、出冷汗、面色苍白、恶心等反应，易与过敏反应相混淆，应注意区别，因此不宜空腹进行皮肤试验或药物注射。

（5）在皮内试验和用药过程中，严密观察过敏反应：很多严重的药物过敏反应发生于药物注射后5～15min，应让患者注射后在室内停留20min（尤其首次注射青霉素者），如无不良反应再离开，以免患者在途中发生意外，造成救治困难。

皮试观察期间嘱咐患者：不可用手拭去药液和按压皮丘；20min内不可离开、不可剧烈活动；如有不适，及时联系。

（6）配备急救药物和设备：皮内试验及注射青霉素时均应备好急救药物和设备，如盐酸肾上腺素注射液、异丙肾上腺素气雾剂、针刺毫针、氧气等，以防万一。

二、头孢菌素过敏试验

（一）皮内试验液的配制

取先锋霉素0.5g，加生理盐水10mL，稀释为每毫升50mg。取0.1mL，加生理盐水至10mL（0.5mg/mL）即得。

（二）试验方法

取皮内试验液0.05～0.10mL（含0.025～0.050mg），皮内注射，20min后观察结果。

（三）结果判断及过敏后救治措施

同青霉素。

（四）注意事项

（1）凡既往使用头孢菌素类药物发生过敏性休克者，不得再做过敏试验。

（2）皮试阴性者，用药后仍有发生过敏的可能性，故在用药期间应密切观察。遇有过敏的情况，应立即停药并通知医生，处理方法同青霉素过敏。

（3）头孢菌素类药物可致交叉过敏，凡使用某一种头孢菌素有过敏现象者，一般不可再使用其他品种。

（4）如患者对青霉素类过敏，且病情确实需要使用头孢菌素类药物时，一定要在严密观察下做头孢菌素类药物过敏试验，并做好抗过敏性休克的急救准备。

三、破伤风抗毒素（TAT）过敏试验

（一）皮内试验液的配制

用每支1mL含1 500U的破伤风抗毒素药液，取0.1mL，加生理盐水稀释到1mL（每毫升含150U）即得。

（二）试验方法

取破伤风抗毒素试验液0.1mL（含15U），做皮内注射，20min后观察结果。

（三）结果的观察与判断

1. 阴性　局部皮丘无变化，全身无反应。

2. 阳性　局部皮丘红肿硬结，直径大于1.5cm，红晕超过4cm，有时出现伪足、痒感。全身反应同青霉素过敏全身反应。

当试验结果不能肯定时，应在另一手的前臂内侧用生理盐水做对照试验。对照试验为阴性者，可将余液0.9mL做肌内注射。对试验结果为阳性者，须用脱敏注射法。

（四）过敏反应的急救措施

同青霉素。

（五）脱敏注射法

若遇TAT皮内试验呈阳性反应时，可采用小剂量多次脱敏注射疗法。其机制是小量抗原进入体内后，同吸附于肥大细胞或嗜碱粒细胞上的IgE结合，使其逐步释放出少量的组胺等活性物质。而机体本身有一种组胺酶释放，它可使组胺分解，不致对机体产生严重损害，因此临床上可不出现症状。经过多次小量的反复注射后，可使细胞表面的IgE抗体大部分，甚至全部被结合而消耗掉，最后大量注射抗原（TAT）时，便不会发生过敏反应。脱敏注射步骤，见表1-1。

表1-1　破伤风抗毒素脱敏注射法

次数	抗毒血清（mL）	生理盐水（mL）	注射法
1	0.1	0.9	肌内注射
2	0.2	0.8	肌内注射
3	0.3	0.7	肌内注射
4	余量	稀释至1mL	肌内注射

每隔20min注射1次，每次注射后均需密切观察。在脱敏过程中，如发现患者有全身反应，如气促、发绀、荨麻疹或过敏性休克时应立即停止注射，并迅速对症处理。如反应轻微，待反应消退后，酌情将注射的次数增加，剂量减少，以达到顺利注入全量的目的。

四、普鲁卡因

（1）普鲁卡因又称奴夫卡因，为常用局部麻醉药，主要用于浸润麻醉、神经阻滞麻醉、蛛网膜下腔阻滞麻醉（腰麻）。偶可发生轻重不一的过敏反应。凡首次应用普鲁卡因，或注射普鲁卡因青霉素者均须做过敏试验。

（2）皮内试验方法：取0.25%普鲁卡因液0.1mL（0.25mg）做皮内注射，20min后观察试验结果。

（3）其余同青霉素。

五、碘过敏试验

碘造影剂是临床上常用的X线造影剂之一，其不良反应多属过敏反应。为避免发生过敏反应，凡首次用药者应在碘造影前1~2d做过敏试验，结果为阴性时方可做碘造影检查。

（一）试验方法

（1）口服法：口服5%~10%碘化钾5mL，每日3次，共3d，观察结果。

（2）皮内注射法：取碘造影剂0.1mL做皮内注射，20min后观察结果。

（3）静脉注射法：取碘造影剂1mL，于静脉内缓缓注射，5~10min观察结果。

（4）在静脉注射造影剂前，必须先行皮内注射术，然后再行静脉注射术，如为阴性方可进行碘剂造影。

（二）结果判断

（1）口服后，有口麻、头晕、心慌、恶心、呕吐、荨麻疹等症状为阳性。

（2）皮内注射者，局部有红肿硬块，直径超过 1cm 为阳性。

（3）静脉注射者，观察有无全身反应，如有血压、脉搏、呼吸和面色等改变为阳性。

有少数患者过敏试验阴性，但在注射碘造影剂时发生过敏反应，故造影时仍需备好急救药品。过敏反应的处理同青霉素。

（聂晓英）

第十五节　非住院患者手术麻醉的护理

一、概述

主要见于一些时间短、创伤小及浅表的手术。麻醉方法可根据手术特点选择气管内全身麻醉、椎管内麻醉、神经阻滞麻醉或静脉全身麻醉等，目前，静脉全身麻醉为非住院患者手术的主要麻醉方式。

二、护理常规

1. 麻醉前准备　如下所述。

（1）将麻醉注意事项和麻醉前须知印发给患者或家属，嘱患者麻醉前取下活动义齿，穿宽松衣服，禁止携带贵重物品。

（2）告知麻醉后离院及回家注意事项，离院时要求有能力的成年人陪护。

（3）嘱患者麻醉前禁食大于等于 8h，禁水大于等于 4h。

2. 麻醉中护理　同住院手术麻醉护理。

3. 麻醉复苏期护理　如下所述：

（1）连续监测心电图、血压、心率、呼吸、血氧饱和度，每 15～20min 记录 1 次，直至生命体征稳定。

（2）面罩或鼻导管供氧。

（3）留院观察时间大于等于 1h。

（4）观察外科专科情况：如手术区有无出血。

（5）离院标准：①血压、心率恢复水平与术前比较相差在 20% 以内。②意识清醒，定向力恢复到手术前水平，没有明显头晕、恶心呕吐，行走步态稳定。③疼痛视觉模拟评分法评分小于等于 3 分。④手术区无出血。

（6）术后饮食指导：告知患者先进饮，无恶心呕吐不适后可从流质逐渐过渡到正常饮食。

（7）离院需要有能力的成人护送，并告知患者 24h 内不能驾车、登高和操作机械，24h 后仍有头晕、恶心呕吐、肌肉痛等不适要即刻回院复查。

（聂晓英）

第二章

呼吸内科疾病护理

第一节 肺脓肿

【住院第1日】

1）入院常规护理。

2）每1~2h巡视病人，观察病人咳嗽、咳痰情况，并注意体温变化及药物的作用和不良反应。如观察病人痰液的颜色、性状、量、气味和静置后是否分层，排痰是否通畅等，准确记录24h痰液的排出量；咳痰带血时，及时通知医生，咯血量大时需严密监测生命体征的变化，准备好抢救物品及药品，防止大咯血及窒息的发生。

3）完成医嘱相关的治疗、处置，指导病人掌握各项治疗处置的配合要点及注意事项。

（1）高热时可卧床休息，采用温水擦浴、冰袋等措施进行物理降温，也可根据医嘱进行药物降温，注意鼓励病人多饮水，病人出汗时，及时擦干汗液，更换衣物，避免受凉。

（2）咳大量脓痰时（24h痰液大于100ml），应指导病人进高热量、高蛋白质、维生素丰富的食物，应少食多餐，避免冰冷食物诱发咳嗽。

（3）少量咯血时（24h咯血小于100ml），应指导病人进少量温、凉流质食物，因过冷过热的食物可诱发或加重咯血；大量咯血时（24h咯血大于500ml或1次大于300ml）应告知病人禁食，并取患侧卧位，头偏向一侧，避免屏气，轻轻将血块咳出，防止窒息的发生。

4）常规安全防护教育。

5）健康指导

（1）常规健康指导。

（2）指导病人合理饮食，进食高热量、高蛋白质及维生素丰富的食物，鼓励病人每日饮水2 000~3 000ml，以加快毒素排泄和热量散发。

（3）病房应安静、清洁舒适、空气新鲜洁净，每日通风1~2次，温度18~22℃，湿度50%~60%，以发挥呼吸道的自然防御功能。

（4）指导有效咳嗽、咳痰的方法。

6）根据病人实际需要做好生活护理，指导并协助病人洗脸、刷牙、进餐、大小便等。

【住院第2日~第3日】

1）了解病人的现存症状及体征、饮食及睡眠情况，根据医嘱正确采集标本，进行相关检查，并掌握病人的阳性检查及化验结果并及时报告医生。

2）每1~2h巡视病人，观察病人病情变化并记录，完成医嘱相关的治疗处置，观察药物的作用及不良反应，密切观察咳嗽、咳痰情况及痰液的颜色、性状、量，准确记录24h痰液排出量。

3）健康指导

（1）加强病室环境管理，定时开窗通风换气，保持室内空气新鲜，指导病人减少探视，避免交叉感染；指导病人深呼吸、有效咳嗽、咳痰，预防继发感染。

（2）指导年老体弱及卧床病人定时更换体位和胸部叩击，促进痰液排出，控制和减少因排痰不畅引起的肺部感染。

（3）指导病人进高热量、高维生素、高蛋白、易消化食物，每日饮水2 000~3 000ml。告知病人经常漱口，以增进食欲，预防继发感染。

（4）告知病人行纤维支气管镜检查的意义、配合要点和相关注意事项，消除病人紧张、恐惧心理。

4）为病人提供心理支持：评估病人的心理状态，介绍同种疾病康复的例子，增强病人战胜疾病的信心，减轻焦虑、恐惧心理。保持轻松愉快心情，并保证充分休息及睡眠。

5）根据病人的实际需要做好生活护理。

【住院第4日~第7日】

1）观察病情，注意病人的病情及生命体征的变化，提供整洁、舒适的住院环境。

2）完成医嘱相关的治疗、处置，指导病人掌握各项治疗处置的配合要点及注意事项，并观察药物的作用及不良反应。对病情进行评价，治疗有效的表现为体温下降、症状改善、白细胞逐渐降低或恢复正常等。

3）做好生活护理及安全护理

（1）指导病人注意休息，病室内活动，活动时以不疲劳为宜。

（2）做好跌倒的预防宣教，如床尾放置"小心跌倒"标识提醒病人，并指导病人穿防滑鞋，离床活动时避开湿滑处，地面有水迹处设立防滑标牌。

（3）加强生活护理，协助病人打饭及如厕等，病人卧床时护士应及时加用床档，预防跌倒或坠床的发生。及时评价并在预防跌倒或坠床风险评估单上做好记录。

4）健康指导

（1）指导并协助病人进行体位引流。

（2）肺脓肿的病人应用抗生素的时间较长，一般8~12周，要告知病人遵医嘱规律、按疗程用药及可能出现的不良反应，使病人坚持治疗，彻底治愈疾病。

【住院第8日~出院前1日】

（1）每1~2h巡视病人，观察病人病情变化并记录，完成医嘱相关的治疗处置，观察药物的作用及不良反应。

（2）了解各项检查、化验结果，落实各种检查、检验结果回报是否完善，如有异常及时与医生沟通。

（3）疾病知识的指导。

（4）鼓励并协助病人病区内活动，活动量以不疲劳为宜，做好预防跌倒或坠床风险评估及安全防护知识指导，保证病人安全。

（5）根据病人的实际需要做好生活护理及心理护理。

【出院日】

1）每2h巡视观察病情变化并记录，完成医嘱相关的治疗处置，观察药物的作用及不良反应。

2）指导病人病区内活动，实施安全有效的预防跌倒措施，保证病人安全。

3）根据病人的实际需求做好生活护理和心理护理。

4）出院指导

（1）休息与活动。

（2）饮食指导。

（3）用药指导。

（4）提高自护能力。

5）出院流程指导。

（聂晓英）

第二节　支气管扩张症

实施规范

【住院第 1 日】

1）入院常规护理。

2）做好病情观察及呼吸道的管理

（1）每 1~2h 巡视病人，观察病人咳嗽、咳痰情况，注意痰液的颜色、性状、量和气味，观察痰液静置后是否出现分层现象，即上层为泡沫，下悬着脓性成分；中层为混浊的黏液；下层为坏死组织的沉淀物。

（2）当病人咳黄绿色脓痰时提示感染，咳出的痰液有恶臭的气味提示厌氧菌感染，应记录 24h 痰液总量（24h 痰液量大于 100ml 为大量咳痰）。

（3）行体位引流：评估病人痰液潴留部位与体位的关系及病人的耐受程度，如病人有咯血、严重心血管疾病或胸部创伤等，不宜采用头低位引流。引流时，如病人出现面色苍白、脉搏细弱、头晕等表现，应立即停止引流并通知医生。

（4）观察病人咯血的颜色、性状、量等症状，咯血病人常有喉痒、胸闷和咳嗽等先兆症状，咯出的血色多数呈鲜红色，混有泡沫或痰液，属于碱性。

（5）依据咯血量，分为痰中带血、少量咯血（24h 咯血量小于 100ml）、中等量咯血（24h 咯血量 100~500ml）、大量咯血（24h 咯血量大于 500ml，或一次咯血量大于 300ml）。

（6）注意病人有无发热、贫血、消瘦等全身症状，病情严重的病人需要观察病人的缺氧情况，是否有发绀、气促等临床表现。

（7）当病人大量咯血时，应绝对卧床取患侧卧位；出血部位不明确时，病人取仰卧位，头偏向一侧，及时清理口鼻腔血液，避免窒息，遵医嘱氧气吸入，建立静脉通道，备好抢救物品，如气管插管、吸引装置等，并安慰病人。

（8）当病人咯血过程突然中断，出现呼吸急促、烦躁不安、发绀、有濒死感等情况，应立即抢救。

3）常规安全防护教育。

4）健康指导

（1）常规健康指导。

（2）指导病人合理饮食，以高热量、高蛋白、高维生素饮食为主，避免冰冷食物诱发病人咳嗽，少食多餐。告知病人在进食前后及咳痰后用清水或漱口液漱口，以保持口腔的清洁，促进食欲。多饮水，每日 >1 500ml，以利于痰液稀释，促进排痰。小量咯血的病人应进食少量温凉的流食，如藕粉、米汤、牛奶等，大量咯血的病人应禁食。

5）根据病人病情，指导病人保持功能和舒适的体位，并根据实际情况做好生活护理。

【住院第 2 日~第 3 日】

1）了解病人现存的症状及体征、饮食及睡眠情况，掌握病人的阳性检查或化验结果，并及时报告医生。

2）每 1~2h 巡视病人，观察病人咳嗽、咳痰情况，协助病人进行体位引流，注意评价引流的效果、体温变化、药物的作用及不良反应。咳痰带血时，及时通知医生，咯血量大时须严密监测生命体征的变化，准备好抢救物品及药品，防止大咯血及窒息的发生。

3）根据医嘱正确采集各种标本，进行相关化验检查，病情危重病人在检查时需有医护人员陪同。

4）健康指导

（1）指导病人戒烟、戒酒。

（2）指导深呼吸、有效咳嗽的方法。

（3）指导胸部叩击的方法。

5）为病人提供心理支持：了解病人的心理状态，提供病人及家属的心理支持，向病人讲解疾病的相关知识，减轻焦虑的心理。

6）做好生活护理，指导并协助病人洗脸、刷牙、进餐、大小便等。

7）根据病人的情况鼓励并协助病人床上或床边活动，保证病人安全。

【住院第4日～第6日】

（1）观察病情，注意病人的病情及生命体征的变化，提供整洁、舒适的住院环境。

（2）完成医嘱相关的治疗、处置，指导病人各项治疗、处置的配合要点及注意事项。

（3）潜在并发症（大咯血、窒息）的观察及护理。

（4）根据病人的情况鼓励并协助病人床边或病室内活动，活动量以病人不觉疲劳为宜。做好预防跌倒或坠床风险评估，实施安全有效的防护措施，保证病人安全。

【住院第7日～出院前1日】

1）每1～2h巡视病人，观察病人病情变化并记录，完成医嘱相关的治疗处置，观察药物的作用及不良反应，准确记录24h痰液量。

2）做好疾病及治疗用药的相关知识指导，指导病人各项治疗处置的配合要点及注意事项。

3）康复指导

（1）向病人强调及时清除痰液对减轻症状、预防感染的重要性。

（2）指导病人掌握有效咳嗽、胸部叩击及体位引流的排痰方法，要长期坚持，可以控制病情的发展。

（3）指导并协助病人进行体位引流。

4）指导病人病室或病区内活动，活动量以病人不觉疲劳为宜，保证病人安全。

5）做好病人的生活和心理护理，解除病人的顾虑，使病人树立战胜疾病的信心，提高自我防护的能力。

【出院日】

1）每2h巡视病人，观察病人病情变化，完成医嘱相关的治疗处置，观察用药后反应，指导各项治疗处置的配合要点及注意事项。

2）出院指导

（1）休息与活动。

（2）饮食指导。

（3）用药指导。

（4）提高自护能力。

3）出院流程指导。

（彭云娥）

第三节　慢性支气管炎

实施规范

【住院第1日】

1）入院常规护理。

2）根据医嘱进行相关治疗处置，指导病人各项治疗处置的配合要点及注意事项，观察药物的疗效和不良反应。

3）每1～2h巡视病人，观察病人咳痰的颜色、性状和量，注意体温变化，询问病人有无不适。急性发作期的病人表现为：1周内以浆液泡沫性痰和白色黏液性脓痰为主，偶有痰中带血，痰量明显增多，伴或不伴发热；或在1周内"咳、痰、喘"中的任意一项症状明显加重。此期病人应卧床休息，以减少耗氧量。

4）安全防护教育。

5）健康指导

（1）常规健康指导。

（2）指导病人合理饮食，以高热量、高蛋白、高维生素、低脂、清淡易消化的食物为宜，多进食蛋、奶、瘦肉、鱼、蔬菜和水果等。鼓励病人多饮水，每日大于2 000ml，发热时增加饮水量，每日3 000ml左右，以利于痰液的稀释和热量的散发。

【住院第2日~第3日】

1）指导并协助病人完成相关检查，定时巡视病人，观察病情，注意病人的病情及生命体征的变化，提供整洁、舒适的住院环境。

2）根据医嘱进行治疗、处置。注意观察药物的疗效和不良反应，同时做好相关用药知识指导。

3）掌握病人的异常检查及化验结果，并及时报告医生。

4）健康教育

（1）行肺功能检查前应保证充分的休息及合理饮食，检查前需遵医嘱停用支气管舒张剂24~48h，检查当日，禁止吸烟和食用咖啡、茶、可乐、巧克力等。

（2）指导病人有效咳嗽的方法。

（3）年老体弱及卧床病人要定时更换体位和胸部叩击，促进痰液排出；同时做好皮肤护理，预防压疮的发生。

（4）当季节寒冷时，应补充温性食物，以增强机体的抗寒能力，如羊肉、牛奶、鱼类、豆制品等。当病人食欲欠佳时，可进流质或半流质食物，如牛奶、蛋汤、菜汤、稀粥、鸡蛋羹、小馄饨、龙须面等，并注意调整食物的色香味。多饮水，每日大于2 000ml，以利于痰液的稀释。

5）对于咳嗽、咳痰、喘息等症状改善者，鼓励病人床上或床边活动，评估病人的跌倒或坠床风险，实施有效的预防跌倒措施，保证病人安全。

6）根据病人的实际需求做好生活护理。

7）了解病人的家庭、社会背景等，多关心照顾、耐心疏导病人，向病人及家属讲解本病的相关知识，解除病人的顾虑，使病人树立战胜疾病的信心。

【住院第4日~第6日】

1）定时巡视病人，观察病情，注意病人的病情及生命体征的变化，提供整洁、舒适的住院环境。

2）完成医嘱相关的治疗、处置，指导病人各项治疗、处置的配合要点及注意事项。

3）安全防护教育。

4）疾病相关知识的健康教育

（1）氧气吸入的观察与指导：①血气分析是用氧效果的客观指标，当病人的氧分压小于50mmHg（6.65kPa），或有呼吸困难并伴有轻度低氧血症（氧分压大于50mmHg（6.65kPa），有效氧饱和度大于80%）时，应遵医嘱氧气吸入。②一般用鼻导管持续低流量给氧，氧流量每分钟1~2L，避免吸入氧浓度过高（氧浓度大于60%，持续时间超过24h）引起氧疗的不良反应，如氧中毒或二氧化碳潴留。③氧疗的有效指标：呼吸困难症状减轻、呼吸的频率减慢、发绀减轻、心率减慢、活动耐力增加。④告知病人用氧期间相关注意事项。

（2）用药的观察与指导。

（3）告知缩唇呼吸的方法。

【住院第7日~出院前1日】

1）每1~2h巡视病人，观察病人病情变化及药物的疗效和不良反应。

2）了解病人的现存症状和体征、饮食及睡眠情况，掌握病人的异常检查及化验结果并及时报告医生。

3）根据医嘱进行治疗、处置，指导病人各项治疗、处置的配合要点及注意事项。

4）康复指导

（1）缓解期的病人经治疗或自然缓解，偶有轻微的咳嗽和少量的痰液，症状基本消失，此时病人可病区内活动，活动量以不疲劳为宜。做好病人预防跌倒或坠床风险评估，实施有效的保护措施，保证病人安全。

（2）指导病人腹式呼吸的方法。

5）根据病人的实际需要做好生活及心理护理。

【出院日】

1）每2h巡视病人，观察病人病情变化，完成医嘱相关的治疗处置，观察用药后反应，指导各项治疗处置的配合要点及注意事项。

2）出院指导

（1）休息与活动。

（2）饮食指导。

（3）用药指导。

（4）提高自护能力。

3）出院流程指导。

（彭云娥）

第四节　慢性阻塞性肺疾病

实施规范

【住院第1日】

（1）入院常规护理。

（2）每1～2h巡视病人，观察病人的意识及生命体征的变化，评估病人咳嗽、咳痰情况及呼吸困难的程度，保持呼吸道通畅，痰多黏稠、难以咳出的病人每日适当增加饮水量1 500～2 000ml，以利于痰液的稀释与排出，进行雾化吸入协助湿化气道。指导病人卧床休息，喘憋明显者可取半卧位或端坐卧位，以利呼吸。

（3）根据医嘱进行治疗、处置。遵医嘱采集动、静脉血标本检查，观察穿刺部位，防止出血及血肿等不良反应，了解各项检查结果，如有异常及时与医生沟通。有呼吸困难伴低氧血症者，遵医嘱给予氧疗，告知病人用氧的相关知识，一般采用鼻导管持续低流量吸氧，每分钟氧流量1～2L，应避免吸入氧浓度过高而引起二氧化碳潴留，观察用氧的疗效及反应。遵医嘱予止咳、化痰、平喘对症治疗，并观察药物的疗效及不良反应。

（4）常规安全防护教育。

（5）常规健康指导。

【住院第2日～第3日】

1）每1～2h巡视病人。密切观察咳嗽、咳痰情况及呼吸困难的程度，观察痰液的颜色、性状、量，正确采集痰标本，并及时送检，进行相关检查，监测动脉血气分析和水、电解质、酸碱平衡情况，了解各项检查结果，如有异常及时与医生沟通。

2）根据医嘱进行治疗、处置，协助病人清除呼吸道分泌物及异物，年老体弱及卧床病人要定时更换体位和胸部叩击，促进痰液排出，防止呼吸道感染。指导有效咳嗽、咳痰及胸部叩击的方法，应根据病情协助胸部叩击和体位引流，以利于分泌物的排出。指导病人正确使用支气管舒张剂以及时缓解支气管痉挛引起的呼吸困难，必要时建立人工气道并吸痰，同时观察痰液的颜色、性状、量，正确收集痰标本，及时送检。遵医嘱给予吸氧及用药，观察效果及不良反应。止咳药：如喷托维林是非麻醉性中枢镇咳药，不良反应有口干、恶心、腹胀、头痛等。祛痰药：如溴己新偶见恶心、转氨酶升高，消化性溃疡者应慎用。盐酸氨溴索是润滑性祛痰药，不良反应较轻。抗生素：观察病人用药后有无呼吸困难、皮疹、恶心等不良反应。

3）根据病人病情指导病室内活动，保证休息，避免劳累。保持病室安静整洁，空气清新，每日通风1~2次，温湿度适宜，以充分发挥呼吸道的自然防御功能。冬季注意保暖，避免病人直接吸入冷空气。

4）健康指导

（1）指导病人有效咳嗽、咳痰的方法。

（2）指导病人胸部叩击的方法。

（3）指导病人正确留取痰标本的方法。

（4）指导病人保持口腔清洁：经常漱口，做好口腔护理，以促进食欲，预防口腔继发感染。观察口腔黏膜的变化，为病情提供依据。

（5）指导病人雾化吸入治疗的配合：雾化吸入时，指导病人配合深呼吸，以缓解气道痉挛，如有咳嗽频繁、气促等症状应及时告知，雾化后应正确咳嗽，以促进痰液的排出。

（6）指导病人掌握定量雾化吸入器（MDI）的方法。

（7）指导慢性阻塞性肺疾病病人的合理饮食。

5）心理支持教育：了解病人的心理状态，向病人讲解疾病的相关知识，介绍同种疾病康复的例子，增强病人治疗信心，减轻焦虑、恐惧心理。

【住院第4日~第10日】

（1）观察病情，注意病人的病情及生命体征的变化，提供整洁、舒适的住院环境。

（2）根据病人的病情指导病区内活动，以不引起疲劳为宜。年老体弱及卧床病人应定时更换体位、胸部叩击，呼吸困难、发绀较前缓解者，指导病室活动，避免劳累。

（3）指导病人行肺功能检查前应保证充分的休息及合理饮食，检查前需遵医嘱停用支气管舒张剂24~48h，检查当日，禁止吸烟和食用咖啡、茶、可乐、巧克力等。

（4）指导病人呼吸功能锻炼的方法，并根据病人病情需要掌握和（或）锻炼缩唇呼吸、腹式呼吸。缩唇及腹式呼吸应练习每日3~4次，每次重复8~10次，并且因腹式呼吸消耗的能量较多，因此，只能在恢复期或出院前进行练习。

【住院第11日~出院前4日】

（1）定时巡视病人，观察病情，注意病人的病情及生命体征的变化，提供整洁、舒适的住院环境。

（2）遵医嘱进行治疗和处置，观察氧疗及吸入治疗的效果及反应，观察药物的疗效和不良反应。根据医嘱进行各项检查，实施护理措施。

（3）根据病人病情需要掌握和（或）进行锻炼缩唇呼吸、腹式呼吸。

（4）与病人及家属建立良好的沟通方式，了解病人的心理状态，针对其对疾病的认知态度以及由此引起的心理、性格、生活方式等方面的改变，与病人及家属共同制订和实施康复计划，消除诱因、定期进行呼吸及功能锻炼、坚持合理用药，减轻症状，增强战胜疾病的信心。同时，指导病人缓解焦虑的方法，如听音乐、下棋等活动，以分散注意力，减轻焦虑。

【出院前3日~前1日】

（1）每1~2h巡视病人，观察病人病情变化，保持口腔清洁，饮食合理，观察药物疗效及不良反应，根据医嘱进行治疗、处置，护理措施落实到位。

（2）完成医嘱相关的治疗、处置，指导病人各项治疗、处置的配合要点及注意事项。协助完成各项检查。

（3）根据病人的病情指导病区活动，避免劳累。进行缩唇呼吸、腹式呼吸锻炼，做好安全防护措施指导，保证病人安全。

（4）根据病人的实际需求做好生活护理和心理护理。

（5）做好疾病的相关知识与用药知识宣教、指导。

（6）指导病人坚持家庭氧疗告知氧疗的目的、必要性及注意事项；注意用氧安全，应妥善安装放置，做到防火、防油、防热、防震；氧疗装置应定期更换、清洁、消毒；指导氧疗的效果及不良反应的观察，如病人的呼吸困难、发绀情况减轻或缓解，没有心慌等不适，表明氧疗有效，否则应寻找原因，及时处理。

【出院日】

1）每1~2h巡视病人，观察病人病情变化，观察药物疗效及不良反应。

2）完成医嘱相关的治疗、处置，指导病人各项治疗、处置的配合要点及注意事项。

3）指导病人病区内活动，实施安全有效的预防跌倒措施，保证病人安全。

4）根据病人的实际需求做好生活和心理护理。

5）出院指导

（1）休息与活动。

（2）饮食指导。

（3）用药指导。

（4）提高自护能力。

6）出院流程指导。

（彭云娥）

第五节 支气管哮喘

实施规范

【住院第1日】

（1）入院常规护理。

（2）哮喘病人病室内不宜摆放花草，避免使用毛皮、羽绒或蚕丝织物等，避免诱发哮喘，根据病人病情指导休息，急性期时应卧床休息，年老体弱及卧床病人应定时翻身、胸部叩击，如病情允许，可以病室内活动，避免劳累。遵医嘱采集动、静脉血标本，注意观察动脉穿刺部位，防止出血及血肿等不良反应。

（3）每1~2h巡视病人，观察哮喘发作的前驱症状，如鼻咽痒、喷嚏、流涕、眼痒等黏膜过敏症状。哮喘发作时，观察病人的意识状态、呼吸频率、节律、深度，是否有辅助呼吸肌参与呼吸运动等，监测呼吸音、哮鸣音变化，监测动脉血气分析和肺功能情况，了解病情和治疗效果。哮喘严重发作时，如经治疗病情无缓解，需要做好机械通气的准备工作。加强对急性期病人的监护，尤其夜间和凌晨是哮喘易发作的时间，应严密观察有无病情变化。观察病人咳嗽、咳痰的情况，观察痰液的颜色、性状、量。

（4）根据医嘱进行治疗、处置：伴有低氧血症者，应遵医嘱给予鼻导管或面罩吸氧，每分钟氧流量1~3L，吸入氧浓度一般小于40%。为避免气道干燥和寒冷气流的刺激而导致气道痉挛，吸入的氧气应尽量温暖湿润。在吸氧的过程中，应监测动脉血气分析。如果哮喘严重发作，经一般的药物治疗无效，或病人出现意识改变，$PaO_2 < 60mmHg$（7.98kPa）、$PaCO_2 > 50mmHg$（6.65kPa）时，应准备进行机械通气治疗。遵医嘱用药，并观察药物的效果及不良反应。

（5）常规安全防护教育和健康指导。

【住院第2日~第3日】

1）每1~2h巡视病人，做好病情观察。为病人提供整洁、舒适的住院环境。

2）根据医嘱正确采集标本，进行相关检查。遵医嘱复查血常规、血气分析，必要时给予氧气吸入，注意观察氧疗的效果及反应。指导病人有效咳嗽、咳痰的方法。指导病人正确胸部叩击方法。必要时吸痰，应注意无菌操作。鼓励病人每日饮水2 500~3 000ml，以补充丢失的水分，同时可以稀释痰液，利于排出。重症者应建立静脉通路，遵医嘱及时充分补液，纠正水、电解质和酸碱平衡紊乱。

3）健康指导

（1）指导病人掌握吸入器用药的方法。

（2）指导病人行肺功能检查前应保证充分的休息及合理饮食，检查前需遵医嘱停用支气管舒张剂 24~48h，检查当日，禁止吸烟和食用咖啡、茶、可乐、巧克力等。

4）了解病人的心理状态，向病人讲解疾病的相关知识、介绍同种疾病康复的例子，增强病人治疗信心，减轻焦虑、恐惧心理。尤其是哮喘新近发生和重症发作的病人，通常会出现紧张甚至惊恐不安的情绪，应勤巡视病人，消除其过度紧张的情绪，对减轻哮喘发作的症状和控制病情有重要意义。

【住院第 4 日~出院前 1 日】

1）每 1~2h 巡视病人，做好病情观察。为病人提供整洁、舒适的住院环境。

2）遵医嘱必要时给予氧气吸入，注意观察氧疗的效果及反应。合理饮食，保持口腔清洁，咳嗽后及进餐前后应漱口，预防继发感染，注意观察口腔黏膜的变化，为治疗提供依据。

3）根据医嘱实施护理措施。进行有效的咳嗽、咳痰，保持呼吸道通畅。根据病人的病情指导卧床休息及病区活动，做好安全防护措施，避免劳累。年老体弱及卧床病人应定时更换卧位，做好皮肤护理。

4）健康指导

（1）指导病人掌握疾病的自我监测：应指导病人识别哮喘发作的先兆表现和病情加重的征象，学会哮喘发作时进行简单的紧急自我处理方法。学会利用峰流速仪来监测最大呼气峰流速，做好哮喘日记，为疾病预防和治疗提供参考资料。指导病人峰流速仪的使用方法。

（2）指导病人呼吸功能锻炼的方法。

【出院日】

1）每 1~2h 巡视病人，观察病人病情变化，观察药物疗效及不良反应。观察口腔黏膜变化，为病情提供依据。

2）完成医嘱相关的治疗、处置，指导病人各项治疗、处置的配合要点及注意事项。

3）指导病人病区内活动，实施安全有效的预防跌倒措施，保证病人安全。

4）根据病人的实际需求做好生活护理和心理护理。

5）出院指导

（1）指导病人正确的休息与活动。

（2）饮食指导。

（3）药物指导。

（4）提高自护能力。

6）出院流程指导。

（陶　红）

第六节　肺血栓栓塞症

实施规范

【住院第 1 日】

（1）入院常规护理。

（2）每 1~2 小时巡视病人，观察病人的生命体征及意识状态；注意有无胸痛、呼吸浅促，动脉血氧饱和度下降、心率加快、呼吸困难等表现；观察病人有无脑缺氧的表现，如烦躁不安、嗜睡、意识模糊、定向力障碍等；监测病人有无颈静脉怒张、肝颈静脉回流征阳性、下肢水肿、静脉压升高等右心功能不全的表现，并注意询问病人有无不适。定期遵医嘱监测动脉血气分析，若出现异常情况，及时通知医生。

（3）完成医嘱相关的治疗、处置，指导病人各项治疗、处置的配合要点及注意事项。

（4）常规安全防护教育。

5）健康指导

（1）常规健康指导。

（2）指导病人绝对卧床休息，抬高床头，进行深慢呼吸，通过采用休息和放松术等方法减轻恐惧心理，降低耗氧量。

（3）指导病人合理饮食，进食高纤维、易消化、清淡的食物，防止因排便用力导致血栓、脱落。

（4）病房应保持安静、清洁舒适、空气新鲜洁净。定时开窗通风换气，减少探视，避免交叉感染。保证充分休息和睡眠。

6）评估病人心理，对于紧张、焦虑病人，要给予积极有效的心理疏导，多与病人沟通、交流，关心、鼓励病人，使病人消除紧张、焦虑心理，树立战胜疾病的信心和勇气，积极配合治疗、护理工作，促进疾病康复。

7）做好生活护理，指导并协助病人洗脸、刷牙、进餐、大小便等。

【住院第2日~第3日】

1）每1~2h巡视病人，注意观察病人的病情变化并记录。

（1）注意观察有无脑栓塞、肺栓塞及肢体动、静脉栓塞等并发症的发生。

（2）对于使用华法林的病人，国际正常化比值（international normalized ratio，INR）维持在2.0~3.0，观察病人有无瘀斑、紫癜、牙龈出血、鼻出血、伤口出血经久不愈、月经量过多、腹部或背部疼痛、严重头痛、意识改变等现象，如有异常应及时报告医生。

（3）严密监测血压，当血压过高时报告医生进行适当处理。

（4）动态监测心电图的变化，当出现心动过速或心律失常，可提示严重缺氧，故应严密监测心电改变，及时通知医生。

（5）静脉用药前宜留置外周静脉留置针，避免反复穿刺血管，造成血管的损伤。

2）了解病人的现存症状和体征，询问病人主诉、饮食及睡眠情况，掌握病人的阳性检查及化验结果，并及时报告医生。

3）完成医嘱相关的治疗、处置，指导病人各项治疗、处置的配合要点及注意事项，协助完成各项检查。

4）对于卧床病人，实施有效的预防跌倒或坠床措施，保证病人安全。同时做好皮肤护理，预防压疮的发生。

5）健康指导

（1）保持呼吸道通畅，遵医嘱给予氧疗，可用鼻导管或面罩给氧，以纠正缺氧。

（2）指导病人进低脂、高蛋白、高纤维素、清淡、易消化的食物，保持大便通畅，排便勿用力，防止血栓脱落。

（3）指导病人做好口腔护理，经常漱口，以增进食欲，预防继发感染。

6）心理支持教育：了解病人的心理状态，向病人讲解疾病的相关知识，尽量多陪伴病人，并用非语言性的沟通技巧，如握住病人的手、抚摸病人等方式，增加病人的安全感，增强病人治疗疾病的信心，减轻焦虑、恐惧心理。

【住院第4日~第6日】

1）每1~2h巡视病人，注意观察病人生命体征的变化。完成医嘱相关的治疗、处置，观察药物的作用及不良反应。

（1）如病人出现右心功能不全的症状，需遵医嘱给予强心剂，限制水、钠摄入，并注意皮肤的护理，预防压疮的发生。

（2）当病人心排出量减少、出现低血压甚至休克时，应遵医嘱给予静脉输液和升压药物，准确记录液体出入量。

（3）观察病人有无瘀斑、血管性紫癜、牙龈出血、鼻出血、月经量过多等出血现象，如有异常应及时报告医生。

2）健康指导及安全教育

（1）定时开窗通风换气，保持室内空气新鲜，指导病人进行有效的深呼吸、咳嗽及咳痰，预防肺部并发症的发生。

（2）协助病人主动或被动活动双下肢，预防下肢静脉血栓形成。

（3）指导病人进低盐、低脂、高蛋白且富含维生素的清淡、易消化食物。养成正确的饮食及排便习惯。

（4）加强生活护理及安全防护，协助病人洗脸及床上大小便等，病人卧床时应及时加用床档；以避免跌倒或坠床的发生，及时评价并在预防跌倒或坠床风险评估单上做好记录。

【住院第 7 日～出院前 1 日】

（1）每 1～2h 巡视病人，观察病人的病情变化并记录，预防再栓塞的危险发生。

（2）完成医嘱相关的治疗、处置，指导病人各项治疗处置的配合要点及注意事项。观察药物的作用及不良反应，做好疾病及治疗用药的相关知识指导。

（3）指导病人卧床休息，床上活动，做好病人预防跌倒或坠床风险评估，实施有效的保护措施，保证病人安全。

（4）根据病人的实际需要做好生活护理及心理护理。

【出院日】

1）每 1～2h 巡视病人，观察病人病情变化，完成医嘱相关的治疗处置，观察用药后反应，指导各项治疗处置的配合要点及注意事项。

2）出院指导

（1）休息与活动。

（2）饮食指导。

（3）用药指导。

（4）提高自护能力。

3）出院流程指导。

（陶　红）

第三章

心内科疾病护理

第一节 心肌炎

一、概述

心肌炎是指心肌实质或间质局限性或弥漫性病变，由多种病因所致。小儿时期心肌炎主要由病毒及细菌感染或急性风湿热引起。病情轻重不一，轻者可无症状，重者出现疲乏无力、恶心、呕吐、胸闷、呼吸困难等症状。可因心源性休克或严重心律失常而猝死。按发病原因可分为3种类型。

（1）感染性心肌炎：由细菌、病毒、真菌、螺旋体和原虫等感染所致。

（2）反应性心肌炎：为变态反应及某些全身性疾病在心肌的反应。

（3）中毒性心肌炎：由药物、毒物反应或中毒而引起的心肌炎性病变。

其中病毒性心肌炎最常见。病毒性心肌炎是指人体感染嗜心性病毒（肠道病毒、黏病毒、腺病毒、巨细胞病毒及麻疹、腮腺炎、乙型脑炎、肝炎病毒等），引起心肌非特异间质性炎症。该炎症可呈局限性或弥漫性，病程可以是急性、亚急性或慢性。急性病毒性心肌炎患者多数可完全恢复正常，很少发生猝死，一些慢性发展的病毒性心肌炎可以演变为心肌病。

目前，全球对病毒性心肌炎发病机制尚未完全明了，但是随着病毒性心肌炎实验动物模型和培养搏动心肌细胞感染柯萨奇B组病毒致心肌病变模型的建立，对病毒性心肌炎发生机制的阐明已有了很大的发展。以往认为该病过程有两个阶段：①病毒复制期。②免疫变态反应期。但是近来研究结果表明，第一阶段除有病毒复制直接损伤心肌外，也存在有细胞免疫损伤过程。

第一阶段：病毒复制期，该阶段是病毒经血液直接侵犯心肌，病毒直接作用，产生心肌细胞溶解作用。第二阶段：免疫变态反应期，对于大多数病毒性心肌炎（尤其是慢性期者），病毒在该时期内可能已不存在，但心肌仍持续受损。目前认为该期发病机制是通过免疫变态反应，主要是T细胞免疫损伤致病。

二、临床表现

病毒性心肌炎的临床症状具有轻重程度差异大，症状表现常缺少特异典型性的特点。约有半数患者在发病前（1~3周）有上呼吸道感染和消化道感染史。但他们的原发病症状常轻重不同，有时症状轻，易被患者忽视，须仔细询问才能被注意到。

（一）症状

1）心脏受累的症状：可表现为胸闷、心前区隐痛、心悸、气促等。

2）有一些病毒性心肌炎是以一种与心脏有关或无关的症状为主要或首发症状就诊的

（1）以心律失常为主诉和首发症状就诊者。

（2）少数以突然剧烈的胸痛为主诉者，而全身症状很轻。此类情况多见于病毒性心肌炎累及心包或胸膜者。

（3）少数以急性或严重心功能不全症状为主就诊。

（4）少数以身痛、发热、少尿、昏厥等严重全身症状为主，心脏症状不明显而就诊。

（二）体征

1. 心率改变　或心率增快，但与体温升高不相称；或为心率减缓。

2. 心律失常　节律常呈不整齐，期前收缩最为常见，表现为房性或为室性期前收缩。其他缓慢性心律失常如房室传导阻滞、病态窦房结综合征也可出现。

3. 心界扩大　病情轻者心脏无扩大，一般可有暂时性扩大，可以恢复。

4. 心音及心脏杂音　心尖区第一心音可有减低或分裂或呈胎心音样。发生心包炎时有心包摩擦音出现。心尖区可闻及收缩期吹风样杂音，系发热、心腔扩大所致；也可闻及心尖部舒张期杂音，也为心室腔扩大、相对二尖瓣狭窄所产生。

5. 心力衰竭体征　较重病例可出现左侧心力衰竭或右侧心力衰竭的体征，甚至极少数出现心源性休克的一系列体征。

（三）分期

病毒性心肌炎根据病情变化和病程长短可分为四期。

1. 急性期　新发病者临床症状和体征明显而多变，病程多在 6 个月以内。

2. 恢复期　临床症状和客观检查好转，但尚未痊愈，病程一般在 6 个月以上。

3. 慢性期　部分患者临床症状、客观检查呈反复变化或迁延不愈，病程多在 1 年以上。

4. 后遗症期　患心肌炎时间已久，临床已无明显症状，但遗留较稳定的心电图异常，如室性期前收缩、房室或束支传导阻滞、交界区性心律等。

三、诊断标准

1）在上呼吸道感染、腹泻等病毒感染后 1~3 周或急性期中出现心脏表现（如舒张期奔马律、心包摩擦音、心脏扩大等）和（或）充血性心力衰竭或阿 - 斯综合征者。

2）上述感染后 1~3 周或发病同时新出现的各种心律失常而在未服抗心律失常药物前出现下列心电图改变者

（1）房室传导阻滞或窦房阻滞、束支传导阻滞。

（2）2 个以上导联 ST 段呈不平型或下斜型下移大于等于 0.05mV，或多个导联 ST 段异常抬高或有异常 Q 波者。

（3）频发多形、多源成对或并行性期前收缩；短阵室速、阵发性室上速或室速，扑动或颤动等。

（4）2 个以上以 R 波为主波的导联 T 波倒置、平坦或降低小于 R 波的 1/10。

（5）频发房性期前收缩或室性期前收缩。

注：具有（1）至（3）任何一项即可诊断。具有（4）或（5）或无明显病毒感染史者要补充下列指标以助诊断：①左室收缩功能（减弱经无创或有创检查证实）。②病程早期有 CPK、CPK - MB、GOT、LDH 增高。

3）如有条件应进行以下病原学检查

（1）粪便、咽拭子分离出柯萨奇病毒或其他病毒和（或）恢复期血清中同型病毒抗体滴度较第一份血清升高 4 倍（双份血清应相隔 2 周以上），或首次滴度大于 1：640 者为阳性，1：320 者为可疑。

（2）心包穿刺液分离出柯萨奇病毒或其他病毒等。

（3）心内膜、心肌或心包分离出病毒或特异性荧光素标记抗体检查阳性。

（4）对尚难明确诊断者可长期随访。在有条件时可做心肌活检以帮助诊断。

（5）在考虑病毒性心肌炎诊断时，应除外甲状腺功能亢进症、β受体功能亢进症及影响心肌的其他疾患，如风湿性心肌炎、中毒性心肌炎、冠心病、结缔组织病及代谢性疾病等。

四、治疗原则

目前病毒性心肌炎尚无特效治疗方法。一般治疗原则以休息、对症处理和中西医综合治疗为主。本病多数患者经休息和治疗后可以痊愈。

（一）休息

休息对本病的治疗意义是减轻心脏负担，防止心脏扩大、发生心力衰竭和心律失常。即使是已有心脏扩大者，经严格休息一个相当长的时间后，大多数也可使心脏恢复正常。具体做法是：卧床休息，一般卧床休息需 3 个月左右，直至症状消失、心电图正常。如果心脏已扩大或有心功能不全者，卧床时间还应延长到半年，直至心脏不能继续缩小、心力衰竭症状消失。其后在严密观察下，逐渐增加活动量。在病毒性心肌炎的恢复期中，应适当限制活动 3~6 个月。

（二）西医药治疗

1. 改善心肌营养和代谢　具有改善心肌营养和代谢作用的药物有维生素 C、维生素 B_6、维生素 B_{12}、辅酶 A、肌苷、细胞色素 C、三磷腺苷（ATP）、三磷胞苷（CTP）、辅酶 Q_{10} 等。

2. 调节细胞免疫功能　目前常用的有人白细胞干扰素、胸腺素、免疫核糖核酸等。目前由于各地在这类药物生产中质量、含量的不一致，在使用时需对一些不良反应、变态反应注意。中药黄芪已在调节细胞免疫功能方面显示出良好作用。

3. 治疗心律失常和心力衰竭　详见心律失常和心力衰竭有关内容。需注意的是：心肌炎患者对洋地黄类药物耐受性低，敏感性高，用药量需减至常规用药量的 1/2~2/3，以防止发生洋地黄类药物中毒。

4. 治疗重症病毒性心肌炎　重症病毒性心肌炎表现为短期内心脏急剧增大、高热不退、急性心力衰竭、休克，高度房室传导阻滞等。

（1）肾上腺皮质激素：肾上腺皮质激素可以抑制抗原抗体，减少变态反应，有利于保护心肌细胞、消除局部的炎症和水肿，有利于挽救生命，安度危险期。但是地塞米松等肾上腺皮质激素对于一般急性病毒感染性疾病属于禁用药。病毒性心肌炎是否可以应用此类激素治疗，现也意见不一。因为肾上腺皮质激素有抑制干扰素的合成，促进病毒繁殖和炎症扩散的作用，有加重病毒性心肌炎心肌损害的可能，所以现在一般认为病毒性心肌炎在急性期，尤其是前 2 周内，除重症病毒性心肌炎患者外，一般是禁用肾上腺皮质激素的。

（2）治疗重症病毒性心肌炎高度房室传导阻滞或窦房结损害应首先及时应用人工心脏起搏器度过急性期。

（3）对于重症病毒性心肌炎患者，特别是并发心力衰竭或心源性休克者，近期有人提出应用 1,6-二磷酸果糖（FDP）5g 静脉滴注。1,6-二磷酸果糖是糖代谢过程的底物，具有增加能量的作用，有利于心肌细胞能量的代谢。

五、常见护理问题

（一）活动无耐力

1. 相关因素　①头痛、不适。②虚弱、疲劳。③缺乏动机、沮丧。

2. 预期目标　①患者活动耐力增加了。②患者进行活动时，虚弱、疲劳感减轻或消失。③患者能说出影响其活动耐力的因素。④患者能参与所要求的身体活动。

3. 措施　如下所述：

（1）心肌炎急性期，有并发症者，需卧床休息，待体温、心电图及 X 线检查恢复正常后逐渐增加活动量。

（2）进行必要的解释和鼓励，解除心理紧张和顾虑，使能积极配合治疗和得到充分休息。不要过度限制活动及延长患者卧床休息时间，鼓励患者白天坐在椅子上休息。下床活动前患者要做充分的活动准备，并为患者自理活动提供方便，如抬高床头，使患者便于起身下床。

（3）鼓励采取缓慢的重复性的活动，保持肌肉的张力，如上下肢的循环运动等。为患者提供安全的活动场所，把障碍物移开。

（4）合理安排每日的活动计划，在2次活动之间给予休息时间，不要急于求成。若患者在活动后出现心悸、气促、呼吸困难、胸闷、胸痛、心律失常、血压升高、脉搏加快等反应，则应停止活动，并以此作为限制最大活动量的指征。

（二）舒适的改变：心悸、气促

1. 相关因素　①心肌损伤。②心律失常。③心功能不全。
2. 预期目标　①患者主诉不适感减轻。②患者能够运用有效的方法缓解不适。
3. 措施　如下所述：

（1）心肌炎并发心律失常或心功能不全时应增加卧床时间，协助生活护理，避免劳累。保持室内空气新鲜，呼吸困难者给予吸氧，半卧位。

（2）遵医嘱给药控制原发疾病，补充心肌营养。

（3）给予高蛋白、高维生素、易消化的低盐饮食；少量多餐。避免刺激性食物。高热者给予营养丰富的流质或半流质饮食。

（4）安慰患者，消除其紧张情绪，鼓励患者保持最佳的心理状态。指导患者使用放松技术，如：缓慢地深呼吸，全身肌肉放松等。

（5）戒烟、酒。

（三）心排血量减少

1. 相关因素　心肌收缩力减弱。
2. 预期目标　患者保持充足的心排血量，表现为生命体征正常。
3. 措施　如下所述：

（1）尽可能减少或排除增加心脏负荷的原因及诱发因素，如有计划地护理患者，减少不必要的干扰，以保证充足的休息及睡眠时间；嘱患者卧床休息，协助患者满足生活需要；减少用餐时的疲劳，给予易消化、易咀嚼的食物，嘱患者晚餐要少吃一点。

（2）为患者提供一个安静、舒适的环境，限制探视，保证患者充分休息。根据病情给予适当的体位。保持室内空气新鲜，定时翻身拍背，预防呼吸道感染。

（3）持续吸氧，流量根据病情调节。输液速度不超过20~30滴/min。准备好抢救用物品和药物。

（四）潜在并发症：心律失常

1. 评估　如下所述：

（1）加强床旁巡视，观察并询问患者有无不适。

（2）严密心电监护，记录心律失常的性质、每分钟次数等。

2. 措施　如下所述：

（1）心肌炎并发轻度心律失常者应适当增加休息，避免劳累及感染，心律失常如影响心肌排血功能或有可能导致心功能不全者，应卧床休息。

（2）给予易消化饮食，少量多餐，禁烟、酒，禁饮浓茶、咖啡。

（3）准备好抢救药品及物品。

（五）潜在并发症：充血性心力衰竭

1. 评估　如下所述：

（1）观察神志及末梢循环情况：意识状态、面色、唇色、甲床颜色等。

（2）测量生命体征变化。

（3）了解心力衰竭的体征变化，如水肿轻重、颈静脉怒张程度等。

（4）准确记录液体出入量，注意日夜尿量情况，夜尿量增多考虑有无早期心力衰竭和隐性水肿的可能。病情允许可每周测量体重，如体重增加，一般情况较差，要警惕早期心力衰竭所致水钠潴留。

（5）应用洋地黄类药物时，严密观察洋地黄的中毒表现。

2. 措施 如下所述：

（1）心肌炎并发心力衰竭者需绝对卧床休息，抬高床头使患者半卧位。待心力衰竭症状消除后可逐步增加活动量。

（2）合理使用利尿药，严格控制输液量及每分钟滴速。间断或持续给氧，氧流量 2～3L/min，严重缺氧时 4～6L/min 为宜。

（3）给患者高蛋白、高维生素、易消化的低盐饮食，少量多餐。避免刺激性食物。补充钾盐及含钾丰富的食物，如香蕉、橘子。

（4）做好基础护理：注意保暖，多汗者及时更衣，防止受凉，预防呼吸道感染；长期卧床，尤其是水肿患者，要定时协助翻身，预防压疮；做好口腔及皮肤护理。保持大便通畅，便秘时使用开塞露。习惯性便秘者，每日给通便药物。

（5）预防细菌、病毒感染；防止再次发生药物中毒及物理性作用对心肌的损害。

（六）潜在并发症：猝死

1. 评估 如下所述：

（1）密切观察病情变化，了解猝死征兆：心前区痛、胸闷、气急、心悸、乏力、室性期前收缩及心肌梗死症状。

（2）对心电图出现缺血性改变及双束支传导阻滞的患者应加强巡视，准备好抢救药品及物品。

2. 措施 如下所述：

（1）病情平稳时做好健康指导，使患者自觉避免危险因素，包括情绪激动、劳累、饱餐、寒冷、吸烟等。

（2）掌握猝死的临床表现：神志不清、抽搐、呼吸减慢或变浅甚至停滞、发绀、脉搏触不到、血压测不到、瞳孔散大、对光反射消失。

（3）一旦发生猝死立即进行心肺复苏、建立静脉通道，遵医嘱给药、必要时予以电除颤或心脏起搏。

（4）心跳恢复后，严密观察病情变化，包括神志、呼吸、心电图、血压、瞳孔等，并做详细记录。

六、健康教育

（一）预防感染

病毒性心肌炎是感染病毒引起的。防止病毒的侵入是十分重要的。尤其应预防呼吸道感染和肠道感染。对易感冒者平时应注意营养，避免过劳，选择适当的体育活动以增强体质。避免不必要的外出，必须外出时应注意防寒保暖，饮食卫生。感冒流行期间应戴口罩，避免去人口拥挤的公共场所活动。

1. 预防呼吸道和消化道感染 多数病毒性心肌炎患者在发病前 1～3 周内或发病同时有呼吸道或消化道感染的前驱表现，因此积极采取措施加以预防，可以减少病毒性心肌炎的发生。

2. 预防病毒性传染病 麻疹、脊髓灰质炎、肠道病毒感染、风疹、水痘、流行性腮腺炎等病毒性传染病均可累及心肌而形成病毒性心肌炎，因此积极有效地预防这些传染病，可以降低心肌炎的发病率。

3. 及时治疗各种病毒性疾病 及时治疗呼吸道感染、消化道感染及其他病毒性疾病。在病毒血症阶段即采用抗病毒药物治疗，便可直接杀灭病毒，减少病毒侵入心肌的机会或数量，降低心肌炎的发病率或减轻病情。

4. 避免条件致病因数的影响 在感染病毒之后机体是否发生心肌炎，除了与受感染者的性别、年龄、易感性以及所感染的病毒是否具有嗜心性、感染的数量等有关之外，还与受到细菌感染、发热、精神创伤、剧烈运动、过劳、缺氧、接受放射线或辐射、受冷、过热、使用激素、营养不良、接受外科手术、外伤、妊娠、心肌梗死等条件因子影响有关。这些条件因子不仅容易引起心肌炎发病，而且在病后易使病情反复、迁延或加重，因此必须积极防治。

（二）适当休息

急性发作期，一般应卧床休息 2~4 周，急性期后仍应休息 2~3 个月。严重心肌炎伴心界扩大者，应休息 6~12 个月，直到症状消失，心界恢复正常。如出现胸闷、胸痛、烦躁不安时，应在医生指导下用镇静、止痛药。心肌炎后遗症者，可尽量与正常人一样地生活工作，但不宜长时间看书、工作甚至熬夜。应避免情绪激动及过度体力活动而引起身体疲劳，使机体免疫抗病能力降低。

（三）饮食调摄

饮食宜高蛋白、高热量、高维生素，尤其是含维生素 C 多的食物，如山楂、苹果、橘子、西红柿等。多食葡萄糖、蔬菜、水果。忌暴饮暴食，忌食辛辣、熏烤、煎炸之品。吸烟时烟草中的尼古丁可促进冠状动脉痉挛收缩，影响心肌供血，饮酒会造成血管功能失调，故应戒烟、忌酒。食疗上可服用菊花粥、人参粥等，可遵医嘱服用生晒参、西洋参等，有利于心肌炎的恢复。

（四）体育锻炼

在恢复期时，根据自己的体力参加适当的锻炼，如散步、保健操、气功等，可早日康复及避免后遗症。心肌炎后遗症只要没有严重心律失常，可参加一般性的体育锻炼，如慢跑、跳舞、气功、太极拳等，持之以恒，以利于疾病的康复。

（五）监测生命体征

每日注意测量体温、脉搏、呼吸等生命体征。高热的患者给予降温、口腔护理及皮肤护理。由于心肌收缩无力、心排血量急剧下降易导致心源性休克，应及时测血压、脉搏。如患者出现脉搏微弱、血压下降、烦躁不安、面色灰白等症状，应立即送往医院进行救治。

（六）不良反应

心肌炎反复发作的患者，长期服用激素，要注意观察不良反应和毒性反应，如高血压、胃肠道消化性溃疡及穿孔、出血等。心肌炎的患者对洋地黄制剂极为敏感，易出现中毒现象，应严格掌握用药剂量。急性患者应用大剂量维生素 C 及能量合剂，静脉滴注或静脉推注时要注意保护血管，控制速度，以防肺水肿。

（七）居室应保持空气新鲜、流通

定期通风换气，但要避免患者直接吹风，防止感冒加重病情。冬季注意保暖。平素应加强身体锻炼，运动量不宜过大，可由小量到大量，以患者能承受不感劳累为度，可做些气功、太极拳、散步等活动。

（陶　红）

第二节　心绞痛

心绞痛（angina pectoris）是冠状动脉供血不足，心肌急剧的、暂时的缺血与缺氧引起的综合征。其特点为阵发性的前胸压榨性疼痛感觉，主要位于胸骨后部，可放射至左上肢，常发生于劳累或情绪激动时，持续数分钟，休息或服用硝酸酯制剂后消失。本病多见于男性，多数患者在 40 岁以上，劳累、情绪激动、饱食、受寒、阴雨天气、急性循环衰竭等为常见的诱因。

一、病因

1. 基本病因　对心脏予以机械性刺激并不引起疼痛，但心肌缺血、缺氧则引起疼痛。当冠状动脉的"供血"与心肌的"需氧"出现矛盾，冠状动脉血流量不能满足心肌代谢需要时，引起心肌急剧的、暂时的缺血、缺氧时，即产生心绞痛。

2. 其他病因 除冠状动脉粥样硬化外，主动脉瓣狭窄或关闭不全、梅毒性主动脉炎、肥厚性心肌病、先天性冠状动脉畸形、风湿性冠状动脉炎，都可引起冠状动脉在心室舒张期充盈障碍，引发心绞痛。

二、临床表现与诊断

（一）临床表现

1. 症状和体征 如下所述：

（1）部位：典型心绞痛主要在胸骨体上段或中段之后，可波及心前区，有手掌大小范围，可放射至左肩、左上肢前内侧，达无名指和小指；不典型心绞痛疼痛可位于胸骨下段、左心前区或上腹部，放射至颈、下颌、左肩胛部或右前胸。

（2）性质：胸痛为压迫、发闷，或紧缩性，也可有烧灼感。发作时，患者往往不自觉地停止原来的活动，直至症状缓解。

（3）诱因：典型的心绞痛常在相似的条件下发生。以体力劳累为主，其次为情绪激动。登楼、平地快步走、饱餐后步行、逆风行走，甚至用力大便或将臂举过头部的轻微动作，暴露于寒冷环境、进冷饮、身体其他部位的疼痛，以及恐怖、紧张、发怒、烦恼等情绪变化，都可诱发。晨间痛阈低，轻微劳力如刷牙、剃须、步行即可引起发作；上午及下午痛阈提高，则较重的劳力亦可不诱发。

（4）时间：疼痛出现后常逐步加重，然后在3～5min内逐渐消失，一般在停止原活动后缓解。一般为1～15min，多数3～5min，偶可达30min的，可数天或数星期发作1次，亦可1日内发作多次。

（5）硝酸甘油的效应：舌下含有硝酸甘油片如有效，心绞痛应于1～2min内缓解，对卧位型心绞痛，硝酸甘油可能无效。在评定硝酸甘油的效应时，还要注意患者所用的药物是否已经失效或接近失效。

2. 体征平时无异常体征 心绞痛发作时常见心律增快、血压升高、表情焦虑、皮肤冷或出汗，有时出现第四或第三奔马律。可有暂时性心尖部收缩期杂音，是乳头肌缺血以致功能失调引起二尖瓣关闭不全所致。

（二）诊断

1. 冠心病诊断 如下所述：

（1）据典型的发作特点和体征，含用硝酸甘油后缓解，结合年龄和存在冠心病易患因素，除外其他原因所致的心绞痛，一般即可确立诊断。

（2）心绞痛发作时心电图：绝大多数患者ST段压低0.1mV（1mm）以上，T波平坦或倒置（变异型心绞痛者则有关导联ST段抬高），发作过后数分钟内逐渐恢复。

（3）心电图无改变的患者可考虑做负荷试验。发作不典型者，诊断要依靠观察硝酸甘油的疗效和发作时心电图的改变；如仍不能确诊，可多次复查心电图、心电图负荷试验或24h动态心电图连续监测，如心电图出现阳性变化或负荷试验诱发心绞痛发作亦可确诊。

（4）诊断有困难者可考虑行选择性冠状动脉造影或做冠状动脉CT。考虑施行外科手术治疗者则必须行选择性冠状动脉造影。冠状动脉内超声检查可显示管壁的病变，对诊断可能更有帮助。

2. 分型诊断 根据世界卫生组织"缺血性心脏病的命名及诊断标准"，现将心绞痛作如下归类。

（1）劳累性心绞痛：是由运动或其他增加心肌需氧量的情况所诱发的心绞痛。包括3种类型。①稳定型劳累性心绞痛，简称稳定型心绞痛，亦称普通型心绞痛。是最常见的心绞痛。指由心肌缺血缺氧引起的典型心绞痛发作，其性质在1～3个月内并无改变。即每日和每周疼痛发作次数大致相同，诱发疼痛的劳累和情绪激动程度相同，每次发作疼痛的性质和疼痛部位无改变，用硝酸甘油后也在相同时间内发生疗效。②初发型劳累性心绞痛，简称初发型心绞痛。指患者过去未发生过心绞痛或心肌梗死，而现在发生由心肌缺血缺氧引起的心绞痛，时间尚在1～2个月内。有过稳定型心绞痛但已数月不发生心绞痛，再发生心绞痛未到1个月者也归入本型。③恶化型劳累性心绞痛，进行型心绞痛指原有稳定型心绞痛的患者，在 3 个月内疼痛的频率、程度、诱发因素经常变动，进行性恶化。可发展为心肌梗死与猝死。

（2）自发性心绞痛：心绞痛发作与心肌需氧量无明显关系，与劳累性心绞痛相比，疼痛持续时间一般较长，程度较重，且不易为硝酸甘油所缓解。包括四种类型。①卧位型心绞痛：在休息时或熟睡时发生的心绞痛，其发作时间较长，症状也较重，发作与体力活动或情绪激动无明显关系，常发生在半夜，偶尔在午睡或休息时发作。疼痛常剧烈难忍，患者烦躁不安、起床走动。硝酸甘油的疗效不明显或仅能暂时缓解。可能与夜梦、夜间血压降低或发生未被察觉的左心室衰竭，以致狭窄的冠状动脉远端心肌灌注不足；或平卧时静脉回流增加，心脏工作量增加，需氧增加等有关。②变异型心绞痛：本型患者心绞痛的性质、与卧位型心绞痛相似，也常在夜间发作，但发作时心电图表现不同，显示有关导联的 ST 段抬高而与之相对应的导联中则 ST 段压低。本型心绞痛是由于在冠状动脉狭窄的基础上，该支血管发生痉挛，引起一片心肌缺血所致。③中间综合征：亦称冠状动脉功能不全。指心肌缺血引起的心绞痛发作历时较长，达 30min 或 1h 以上，发作常在休息时或睡眠中发生，但心电图、放射性核素和血清学检查无心肌坏死的表现。本型疼痛其性质是介于心绞痛与心肌梗死之间，常是心肌梗死的前奏。④梗死后心绞痛：在急性心肌梗死后不久或数周后发生的心绞痛。由于供血的冠状动脉阻塞，发生心肌梗死，但心肌尚未完全坏死，一部分未坏死的心肌处于严重缺血状态下又发生疼痛，随时有再发生梗死的可能。

（3）混合性心绞痛：劳累性和自发性心绞痛混合出现，因冠状动脉的病变使冠状动脉血流储备固定地减少，同时又发生短暂的再减损所致，兼有劳累性和自发性心绞痛的临床表现。

（4）不稳定型心绞痛：在临床上被广泛应用并被认为是稳定型劳累性心绞痛和心肌梗死和猝死之间的中间状态。它包括了除稳定型劳累性心绞痛外的上述所有类型。其病理基础是在原有病变上发生冠状动脉内膜下出血、粥样硬化斑块破裂、血小板或纤维蛋白凝集、冠状动脉痉挛等除了没有诊断心肌梗死的明确的心电图和心肌酶谱变化外，目前应用的不稳定心绞痛的定义根据以下 3 个病史特征做出。①在相对稳定的劳累相关性心绞痛基础上出现逐渐增强的疼痛。②新出现的心绞痛（通常 1 个月内），由很轻度的劳力活动即可引起心绞痛。③在静息和很轻劳力时出现心绞痛。

三、治疗原则

预防：主要预防动脉粥样硬化的发生和发展。

治疗原则：改善冠状动脉的血液供应；减低心肌的耗氧；同时治疗动脉粥样硬化。

（一）发作时的治疗

（1）休息：发作时立刻休息，经休息后症状可缓解。

（2）药物治疗：应用作用较快的硝酸酯制剂。

（3）在应用上述药物的同时，可考虑用镇静药。

（二）缓解期的治疗

系统治疗，清除诱因、注意休息、使用作用持久的抗动脉粥样硬化药物，以防心绞痛发作，可单独、交替或联合应用。调节饮食，特别是一次进食不应过饱；禁绝烟酒。调整日常生活与工作量；减轻精神负担；保持适当的体力活动，但以不致发生疼痛症状为度；一般不需卧床休息。

（三）其他治疗

低分子右旋糖酐或羟乙基淀粉注射液，作用为改善微循环的灌流，可用于心绞痛的频繁发作。抗凝药，如肝素；溶血栓药和抗血小板药可用于治疗不稳定型心绞痛。高压氧治疗增加全身的氧供应，可使顽固的心绞痛得到改善，但疗效不易巩固。体外反搏治疗可能增加冠状动脉的血供，也可考虑应用。兼有早期心力衰竭者，治疗心绞痛的同时宜用快速作用的洋地黄类制剂。

（四）外科手术治疗

主动脉－冠状动脉旁路移植手术（coronary artery bypass grafting，CABG）方法：取患者自身的大隐静脉或内乳动脉作为旁路移植材料。一端吻合在主动脉，另一端吻合在有病变的冠状动脉段的远端，引主动脉的血液以改善该冠状动脉所供血的心肌的血流量。

（五）经皮腔内冠状动脉成形术

经皮腔内冠状动脉成形术（percutaneous transluminal coronary angioplasty，PTCA）方法：冠状动脉造影后，针对相应病变，应用带球囊的心导管经周围动脉送到冠状动脉，在导引钢丝的指引下进入狭窄部位；向球囊内加压注入稀释的造影剂使之扩张，解除狭窄。

（六）其他冠状动脉介入性治疗

由于 PTCA 有较高的术后再狭窄发生率，近来采用一些其他成形方法如激光冠状动脉成形术（PT-CLA）、冠状动脉斑块旋切术、冠状动脉斑块旋磨术、冠状动脉内支架安置等，期望降低再狭窄发生率。

（七）运动锻炼疗法

谨慎安排进度适宜的运动锻炼有助于促进侧支循环的发展，提高体力活动的耐受量，改善症状。

四、常见护理问题

（一）心绞痛

1. 相关因素　与心肌急剧、短暂地缺血、缺氧，冠状动脉痉挛有关。

2. 临床表现　阵发性胸骨后疼痛。

3. 护理措施　如下所述：

（1）心绞痛发作时立即停止步行或工作，休息片刻即可缓解。根据疼痛发生的特点，评估心绞痛严重程度（表3-1），制定相应活动计划。频发者或严重心绞痛者，严格限制体力活动，并绝对卧床休息。

表3-1　劳累性心绞痛分级

心绞痛分级	表现
Ⅰ级：日常活动时无症状	较日常活动重的体力活动，如平地小跑步、快速或持重物上三楼、上陡坡等时引起心绞痛
Ⅱ级：日常活动稍受限制	一般体力活动，如常速步行1.5~2.0km、上三楼、上坡等即引起心绞痛
Ⅲ级：日常活动明显受损	较日常活动轻的体力活动，如常速步行0.5~1.0km、上二楼、上小坡等即引起心绞痛
Ⅳ级：任何体力活动均引起心绞痛	轻微体力活动（如在室内缓行）即引起心绞痛，严重者休息时亦发生心绞痛

（2）遵医嘱给予患者舌下含服硝酸甘油、吸氧，记录心电图，并通知医生。心绞痛频发或严重者遵医嘱使用硝酸甘油静脉微泵推注。由于此类药物能扩张头面部血管，有些患者使用后会出现颜面潮红、头痛等症状，应向患者说明。

（3）用药后动态观察患者胸痛变化情况，同时监测 ECG，必要时进行心电监测。

（4）告知患者在心绞痛发作时的应对技巧：一是立即停止活动；另一是立即含服硝酸甘油。向患者讲解含服硝酸甘油是因为舌下有丰富的静脉丛，吸收见效比口服硝酸甘油快。若疼痛持续15min以上不缓解，则有可能发生心肌梗死，需立即急诊就医。

（二）焦虑

1. 相关因素　与心绞痛反复频繁发作、疗效不理想有关。

2. 临床表现　睡眠不佳，缺乏自信心、思维混乱。

3. 护理措施　如下所述：

（1）向患者讲解心绞痛的治疗是一个长期过程，需要有毅力，鼓励其说出内心想法，针对其具体心理情况给予指导与帮助。

（2）心绞痛发作时，尽量陪伴患者，多与患者沟通，指导患者掌握心绞痛发作的有效应对措施。

（3）及时向患者分析讲解疾病好转信息，增强患者治疗信心。

（4）告知患者不良心理状况对疾病的负面影响，鼓励患者进行舒展身心的活动（如听音乐、看报纸）等活动，转移患者注意力。

（三）知识缺乏

1. 相关因素　与缺乏知识来源，认识能力有限有关。
2. 临床表现　患者不能说出心绞痛相关知识，不知如何避免相关因素。
3. 护理措施　如下所述：
（1）避免诱发心绞痛的相关因素：如情绪激动、饱食、焦虑不安等不良心理状态。
（2）告知患者心绞痛的症状为胸骨后疼痛，可放射至左臂、颈、胸，常为压迫或紧缩感。
（3）指导患者硝酸甘油使用注意事项。
（4）提供简单易懂的书面或影像资料，使患者了解自身疾病的相关知识。

五、健康教育

（一）心理指导

告知患者需保持良好心态，因精神紧张、情绪激动、饱食、焦虑不安等不良心理状态，可诱发和加重病情。患者常因不适而烦躁不安，且伴恐惧，此时鼓励患者表达感觉，告知尽量做深呼吸，放松情绪才能使疾病尽快消除。

（二）饮食指导

（1）减少饮食热能，控制体重少量多餐（每天 4～5 餐），晚餐尤应控制进食量，提倡饭后散步，切忌暴饮暴食，避免过饱；减少脂肪总量，限制饱和脂肪酸和胆固醇的摄入量，增加不饱和脂肪酸；限制单糖和双糖摄入量，供给适量的矿物质及维生素，戒烟戒酒。

（2）在食物选择方面：应适当控制主食和含糖零食。多吃粗粮、杂粮，如玉米、小米、荞麦等；禽肉、鱼类，以及核桃仁、花生、葵花子等硬果类含不饱和脂肪酸较多，可多食用；多食蔬菜和水果，不限量，尤其是超体重者，更应多选用带色蔬菜，如菠菜、油菜、番茄、茄子和带酸味的新鲜水果，如苹果、橘子、山楂，提倡吃新鲜泡菜；多用豆油、花生油、菜油及香油等植物油；蛋白质按劳动强度供给，冠心病患者蛋白质按 2g/kg 供给。尽量多食用黄豆及其制品，如豆腐、豆干、百叶等，其他如绿豆、赤豆也很好。

（3）禁忌食物：忌烟、酒、咖啡以及辛辣的刺激性食品；少用猪油、黄油等动物油烹调；禁用动物脂肪高的食物，如猪肉、牛肉、羊肉及含胆固醇高的动物内脏、动物脂肪、脑髓、贝类、乌贼鱼、蛋黄等；食盐不宜多用，每天 2～4g；含钠味精也应适量限用。

（三）作息指导

制定固定的日常活动计划，避免劳累。避免突发性的劳力动作，尤其在较长时间休息以后。如凌晨起来后活动动作宜慢。心绞痛发作时，应停止所有活动，卧床休息。频发或严重心绞痛患者，严格限制体力活动，应绝对卧床休息。

（四）用药指导

1. 硝酸酯类　硝酸甘油是缓解心绞痛的首选药。
（1）心绞痛发作时可用短效制剂 1 片舌下含化，1～2min 即开始起作用，持续半小时；勿吞服。如药物不易溶解，可轻轻嚼碎继续含化
（2）应用硝酸酯类药物时可能出现头晕、头胀痛、头部跳动感、面红、心悸，继续用药数日后可自行消失。
（3）硝酸甘油应储存在棕褐色的密闭小玻璃瓶中，防止受热、受潮，使用时应注意有效期，每用 6个月须更换药物。如果含服药物时无舌尖麻辣、烧灼感，说明药物已失效，不宜再使用。
（4）为避免直立性低血压所引起的晕厥，用药后患者应平卧片刻，必要时吸氧。长期反复应用会

产生耐药性而效力降低，但停用 10d 以上，复用可恢复效力。

2. **长期服用 β 受体阻滞药者** 如使用阿替洛尔（氨酰心安）、美托洛尔（倍他乐克）时，应指导患者用药。

（1）不能随意突然停药或漏服，否则会引起心绞痛加重或心肌梗死。

（2）应在饭前服用，因食物能延缓此类药物吸收。

（3）用药过程中注意监测心率、血压、心电图等。

3. **钙通道阻滞药** 目前不主张使用短效制剂（如硝苯地平），以减少心肌耗氧量。

（五）特殊及行为指导

（1）寒冷刺激可诱发心绞痛发作，不宜用冷水洗脸，洗澡时注意水温及时间。外出应戴口罩或围巾。

（2）患者应随身携带心绞痛急救盒（内装硝酸甘油片）。心绞痛发作时，立即停止活动并休息，保持安静。及时使用硝酸甘油制剂，如片剂舌下含服，喷雾剂喷舌底 1~2 下，贴剂粘贴在心前区。如果自行用药后，心绞痛未缓解。应请求协助救护。

（3）有条件者可以氧气吸入，使用氧气时，避免明火。

（4）患者洗澡时应告诉家属，不宜在饱餐或饥饿时进行，水温勿过冷过热，时间不宜过长，门不要上锁，以防发生意外。

（5）与患者讨论引起心绞痛的发作诱因，确定需要的帮助，总结预防发作的方法。

（六）病情观察指导

注意观察胸痛的发作时间、部位、性质、有无放射性及伴随症状，定时监测心率、心律。若心绞痛发作次数增加，持续时间延长，疼痛程度加重，含服硝酸甘油无效者，有可能是心肌梗死先兆，应立即就诊。

（七）出院指导

（1）减轻体重，肥胖者需限制饮食热量及适当增加体力活动，避免采用剧烈运动防治各种可加重病情的疾病，如高血压、糖尿病、贫血、甲状腺功能亢进等。特别要控制血压，使血压维持在正常水平。

（2）慢性稳定型心绞痛患者大多数可继续正常性生活，为预防心绞痛发作，可在 1h 前含服硝酸甘油 1 片。

（3）患者应随身携带硝酸甘油片以备急用，患者及家属应熟知药物的放置地点，以备急需。

（高海波）

第三节 心律失常

一、概述

心脏的传导系统由产生和传导冲动的特殊分化的传导组织构成。包括窦房结、结间束、房室结、希氏束、左右束支及普肯野纤维网。

冲动由窦房结产生，沿结间束和心房肌传递，到达房室结及左心房，冲动此时传递速度极慢，当冲动传递到希氏束后传递速度再度加速，左右束支及普肯野纤维网传递速度极快捷，使整个心室几乎同时被激动，最终冲动到达心外膜，完成一次完整的心动周期。

心脏传导系统也接受迷走神经和交感神经的支配，迷走神经兴奋性增加会使窦房结的自律性和传导性抑制，延长窦房结和周围组织的不应期，减慢房室结的传导，延长了房室结的不应期。交感神经作用与迷走神经相反。

各种原因引起心脏冲动频率、节律、起源部位、冲动传导速度和次序的异常均可引起心脏活动的规律发生紊乱，称为心律失常。

（一）分类

临床上根据心律失常发作时心率的快慢可分为快速性心律失常和缓慢性心律失常。心律失常按其发生原理可分为冲动形成异常和冲动传导异常两大类。

1. 冲动形成异常　如下所述：

（1）窦性心律失常：由窦房结发出的冲动频率过快、过慢或有明显不规则形成的心律失常，如窦性心动过速、窦性心动过缓、窦性心律不齐、窦性停搏。

（2）异位心律：起源于窦房结以外（异位）的冲动，则形成期前收缩、阵发性心动过速、扑动、颤动以及逸搏心律等心律失常。

2. 冲动传导异常　如下所述：

（1）生理性：干扰及房室分离。

（2）病理性：传导阻滞常见的有窦房传导阻滞、房室传导阻滞、房内传导阻滞、室内传导阻滞（左、右束支及左束支分支传导阻滞）。

（3）房室间传导途径异常：预激综合征。

（二）发病机制

心律失常有多种不同机制，如折返、异常自律性、后除极触发激动等，主要心律失常的电生理机制主要包括冲动形成异常、冲动传导异常以及二者并存。

1. 冲动形成异常

（1）正常自律性状态：窦房结、结间束、冠状窦口周围、房室结的远端和希氏束－普肯野系统的心肌细胞均有自律性。自主神经系统兴奋性改变或心脏传导系统的内在病变，均可导致原有正常自律性的心肌细胞发放不适当的冲动，如窦性心律失常、逸搏心律。

（2）异常自律性状态：正常情况下心房、心室肌细胞是无自律性的快反应细胞，由于病变使膜电位降低 $-50 \sim -60mV$ 时，使其出现异常自律性，而原本有自律性的快反应细胞（普肯野纤维）的自律性也增高，异常自律性从而引起心律失常，如房性或室性快速心律失常。

（3）后除极触发激动：当局部儿茶酚胺浓度增高、低血钾、高血钙、洋地黄中毒及心肌缺血再灌注时，心房、心室与希氏束－普肯野组织在动作电位后可产生除极活动，被称为后除极。若后除极的振幅增高并抵达阈值，便可引起反复激动，可导致持续性快速性心律失常。

2. 冲动传导异常　折返是所有快速性心律失常最常见的发病机制，传导异常是产生折返的基本条件。传导异常包括：①心脏两个或多个部位的传导性与应激性各不相同，相互连接形成一个有效的折返环路。②折返环的两支应激性不同，形成单向传导阻滞。③另一通道传导缓慢，使原先发生阻滞的通道有足够时间恢复兴奋性。④原先阻滞的通道再次激动，从而完成一次折返激动。冲动在环内反复循环，从而产生持续而快速的心律失常。

（三）实验室检查

1. 心电图检查　心电图检查是诊断心律失常最重要、最常用的无创性的检查技术。需记录十二导联，并记录显示 P 波清楚导联的心电图长条，以备分析，往往选择Ⅱ或 V_1 导联。

心电图分析主要包括：①心房、心室节律是否规则，频率如何。②P－R 间期是否恒定。③P 波、QRS 波群形态是否正常，P 波与 QRS 波的相互关系等。

2. 长时间心电图记录　如下所述。

1）动态心电图：动态心电图检查是在患者日常工作和活动情况下，连续记录患者 24h 的心电图。其作用是：①了解患者症状发生如心悸、晕厥等，是否与心律失常有关。②明确心律失常或心肌缺血的发作与活动关系、昼夜分布特征。③帮助评价抗心律失常药物的疗效、起搏器、埋藏式心脏复律除颤器的效果和功能状态。

2）事件记录器

（1）事件记录器：应用于间歇、不频繁发作的心律失常患者，通过直接回放、电话、互联网将实时记录的发生心律失常及其发生心律失常前后的心电图传输至医院。

（2）埋植皮下事件记录器：这种事件记录器可埋于患者皮下，记录器可自行启动、检测和记录心律失常，应用于发作不频繁，可能是心律失常所致的原因不明晕厥患者。

3. 运动试验　运动试验用于运动时出现心悸的患者以协助诊断。但运动试验的敏感性不如动态心电图，须注意正常人进行运动试验时亦可出现室性期前收缩。

4. 食管心电图　将食管电极导管插入食管并置于心房水平位置，能记录心房电位，并能进行心房快速起搏和程序电刺激。其作用为：①可以提供对常见室上性心动过速发生机制的判断的帮助，帮助鉴别室上性心动过速。②可以诱发和终止房室结折返性心动过速。③有助于不典型预激综合征的诊断。④评价窦房结功能。⑤评价抗心律失常药物的疗效。

5. 临床心电生理检查　如下所述：

（1）心电生理检查临床作用：①诊断性应用：确立心律失常诊断及类型，了解心律失常起源部位及发生机制。②治疗性应用：以电刺激终止心动过速发作，评价某些治疗措施（如起搏器、置入式心脏复律除颤器、导管消融、手术治疗、药物治疗等）能否防止电刺激诱发心动过速；通过电极导管进行消融如射频、冷冻，达到治愈心动过速的目的。③判断预后：通过电刺激确定患者是否易于诱发室性心动过速，有无发生猝死的危险。

（2）心电生理检查适应证：①窦房结功能测定。②房室与室内传导阻滞。③心动过速。④不明原因晕厥。

二、窦性心律失常

心脏的正常起搏点位于窦房结，其冲动产生的频率是 $60 \sim 100/min$，产生的心律称为窦性心律。心电图特征 P 波在 I、II、aVF 导联直立，aVR 导联倒置，P – R 间期 $0.12 \sim 0.20s$。窦性心律的频率因年龄、性别、体力活动等不同有显著的差异。

（一）窦性心动过速

成人窦性心率在 $100 \sim 150/min$，偶有高达 $200/min$，称窦性心动过速。窦性心动过速通常逐渐开始与终止。刺激迷走神经可以使其频率减慢，但刺激停止可恢复到原来的水平。

1. 病因　多数属生理现象，健康人常在吸烟、饮茶、咖啡、酒，剧烈运动或情绪激动等情况下发生。在某些病时也可发生，如发热、甲状腺功能亢进、贫血、心肌缺血、心力衰竭、休克等。应用肾上腺素、阿托品等药物亦常引起窦性心动过速。

2. 心电图特征　窦性 P 波规律出现，频率大于 $100/min$，P – P 间隔小于 $0.6s$（图 3 – 1）。

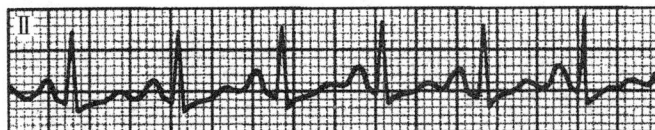

图 3 – 1　窦性心动过速

3. 治疗原则　一般不需特殊治疗。祛除诱发因素和针对原发病做相应处理。必要时可应用 β 受体阻滞药如美托洛尔，减慢心率。

（二）窦性心动过缓

成人窦性心律频率小于 $60/min$，称窦性心动过缓。常同时伴发窦性心律不齐（不同 P – P 间期的差异大于 $0.12s$）。

1. 病因　多见于健康的青年人、运动员、睡眠状态，为迷走神经张力增高所致。亦可见于颅内压增高、器质性心脏病、严重缺氧、甲状腺功能低下、阻塞性黄疸等。服用抗心律失常药物如 β 受体阻滞药、胺碘酮、钙通道阻滞药和洋地黄过量等也可发生。

2. 心电图特征　窦性 P 波规律出现，频率小于 60/min，P - P 间隔大于 1s（图 3 - 2）。

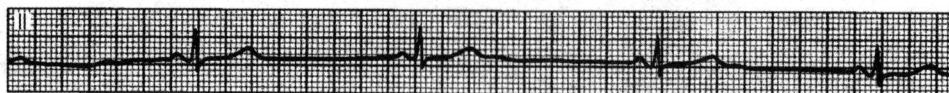

图 3 - 2　窦性心动过缓

3. 临床表现　一般无自觉症状，当心率过分缓慢，出现心排血量不足，可出现胸闷、头晕，甚至晕厥等症状。

4. 治疗原则　窦性心动过缓一般无症状也不需治疗；病理性心动过缓应针对病因采取相应治疗措施。如因心率过慢而出现症状者则可用阿托品、异丙肾上腺素等药物，但不宜长期使用。症状不能缓解者可考虑心脏起搏治疗。

（三）病态窦房结功能综合征

病态窦房结功能综合征，简称病窦综合征，是由于窦房结的病变导致功能减退，出现多种心律失常的表现。病窦综合征常并发心房自律性异常，部分患者可有房室传导功能障碍。

1. 病因　某些疾病如甲状腺功能亢进、伤寒、布氏杆菌病、淀粉样变、硬化与退行性变等，在病程中损害了窦房结，导致窦房结起搏和传导功能障碍；窦房结周围神经和心房肌的病变，减少窦房结的血液供应，影响其功能；迷走神经张力增高、某些抗心律失常药物抑制窦房结功能，亦可导致窦房结功能障碍。

2. 心电图特征　主要表现为：①非药物引起的持续的窦性心动过缓，心率小于 50/min。②窦性停搏与窦房传导阻滞。③窦房传导阻滞与房室传导阻滞同时并存。④心动过缓与房性快速心律失常交替发作。

其他表现：①心房颤动患者自行心室率减慢，或发作前后有心动过缓和（或）一度房室传导阻滞。②房室交界区性逸搏心律。

3. 临床表现　发作性头晕、黑矇、乏力，严重者可出现晕厥等，与心动过缓有关的心、脑血管供血不足的症状。有心动过速的症状者，还可有心悸、心绞痛等症状。

4. 治疗原则　对于无症状的患者，不必治疗，定期随访，对于有症状的患者，应用起搏器治疗。心动过缓 - 心动过速综合征患者应用起搏器后，仍有心动过速症状，可应用抗心律失常药物，但避免单独使用抗心律失常药物，以免加重心动过缓症状。

三、期前收缩

根据异位起搏点部位的不同，期前收缩可分为房性、房室交界区性和室性期前收缩。期前收缩起源于一个异位起搏点，称为单源性，起源于多个异位起搏点，称为多源性。

临床上将偶尔出现期前收缩称偶发性期前收缩，但期前收缩大于 5 个/min 称频发性期前收缩。如每一个窦性搏动后出现一个期前收缩，称为二联律；每两个窦性搏动后出现一个期前收缩，称为三联律；每一个窦性搏动后出现两个期前收缩，称为成对期前收缩。

（一）病因

各种器质性心脏病如冠心病、心肌炎、心肌病、风湿性心脏病、二尖瓣脱垂等可引起期前收缩。电解质紊乱、应用某些药物亦可引起期前收缩。另外，健康人在过度劳累、情绪激动、大量吸烟饮酒、饮浓茶、进食咖啡因等可引起期前收缩。

（二）心电图特征

1. 房性期前收缩　P 波提早出现，其形态与窦性 P 波不同，P - R 间期大于 0.12s，QRS 波群形态与正常窦性心律的 QRS 波群相同，期前收缩后有不完全代偿间歇（图 3 - 3）。

2. 房室交界性期前收缩　提前出现的 QRS 波群，其形态与窦性心律相同；P 波为逆行型（在 Ⅱ、

Ⅲ、aVF 导联中倒置）出现在 QRS 波群前，P－R 间期小于 0.12s。或出现在 QRS 波后，R－P 间期小于 0.20s。也可出现在 QRS 波之中。期前收缩后大多有完全代偿间歇。

3. 室性期前收缩　QRS 波群提前出现，形态宽大畸形，QRS 时限大于 12s，与前一个 P 波无相关；T 波常与 QRS 波群的主波方向相反；期前收缩后有完全代偿间歇（图 3－4）。

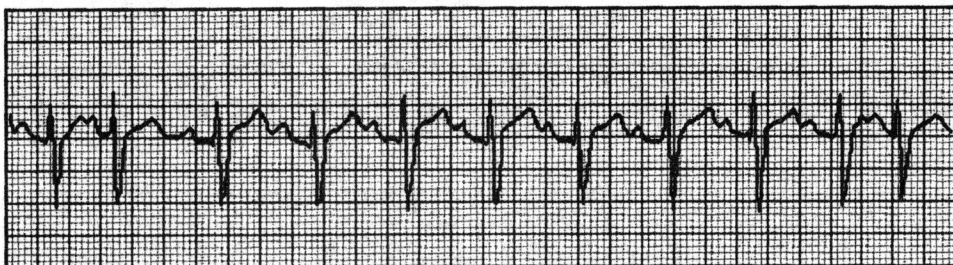

图 3－3　房性期前收缩

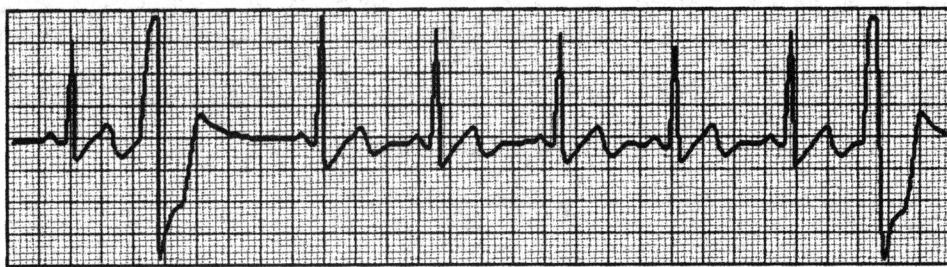

图 3－4　室性期前收缩

（三）临床表现

偶发期前收缩大多无症状，可有心悸或感到 1 次心跳加重或有心跳暂停感。频发期前收缩使心排血量降低，引起乏力、头晕、胸闷等。

脉搏检查可有脉搏不齐，有时期前收缩本身的脉搏减弱。听诊呈心律不齐，期前收缩的第一心音常增强，第二心音相对减弱甚至消失。

（四）治疗原则

1. 病因治疗　积极治疗病因，消除诱因。如改善心肌供血，控制炎症，纠正电解质紊乱，防止情绪紧张和过度疲劳。

2. 对症治疗　偶发期前收缩无重要临床意义，不需特殊治疗，亦可用小量镇静药或 β 受体阻滞药；对症状明显、呈联律的期前收缩需应用抗心律失常药物治疗，如频发房性、交界区性期前收缩常选用维拉帕米、β 受体阻滞药等；室性期前收缩常选用利多卡因、美西律、胺碘酮等；洋地黄中毒引起的室性期前收缩应立即停用洋地黄，并给予钾盐和苯妥英钠治疗。

四、阵发性心动过速

阵发性心动过速是指阵发性、快速而规则的异位心律，由 3 个以上包括 3 个连续发生的期前收缩形成。根据异位起搏点的部位不同，可分为房性、交界区性和室性三种，房性与交界区性心动过速有时难以区别，故统称为室上性心动过速。

（一）病因

1. 室上性心动过速病因　常见于无器质性心脏病的正常人，也可见于各种心脏病患者，如冠心病、高血压、风心病、甲状腺功能亢进、洋地黄中毒等患者。

2. 室速病因　多见于器质性心脏病患者，最常见于冠心病急性心肌梗死，其他，如心肌病、心肌炎、风湿性心脏病、电解质紊乱、洋地黄中毒、Q－T 延长综合征、药物中毒等。

（二）心电图特征

1. 室上性心动过速心电图特征　连续 3 次或以上快而规则的房性或交界区性期前收缩（QRS 波群形态正常），频率在 150～250/min，P 波为逆行性（Ⅱ、Ⅲ、aVF 导联倒置），常埋藏于 QRS 波群内或位于其终末部分，与 QRS 波群保持恒定关系，但不易分辨（图 3－5）。

2. 室性心动过速心电图特征　连续 3 次或 3 次以上室性期前收缩；QRS 波形态畸形，时限大于 0.12s，有继发性 ST－T 改变，T 波常与 QRS 波群主波方向相反；心室率 140～220/min，心律可以稍不规则；一般情况下 P 波与 QRS 波群无关，形成房室分离；常可见到心室夺获或室性融合波，是诊断室速的最重要依据（图 3－6）。

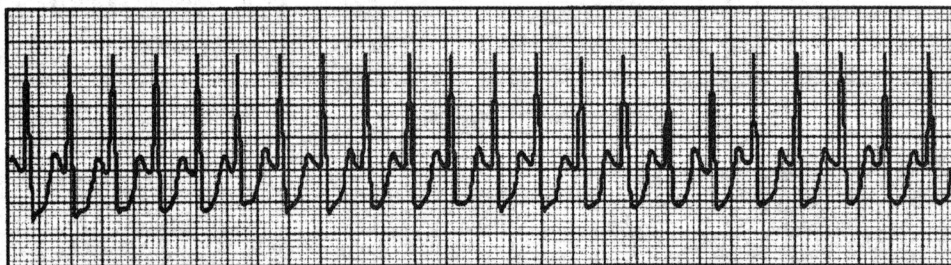

图 3－5　室上性心动过速

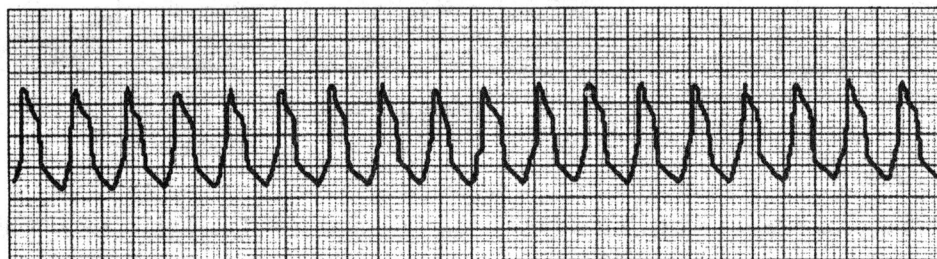

图 3－6　室性心动过速

（三）临床表现

1. 室上性心动过速临床表现特点　心率快而规则，常达 150～250/min。突发突止，持续数秒、数小时甚至数日不等。发作时患者可有心悸、胸闷、乏力、头晕、心绞痛，甚至发生心力衰竭、休克。症状轻重取决于发作时的心率及持续时间。

2. 室性心动过速临床表现特点　发作时临床症状轻重可因发作时心率、持续时间、原有心脏病变而各有不同。非持续性室性心动过速（发作持续时间少于 30s，能自行终止）患者，可无症状；持续性室性心动过速（发作持续时间长于 30s，不能自行终止）由于快速心率及心房、心室收缩不协调而致心排血量降低，血流动力学明显障碍，心肌缺血，可出现呼吸困难、心绞痛、血压下降、晕厥、少尿、休克甚至猝死。听诊心率增快 140～220/min，心律可有轻度不齐，第一心音强弱不一。

（四）治疗原则

1. 室上速治疗　发作时间短暂，可自行停止者，不需特殊治疗。

持续发作几分钟以上或原有心脏病患者应采取：①刺激迷走神经的方法：刺激咽部引起呕吐反射、Valsalva 动作（深吸气后屏气，再用力做呼气动作）、按压颈动脉窦、将面部浸没于冰水中等。②抗心律失常药物：首选维拉帕米，其他可选用艾司洛尔、普罗帕酮等药物。③对于并发心力衰竭的病患者，洋地黄可做首选药物，毛花苷 C 静脉注射。但其他患者洋地黄目前已少用。④应用升压药物：常用间羟胺、去甲肾上腺素等。

对于药物效果不好患者可采用食管心房起搏，效果不佳可采用同步直流电复律术。对于症状重、频繁发作、用药效果不好的患者，可应用经导管射频消融术进行治疗。

2. 室速治疗 无器质性心脏病患者非持续性室性心动过速，又无症状者，无需治疗。

持续性发作时治疗首选利多卡因静脉注射，首次剂量为 50～100mg，必要时 5～10min 后重复。发作控制后应继续用利多卡因静脉滴注维持 24～48h，维持量 1～4mg/min 防止复发。其他药物有普罗帕酮、索他洛尔、普鲁卡因胺、苯妥英钠、胺碘酮、溴苄铵等。

如应用药物无效，或患者已出现低血压、休克、心绞痛、充血性心力衰竭、脑血流灌注不足时，可用同步直流电复律。洋地黄中毒引起的室性心动过速，不宜应用电复律。

五、心房和心室扑动与颤动

当异位搏动的频率超过阵发性心动过速的范围时，形成的心律称为扑动或颤动。可分为心房扑动（简称房扑）、心房颤动（简称房颤）、心室扑动（简称室扑）、心室颤动（简称室颤）。房颤是仅次于期前收缩的常见心律失常，远比房扑多见，还是心力衰竭最常见的诱因之一。室扑、室颤是极危重的心律失常。

（一）房扑与房颤

心房内产生极快的冲动，心房内心肌纤维极不协调地乱颤，心房丧失有效的收缩，心排血量比窦性心律减少25%以上。

1. 病因 房扑、房颤病因基本相同，常发生于器质性心脏病患者，如风湿性心瓣膜病、冠心病、高血压性心脏病、甲状腺功能亢进、心力衰竭、心肌病等。也可发生于健康人情绪激动、手术后、急性酒精中毒、运动后。

2. 心电图特征 如下所述。

（1）房扑心电图特点：P 波消失，呈规律的锯齿状扑动波（F 波），心房率 250～350/min，F 波与 QRS 波群成某种固定的比例，最常见的比例为 2∶1 房室传导，心室率规则或不规则，取决于房室传导比例，QRS 波群形态一般正常，伴有室内差异性传导或原有束支传导阻滞者 QRS 波群可宽大变形（图 3-7）。

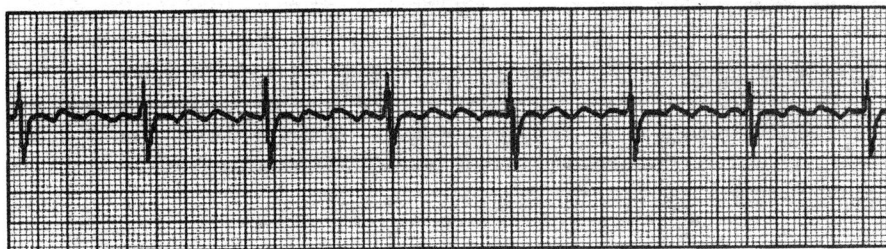

图 3-7 房扑

（2）房颤心电图特点：为窦性 P 波消失，代之以大小形态及规律不一的 f 波，频率 350～600/min，R-R 间隔完全不规则，心室率极不规则，通常在 100～160/min。QRS 波群形态一般正常，伴有室内差异性传导或原有束支传导阻滞者 QRS 波群可宽大变形（图 3-8）。

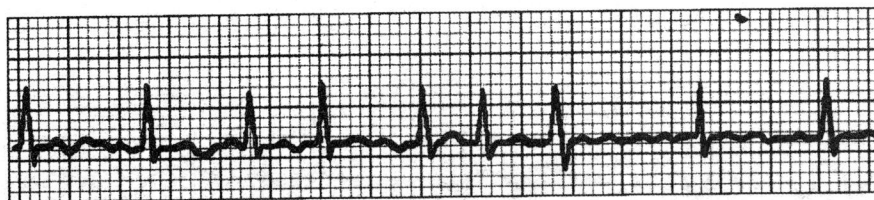

图 3-8 房颤

3. 临床表现 房扑与房颤的临床症状取决于心室率的快慢，如心室率不快者可无任何症状。房颤心室率小于 150/min，患者可有心悸、气促、心前区不适等症状，心室率极快者大于 150/min，可因心排血量降低而发生晕厥、急性肺水肿、心绞痛或休克。持久性房颤，易形成左心房附壁血栓，若脱落可引起动脉栓塞。

房颤心脏听诊第一心音强弱不一致，心律绝对不规则。脉搏表现为快慢不均、强弱不等，发生脉搏短绌现象。

房扑心室率如极快，可诱发心绞痛和心力衰竭。

4. 治疗原则　如下所述：

（1）房扑治疗：针对原发病进行治疗。应用同步直流电复律术转复房扑是最有效的方法。普罗帕酮、胺碘酮对转复、预防房扑复发有一定疗效。洋地黄类制剂是控制心室率首选药物，钙通道阻滞药对控制心室率亦有效。部分患者可行导管消融术治疗。

（2）房颤治疗：积极查出房颤的原发病及诱发原因，并给予相应的处理。急性期应首选电复律治疗。心室率不快，发作时间短暂者无需特殊治疗；如心率快，且发作时间长，可用洋地黄减慢心室率，维拉帕米、地尔硫草等药物终止房颤。对持续性房颤患者，如有恢复正常窦性心律指征时，可用同步直流电复律或药物复律。也可应用经导管射频消融进行治疗。

（二）室扑与室颤

心室内心肌纤维发生快而微弱的、不协调的乱颤，心室完全丧失射血能力，是最严重的心律失常，相当于心室停搏。

1. 病因　急性心肌梗死是最常见病因，洋地黄中毒、严重低血钾、心脏手术、电击伤以及胺碘酮、奎尼丁中毒等也可引起，是器质性心脏病和其他疾病危重患者临终前发生的心律失常。

2. 临床表现　室颤一旦发生，表现为迅速意识丧失、抽搐、发绀，继而呼吸停止，瞳孔散大甚至死亡。查体心音消失、脉搏触不到，血压测不到。

3. 心电图特征　如下所述：

（1）室扑心电图特征：QRS - T 波群消失，带之以相对规律均齐的快速大幅波动，频率为 150 ～ 300/min（图 3 - 9）。

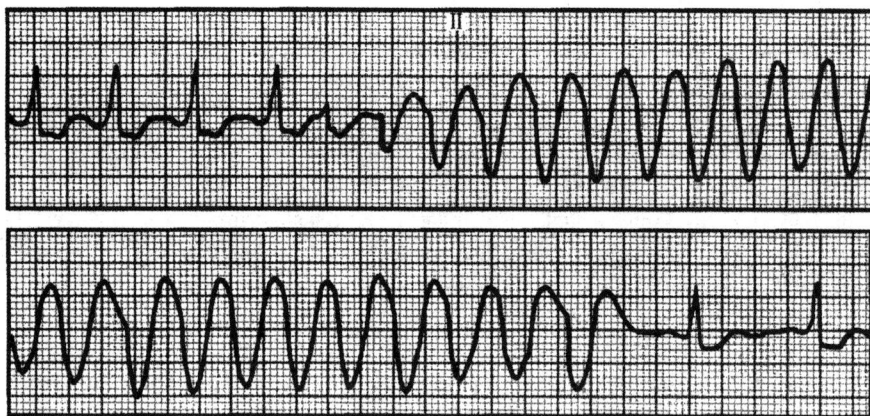

图 3 - 9　室扑

（2）室颤心电图特征：QRS 波群与 T 波消失，呈完全无规则的波浪状曲线，形状、频率、振幅高低各异（图 3 - 10）。

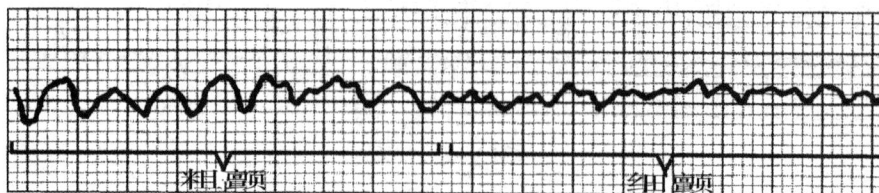

图 3 - 10　心室颤动

4. 治疗原则　室颤可致心脏停搏，一旦发生立即做非同步直流电除颤，同时胸外心脏按压及人工呼吸，保持呼吸道通畅，迅速建立静脉通路，给予复苏和抗心律失常药物等抢救措施。

六、房室传导阻滞

冲动从心房传至心室的过程中发生障碍，冲动传导延迟或不能传导，称为房室传导阻滞，按其阻滞的程度，分为三度：一度房室传导阻滞、二度房室传导阻滞，三度房室传导阻滞。一度、二度又称为不完全性房室传导阻滞，三度则为完全性房室传导阻滞，此时全部冲动均不能被传导。

（一）病因

多见于器质性心脏病，如冠心病、心肌炎、心肌病、高血压、心内膜炎、甲状腺功能低下等。另外，电解质紊乱、药物中毒、心脏手术等也是引发房室传导阻滞的病因。偶见正常人在迷走神经张力增高时可出现不完全性房室传导阻滞。

（二）临床表现

一度房室传导阻滞患者除有原发病的症状外，一般无其他症状。

二度房室传导阻滞又分为Ⅰ型和Ⅱ型，Ⅰ型又称文氏现象或莫氏Ⅰ型，二度Ⅰ型患者常有心悸和心搏脱落感，听诊第一心音强度逐渐减弱并有心搏；二度Ⅱ型又称莫氏Ⅱ型，患者心室率较慢时，可有心悸、头晕、气急、乏力等症状，脉律可不规则或慢而规则，但第一心音强度恒定。此型易发展为完全性房室传导阻滞。

三度房室传导阻滞的临床症状轻重取决于心室率的快慢，如患者心率 $30 \sim 50/min$，则出现心跳缓慢，脉率慢而规则，有心悸、头晕、乏力的感觉，出现晕厥、心绞痛、心力衰竭和脑供血不全等表现。当心率小于 $20/min$，可引起阿 – 斯综合征，甚至心跳暂停。

（三）心电图特征

一度房室传导阻滞 P – R 间隔大于 $0.20s$，无 QRS 波群脱落（图 3 –11）。

二度房室传导阻滞莫氏Ⅰ型（文氏现象）的特征为：PR 间期逐渐延长，直至 QRS 波群脱落；相邻的 R – R 间期逐渐缩短，直至 P 波后 QRS 波群脱落，之后 P – R 间期又恢复以前时限，如此周而复始；包含 QRS 波群脱落的 R – R 间期比两倍正常窦性 P – P 间期短；最常见的房室传导比例为 3：2 或 5：4（图 3 –12）。

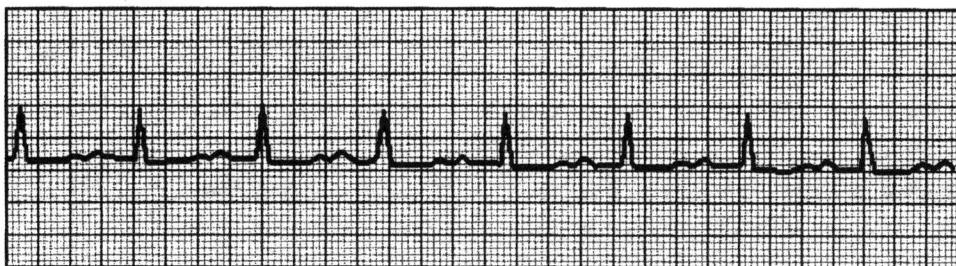

图 3 – 11　一度房室传导阻滞

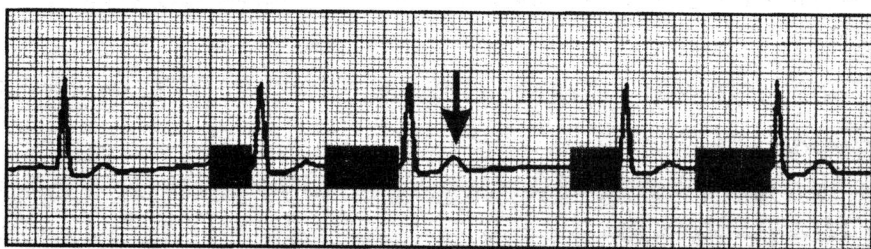

图 3 – 12　二度房室传导阻滞莫氏Ⅰ型

莫氏Ⅱ型的特征为 P – R 间期固定（正常或延长），有间歇性 P 波与 QRS 波群脱落，常呈 2：1 或 3：1 传导；QRS 波群形态多数正常（图 3 –13）。

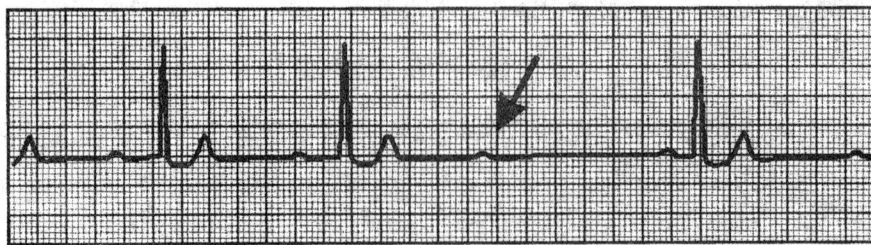

图 3 – 13　二度房室传导阻滞莫氏 II 型

三度房室传导阻滞，心房和心室独立活动，P 波与 QRS 波群完全脱离关系；P – P 距离和 R – R 距离各自相等；心室率慢于心房率；QRS 波群形态取决于阻滞部位（图 3 – 14）。

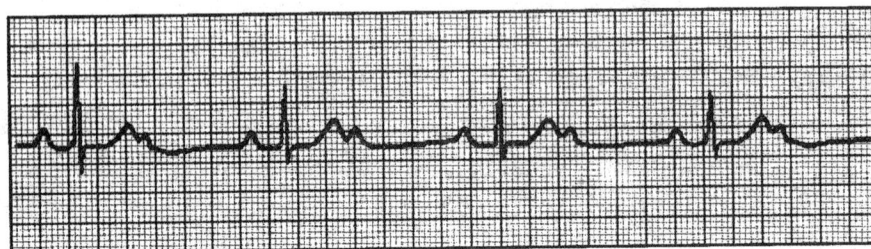

图 3 – 14　三度房室传导阻滞

（四）治疗原则

一度及二度 I 型房室传导阻滞如心室率不慢且无症状者，一般不需治疗。心室率小于 40/min 或症状明显者，可选用阿托品、异丙肾上腺素，提高心室率。但急性心肌梗死患者应慎用，因可导致严重室性心律失常。二度 II 型和三度房室传导阻滞，心室率缓慢，伴有血流动力学障碍，出现阿 – 斯综合征时，应立即按心脏停搏处理。对反复发作、曾有阿 – 斯综合征发作的患者，应及时安装临时或埋藏式心脏起搏器。

七、心律失常患者的护理措施

（一）休息与活动

影响心功能的心律失常患者应绝对卧床休息，以减少心肌耗氧量和对交感神经的刺激。协助做好生活护理，保持大便通畅，减少和避免任何不良刺激，以利身心休息。对于伴有呼吸困难、发绀等症状时，给予氧气吸入。

功能性和轻度器质性心律失常血流动力学改变不大的患者，应注意劳逸结合，避免感染，可维持正常工作和生活，积极参加体育运动，改善自主神经功能。

（二）心理护理

给予必要的解释和安慰，加强巡视，给予必要的生活护理，增加患者的安全感。

（三）饮食护理

给予低脂、易消化、营养饮食，不宜饱食，少量多餐，避免吸烟、酗酒、刺激性饮料和食物。

（四）病情观察

1. 观察生命体征　密切观察脉搏、呼吸、血压、心率、心律，以及神志、面色等变化，同时应注意患者的电解质及酸碱平衡情况变化。

2. 心电监护　严重心律失常患者应实行心电监护，注意有无引起猝死的危险征兆，如心律失常频发性、多源性、成联律、RonT 室性早搏、阵发性室上性心动过速、房颤、二度 II 型及三度房室传导阻滞等。如发现上述情况，立即报告医师进行处理，同时做好抢救，如吸氧、开放静脉通道、准备抗心律失常药物、除颤器、临时起搏器等。

（五）用药护理

1. 正确、准确使用抗心律失常药物　口服药应按时按量服用，静脉注射及静滴药物速度要严格按医嘱执行，用药过程及用药后要注意观察患者心律、心率、血压、脉搏、呼吸和意识，必要时行心电监测，判断疗效和有无不良反应。

2. 观察药物不良反应　利多卡因对心力衰竭、肝肾功能不全、酸中毒、老年患者，药物半衰期明显延长，应用时须注意减量。另外静脉注射利多卡因不可过快、过量，以免导致中枢神经系统毒性反应，如嗜睡、感觉异常、眩晕、视物模糊，甚至谵妄、昏迷等。还可以引起心血管系统不良反应，如传导阻滞、低血压、抽搐，甚至呼吸抑制和心脏停搏。

奎尼丁药物有较强的心脏毒性作用，使用前测血压、心率，用药期间应观察血压、心电图，如有明显血压下降、心率减慢或不规则，心电图示 Q－T 间期延长时，须暂停给药，并给予处理。

胺碘酮对心外毒性最严重的为肺纤维化，应严密观察患者的呼吸状态及早发现肺损伤的情况。

（六）健康指导

（1）向患者及家属讲明心律失常的病因、诱因和防治知识。

（2）注意休息，劳逸结合，防止增加心脏负担。无器质性心脏病的患者应积极参加体育运动，改善自主神经功能；器质性心脏病患者可根据心功能适当活动和休息。

（3）积极治疗原发病，避免诱因如发热、寒冷、睡眠不足等。

（4）按医嘱服用抗心律失常药物，不可自行增减和撤换药物，注意药物不良反应，如有不良反应及时就医。

（5）饮食应选择低脂、易消化、富营养，少量多餐。应避免吸烟、酗酒、饱食、刺激性饮食、含咖啡因饮料以免引起心律失常。

（6）教会患者及家属测量脉搏和心律的方法，每天至少 1 次，每次至少 1min。对于反复发生严重心律失常的患者家属，要教会其心肺复苏术以备急救。

（7）对于有晕厥史的患者要避免从事驾驶、高空作业等危险工作，当出现头晕、黑矇时，立即平卧，以免晕厥发作时摔倒。

（8）定期门诊随访，复查心电图。

（高海波）

第四节　心肌梗死

心肌梗死（myocardial infarction）是心肌缺血性坏死。为在冠状动脉病变基础上，发生冠状动脉供血急剧减少或中断，使相应的心肌严重而持久地急性缺血所致。

一、病因和发病机制

1. 病因　基本病因是冠状动脉粥样硬化（偶为冠状动脉痉挛、栓塞、炎症、先天性畸形、外伤、冠状动脉阻塞所致），造成管腔狭窄和心肌供血不足，而侧支循环尚未建立时，上述原因加重心肌缺血即可发生心肌梗死。在此基础上，一旦冠状动脉血供进一步急剧减少或中断 20～30min，使心肌严重而持久地急性缺血达 0.5h 以上，即可发生心肌梗死。

另心肌梗死发生严重心律失常、休克、心力衰竭，均可使冠状动脉血流量进一步下降，心肌坏死范围扩大。

2. 发病机制　冠状动脉病变：血管闭塞处于相应的心肌部位坏死。

二、临床表现

临床表现与梗死面积大小、梗死部位、侧支循环情况密切相关。

1. 先兆　多数患者于发病前数日可有前驱症状，如原有心绞痛近日发作频繁，程度加重，持续时间较久，休息或硝酸甘油不能缓解，甚至在休息中或睡眠中发作。表现为突发上腹部剧痛、恶心、呕吐、急性心力衰竭，或严重律失常。心电图检查可显示 ST 段一过性抬高或降低，T 波高大或明显倒置。

2. 症状　如下所述：

（1）疼痛：最早出现症状。少数患者可无疼痛，起病即表现休克或急性肺水肿。有些患者疼痛部位在上腹部，且伴有恶心、呕吐、易与胃穿孔、急性胰腺炎等急腹症相混淆。

（2）全身症状：发热、心动过速、白细胞增高、红细胞沉降率增快，由坏死物质吸收所引起。一般在疼痛 24~48h 出现，程度与梗死范围呈正相关，体温 38℃ 左右，很少超过 39℃，持续约 1 周。

（3）胃肠道症状：疼痛可伴恶心、呕吐、上腹胀痛，与迷走神经受坏死物质刺激和胃肠道组织灌注不足等有关。

（4）心律失常：75%~95% 的患者伴有心律失常，以 24h 内为最多见，以室性心律失常最多。

（5）休克：20% 患者，数小时至 1 周内发生，主要原因如下。①心肌遭受严重损害，左心室排血量急剧降低（心源性休克）。②剧烈胸痛引起神经反射性周围血管扩张。③因呕吐、大汗、摄入不足所致血容量不足。

（6）心力衰竭：主要是急性左侧心力衰竭。可在最初几天内发生，或在疼痛、休克好转阶段，为梗死后心脏舒缩力减弱或不协调所致。

急性心肌梗死引起的心力衰竭称为泵衰竭。按 Killip 分级法可分为：Ⅰ级：尚无明显心力衰竭；Ⅱ级：有左侧心力衰竭；Ⅲ级：有急性肺水肿；Ⅳ级：右心源性休克。

3. 体征　如下所述：

（1）心脏体征：心率多增快，第一心音减弱，出现第四心音。若心尖区出现收缩期杂音，多为乳头肌功能不全所致。反应性纤维心包炎者，有心包摩擦音。

（2）血压：均有不同程度的降低，起病前有高血压者，血压可降至正常。

（3）其他：可有心力衰竭、休克体征、心律失常有关的体征。

三、治疗原则

心肌梗死的救治原则为：①挽救濒死心肌，防止梗死扩大，缩小心肌缺血范围。②保护、维持心脏功能。③及时处理严重心律失常、泵衰竭及各种并发症。

（一）监护及一般治疗（momtoring and general care）

（1）休息：卧床休息 1 周，保持安静，必要时给予镇静药。

（2）吸氧：持续吸氧 2~3d，有并发症者须延长吸氧时间。

（3）监测：在 CCU 进行 ECG、血压、呼吸、监测 5~7d。

（4）限制活动：无并发症者，根据病情制定活动计划，详见护理部分。

（5）进食易消化食物，不宜过饱，可少量多餐；保持大便通畅，必要时给予缓泻药。

（二）解除疼痛（relief of pain）

尽快止痛，可应用强力止痛药。

（1）哌替啶（度冷丁）50~100mg 紧急肌内注射。

（2）吗啡 5~10mg 皮下注射，必要时 1~2h 后再注射一次以后每 4~6h 可重复应用，注意呼吸抑制作用。

（3）轻者：可待因 0.03~0.06g 口服或罂粟碱 0.03~0.06g 肌内注射或口服。

（4）试用硝酸甘油 0.3mg，异山梨酯 5~10mg 舌下含用或静脉滴注，注意心率增快，Bp 下降等不良反应。

（5）顽固者，人工冬眠疗法。

（三）再灌注心肌（myocardial reperfusion）

意义：再通疗法是目前治疗 AMI 的积极治疗措施，在起病 3~6h 内，使闭塞的冠状动脉再通，心肌得到再灌注，挽救濒死的心肌，以缩小梗死范围，改善预后。

适应证：再通疗法只适于透壁心肌梗死，所以心电图上必须要有 2 个或 2 个以上相邻导联 ST 段抬高大于 0.1mV，方可进行再通治疗。心肌梗死发病后 6h 内再通疗法是最理想的；发病 6～12h ST 段抬高的 AMI。

方法：溶栓疗法，紧急施行 PTCA，随后再安置支架。

1. 溶栓疗法（thrombolysis）　如下所述：

（1）溶栓的药物：尿激酶、链激酶、重组组织型纤维蛋白溶酶原激活药（rt－PA）等。

（2）注意事项：①溶栓期间进行严密心电监护，及时发现并处理再灌注心律失常。溶栓 3h 内心律失常发生率最高，84% 心律失常发生在溶栓 4h 之内。前壁心肌梗死时，心律失常多为室性心律失常，如频发室性期前收缩，加速室性自主心律、室性心动过速、心室颤动等；下壁梗死时，心律失常多发生窦性心动过缓、房室传导阻滞。②血压监测，低血压是急性心梗的常见症状，可由于心肌大面积梗死、心肌收缩力明显降低、心排血量减少所至，但也可能与血容量不足、再灌注性损伤、血管扩张药及并发出血等有关。一般低血压在急性心肌梗死后 4h 最明显。对单纯的低血压状态，应加强对血压的监测。在溶栓进行的 30min 内，10min 测量 1 次血压；溶栓结束后 3h 内，30min 测量 1 次；之后 1h 测量 1 次；血压平稳后根据病情延长测量时间。③用药期间注意出血倾向，在溶栓期间应严密观察患者有无皮肤黏膜出血、尿血、便血及颅内出血（观察瞳孔意识），输液穿刺部位有无瘀斑、瘀斑、牙龈出血等。溶栓后 3d 内每天检查 1 次尿常规、大便隐血和出凝血时间，溶栓次日复查血小板，应尽早发现出血性并发症，早期采取有效的治疗措施。

（3）不宜溶栓的情况：①年龄大于 70 岁。②ST 段抬高，时间大于 24h。③就诊时严重高血压（大于 180/110mmHg）。④仅有 ST 段压低（如非 Q 心梗，心内膜下心梗）及不稳定性心绞痛。⑤有出血倾向、外伤、活动性溃疡病、糖尿病视网膜病变、脑出血史及 6 个月内缺血性脑卒中史，夹层动脉瘤，半个月内手术等。

（4）判断再通指标

第一：冠状动脉造影直接判断。

第二：临床间接判断血栓溶解（再通）指标：①ECG 抬高的 ST 段于 2h 内回降大于 50%。②胸痛 2h 内基本消失。③2h 内出现再灌注性心律失常。④血清 CK－MB 酶峰值提前出现（14h 内）。

2. 经皮冠状动脉腔内成形术　如下所述：

（1）补救性 PTCA：经溶栓治疗，冠状动脉再通后又再堵塞，或再通后仍有重度狭窄者，如无出血禁忌，可紧急施行 PTCA，随后再安置支架。预防再梗和再发心绞痛。

（2）直接 PTCA：不进行溶栓治疗，直接进行 PTCA 作为冠状动脉再通的手段，其目的在于挽救心肌。

适应证：①对有溶栓禁忌或不适宜溶栓治疗的患者，以及对升压药无反应的心源性休克患者应首选直接 PTCA。②对有溶栓禁忌证的高危患者，如年龄大于 70 岁、既往有 AMI 史、广泛前壁心肌梗死以及收缩压小于 100mmHg、心率大于 100/min 或 Killip 分级大于 I 级的患者若有条件最好选择直接 PTCA。

（四）控制休克

最好根据血流动力学监测结果用药。

1. 补充血容量　估计血容量不足，中心静脉压下降者，用低分子右旋糖酐、10% GS 500ml 或 0.9% NS 500ml 静脉滴入。输液后中心静脉压大于 18cmH_2O（1.764kPa），则停止补充血容量。

2. 应用升压药　补充血容量后血压仍不升，而心排血量正常时，提示周围血管张力不足，此时可用升压药物。多巴胺或间羟胺微泵静脉使用，两者亦可合用。亦可选用多巴酚丁胺。

3. 应用血管扩张药　经上述处理后血压仍不升，周围血管收缩致四肢厥冷时可使用硝酸甘油。

4. 其他措施　纠正酸中毒，保护肾功能，避免脑缺血，必要时应用糖皮质激素和洋地黄制剂。

5. 主动脉内球囊反搏术　上述治疗无效时可考虑应用 IABP，在 IABP 辅助循环下行冠脉造影，随即行 PTCA、CABG。

（五）治疗心力衰竭

主要治疗左侧心力衰竭，见心力衰竭急性左侧心力衰竭的急救。

（六）其他治疗

有助于挽救濒死心肌，防止梗死扩大，缩小缺血范围，根据患者具体情况选用。

1. β受体阻滞药、钙通道阻滞药，ACE 抑制药的使用　改善心肌重构，防止梗死范围扩大改善预后。

2. 抗凝疗法　口服阿司匹林等药物。

3. 极化液疗法　有利于心脏收缩，减少心律失常，有利 ST 段恢复。极化液具体配置 10% KCl 15ml + 胰岛素 8U + 10% GS 500ml。

4. 促进心肌代谢药物　维生素 C、维生素 B_6、1，6 – 二磷酸果糖、辅酶 Q_{10} 等。

5. 右旋糖酐 40 或羟乙基淀粉　降低血黏度，改善微循环。

（七）并发症的处理

1. 栓塞　溶栓或抗凝治疗。

2. 心脏破裂　乳头肌断裂、VSD 者手术治疗。

3. 室壁瘤　影响心功能或引起严重心律失常者手术治疗。

4. 心肌梗死后综合征　可用糖皮质激素、阿司匹林、吲哚美辛等。

（八）右室心肌梗死的处理

表现为右侧心力衰竭伴低血压者治疗以扩容为主，维持血压治疗，不宜用利尿药。

四、常见护理问题

（一）疼痛

1. 相关因素　与心肌急剧缺血、缺氧有关。

2. 主要表现　胸骨后剧烈疼痛，伴烦躁不安、出汗、恐惧或有濒死感。

3. 护理措施　如下所述：

（1）绝对卧床休息（包括精神和体力）：休息即为最好的疗法之一，病情稳定无特殊不适，且在急性期均应绝对卧床休息，严禁探视，避免精神紧张，一切活动包括翻身、进食、洗脸、大小便等均应在医护人员协助下进行，避免生扯硬拽现象。如果患者焦虑、抑郁情绪严重并有睡眠障碍等表现时，应根据病情选择没有禁忌的镇静药物，如哌替啶等。

（2）做好氧疗管理：心肌梗死时由于持续的心肌缺血缺氧，代谢物积聚或产生多肽类致痛物等，刺激神经末梢，经神经传导至大脑产生痛觉，而疼痛使患者烦躁不安、情绪恶化，加重心肌缺氧，影响治疗效果。若胸闷、疼痛剧烈或症状不缓解、持续时间长，氧流量可控制在 5~6L/min，待症状消失后改为 3~4L/min，一般不少于 72h，5d 后可根据情况间断给氧。

（3）患者的心理管理：疾病给患者带来胸闷、疼痛等压抑的感觉，再加上环境的生疏，可使患者恐惧、紧张不安，而这又导致交感神经兴奋引起血压升高，心肌耗氧量增加，诱发心律失常，加重心肌缺血坏死，因此，我们应了解患者的职业、文化、经济、家庭情况及发病的诱因，关心体贴患者，消除紧张恐惧心理，让患者树立战胜疾病的信心，使患者处于一个最佳心理状态。

（二）恐惧

1. 相关因素　可与下列因素有关。①胸闷不适、胸痛、濒死感。②因病房病友病重或死亡。③病室环境陌生/监护、抢救设备。

2. 主要表现　心情紧张、烦躁不安。

3. 护理措施　如下所述：

（1）消除患者紧张与恐惧心理：救治过程中要始终关心体贴，态度和蔼，鼓励患者表达自己的感受，安慰患者，使之尽快适应环境，进入患者角色。

（2）了解患者的思想状况，向患者讲清情绪与疾病的关系，使患者明白紧张的情绪会加重病情，使病情恶化。劝慰患者消除紧张情绪，使患者处于接受治疗的最佳心理状态。

（3）向患者介绍救治心梗的特效药及先进仪器设备，肯定效果与作用，使患者得到精神上的安慰和对医护人员的信任。在治疗护理过程中做到忙而不乱，紧张而有序，迅速而准确。

（4）给患者讲解抢救成功的例子，使其树立战胜疾病的信心。

（5）针对心理反应进行耐心解释，真诚坦率地为其排忧解难，做好生活护理，给他们创造一个安静、舒适、安全、整洁的休息环境。

（三）自理缺陷

1. 相关因素　与治疗性活动受限有关。

2. 主要表现　日常生活不能自理。

3. 护理措施　如下所述：

（1）心肌梗死急性期卧床期间协助患者洗漱进食、大小便及个人卫生等生活护理。

（2）将患者经常使用的物品放在易拿取的地方，以减少患者拿东西时的体力消耗。

（3）将呼叫器放在患者手边，听到铃响立即给予答复。

（4）提供患者有关疾病治疗及预后的确切消息，强调正面效果，以增加患者自我照顾的能力和信心，并向患者说明健康程序，不要允许患者延长卧床休息时间。

（5）在患者活动耐力范围内，鼓励患者从事部分生活自理活动和运动，以增加患者的自我价值感。

（6）让患者有足够的时间，缓慢地进行自理活动或者在活动过程中提供多次短暂的休息时间；或者给予较多的协助，以避免患者过度劳累。

（四）便秘

1. 相关因素　与长期卧床、不习惯床上排便、进食量减少有关。

2. 主要表现　大便干结，超过 2d 未排大便。

3. 护理措施　如下所述：

（1）合理饮食：提醒患者饮食要节制，要选择清淡易消化、产气少、无刺激的食物。进食速度不宜过快、少食多餐。

（2）遵医嘱给予大便软化药或缓泻药。

（3）鼓励患者定时排便，安置患者于舒适体位排便。

（4）不习惯于床上排便的患者，应向其讲明病情及需要在床上排便的理由并用屏风遮挡。

（5）告知病患者排便时不要太用力，可用手掌在腹部按乙状结肠走行方向做环形按摩。

（五）潜在并发症：心力衰竭

1. 相关因素　与梗死面积过大、心肌收缩力减弱有关。

2. 主要表现　咳嗽、气短、心悸、发绀，严重者出现肺水肿表现。

3. 护理措施　如下所述：

（1）避免诱发心力衰竭的因素：上感、劳累、情绪激动、感染，不适当的活动。

（2）若突然出现急性左侧心力衰竭，应立即采取急救。

（六）潜在并发症：心源性休克

1. 相关因素　心肌梗死、心排血量减少。

2. 主要表现　血压下降，面色苍白、皮肤湿冷、脉细速、尿少。

3. 护理措施　如下所述：

（1）严密观察神志、意识、血压、脉搏、呼吸、尿量等情况并做好记录。

（2）观察患者末梢循环情况，如皮肤温度、湿度、色泽。

（3）注意保暖。

（4）保持输液通畅，并根据心率、血压、呼吸及用药情况随时调整滴速。

（七）潜在并发症：心律失常

1. 相关因素　与心肌缺血、缺氧、电解质失衡有关。

2. 主要表现　室性期前收缩、快速型心律失常、缓慢型心律失常。

3. 护理措施　如下所述：

（1）给予心电监护，监测患者心律、心率、血压、脉搏、呼吸及心电图改变，并做好记录。

（2）嘱患者尽量避免诱发心律失常的因素，如情绪激动、烟酒、浓茶、咖啡等。

（3）向患者说明心律失常的临床表现及感受，若出现心悸、胸闷、胸痛、心前区不适等症状，应及时告诉医护人员。

（4）遵医嘱应用抗心律失常药物，并观察药物疗效及不良反应。

（5）备好各种抢救药物和仪器：如除颤器、起搏器，抗心律失常药及复苏药。

五、健康教育

（一）心理指导

本病起病急，症状明显，患者因剧烈疼痛而有濒死感，又因担心病情及疾病预后而产生焦虑、紧张等情绪，护士应陪伴在患者身旁，允许患者表达出对死亡的恐惧如呻吟、易怒等，用亲切的态度回答患者提出的问题。解释先进的治疗方法及监护设备的作用。

（二）饮食指导

急性心梗 2~3d 时以流质为主，每天总热能 500~800kcal；控制液体量，减轻心脏负担，口服液体量应控制在 1 000ml/d；用低脂、低胆固醇、低盐、适量蛋白质、高食物纤维饮食，脂肪限制在 40g/d 以内，胆固醇应小于 300mg/d；选择容易消化吸收的食物，不宜过热过冷，保持大便通畅，排便时不可用力过猛；病情稳定 3d 后可逐渐改半流质、低脂饮食，总热能 1 000kcal/d 左右。避免食用辛辣或发酵食物，减少便秘和腹胀。康复期低糖、低胆固醇饮食，多吃富含维生素和钾的食物，伴有高血压病或心力衰竭者应限制钠盐摄入量。

在食物选择方面，心梗急性期主食可用藕粉、米汤、菜水、去油过筛肉汤、淡茶水、红枣泥汤；选低胆固醇及有降脂作用的食物，可食用的有鱼类、鸡蛋清、瘦肉末、嫩碎蔬菜及水果，降脂食物有山楂、香菇、大蒜、洋葱、海鱼、绿豆等。病情好转后改为半流质，可食用浓米汤、厚藕粉、枣泥汤、去油肉绒、鸡绒汤、薄面糊等。病情稳定后，可逐渐增加或进软食，如面条、面片、馄饨、面包、米粉、粥等。恢复期饮食治疗按冠心病饮食治疗。

禁忌食物：凡胀气、刺激性流质不宜吃，如豆浆、牛奶、浓茶、咖啡等；忌烟酒及刺激性食物和调味品，限制食盐和味精用量。

（三）作息指导

保证睡眠时间，2 次活动间要有充分的休息。急性期后 1~3d 应绝对卧床，第 4~6d 可在床上做上下肢被动运动。1 周后，无并发症的患者可床上坐起活动。每天 3~5 次，每次 20min，动作宜慢。有并发症者，卧床时间延长。第 2 周起开始床边站立→床旁活动→室内活动→完成个人卫生。根据患者对运动的反应，逐渐增加活动量。第 2 周后室外走廊行走，第 3~4 周试着上下 1 层楼梯。

（四）用药指导

常见治疗及用药观察如下：

1. 止痛　使用吗啡或哌替啶止痛，配合观察镇静止痛的效果及有无呼吸抑制，脉搏加快。

2. 溶栓治疗　溶栓过程中应配合监测心率、心律、呼吸、血压，注意胸痛情况和皮肤、牙龈、呕吐物及尿液有无出血现象，发现异常应及时报告医护人员，及时处理。

3. 硝酸酯类药　配合用药时间及用药剂量，使用过程中要注意观察疼痛有无缓解，有无头晕、头痛、血压下降等不良反应。

4. 抑制血小板聚集药物　药物宜餐后服。用药期间注意有无胃部不适，有无皮下、牙龈出血，定期检查血小板数量。

（五）行为指导

1）大便干结时忌用力排便，应用开塞露塞肛或服用缓泻药如口服酚酞等方法保持大便通畅。

2）接受氧气吸入时，要保证氧气吸入的有效浓度以达到改善缺氧状态的效果，同时注意用氧安全，避免明火。

3）病情未稳定时忌随意增加活动量，以免加重心脏负担，诱发或加重心肌梗死。

4）在输液过程中，应遵循医护人员控制的静脉滴注速度，切忌随意加快输液速度。

5）当患者严重气急，大汗，端坐呼吸，应取坐位或半坐卧位，两腿下垂，有条件者立即吸氧。并应注意用氧的安全。

6）当患者出现心脏骤停时，应积极处理。

7）指导患者3个月后性生活技巧

1）选择一天中休息最充分的时刻行房事（早晨最好）。避免温度过高或过低时，避免饭后或酒后进行房事。

2）如需要，可在性生活时吸氧。

3）如果出现胸部不舒适或呼吸困难，应立即终止。

（六）病情观察指导

注意观察胸痛的性质、部位、程度、持续时间，有无向他处放射；配合监测体温、心率、心律、呼吸及血压及电解质情况，以便及时处理。

（七）出院指导

（1）养成良好的生活方式，生活规律，作息定时，保证充足的睡眠。病情稳定无并发症的急性心肌梗死，6周后可每天步行、打太极拳。8～12周可骑车、洗衣等。3～6个月后可部分或完全恢复工作。但不应继续从事重体力劳动、驾驶员、高空作业或工作量过大。

（2）注意保暖，适当添加衣服。

（3）饮食宜清淡，避免饱餐，忌烟酒及减肥，防止便秘。

（4）坚持按医嘱服药，随身备硝酸甘油，有多种剂型的药物，如片剂、喷雾剂，定期复诊。

（5）心肌梗死最初3个月内不适宜坐飞机及单独外出，原则上不过性生活。

（高海波）

第四章

消化内科疾病护理

第一节　消化系统疾病常见症状体征的护理

一、恶心与呕吐

恶心（nausea）为上腹部不适、紧迫欲吐的感觉，可伴有迷走神经兴奋的症状，如皮肤苍白、出汗、流涎、血压降低及心动过缓等；呕吐（vomit）是通过胃的强烈收缩迫使胃或部分小肠的内容物经食管、口腔而排出体外的现象。二者均为复杂的反射动作，可单独发生，但多数患者先有恶心，继而呕吐。

引起恶心与呕吐的消化系统常见疾病有：①胃癌、胃炎、消化性溃疡并发幽门梗阻。②肝、胆囊、胆管、胰腺、腹膜的急性炎症。③胃肠功能紊乱引起的功能性呕吐。④肠梗阻。⑤消化系统以外的疾病也可引起呕吐，如脑部疾病（脑出血、脑炎、脑部肿瘤等）、前庭神经病变（梅尼埃病等）、代谢性疾病（甲亢、尿毒症等）。

（一）护理评估

1. 病史　恶心与呕吐发生的时间、频度、原因或诱因，与进食的关系；呕吐的特点及呕吐物的性质、量；呕吐伴随的症状，如是否伴有腹痛、腹泻、发热、头痛、眩晕等。呕吐出现的时间、频度、呕吐物的量与性状因病种而异。上消化道出血时呕吐物呈咖啡色甚至鲜红色；消化性溃疡并发幽门梗阻时呕吐常在餐后发生，呕吐量大，呕吐物含酸性发酵宿食；低位肠梗阻时呕吐物带粪臭味；急性胰腺炎可出现频繁剧烈的呕吐，吐出胃内容物甚至胆汁。呕吐频繁且量大者可引起水、电解质紊乱、代谢性碱中毒。长期呕吐伴厌食者可致营养不良。

2. 身体评估　患者的生命体征、神志、营养状况，有无失水表现。有无腹胀、腹肌紧张，有无压痛、反跳痛及其部位、程度，肠鸣音是否正常。

3. 心理 – 社会资料　长期反复恶心与呕吐，常使患者烦躁、不安，甚至焦虑和恐惧，而不良的心理反应，又可使症状加重。应注意评估患者的精神状态，有无疲乏无力，有无焦虑、抑郁及其程度，呕吐是否与精神因素有关等。

4. 辅助检查　必要时作呕吐物毒物分析或细菌培养等检查，呕吐物量大者注意有无水、电解质代谢和酸碱平衡失调。

（二）常见护理诊断及医护合作性问题

1. 有体液不足的危险　与大量呕吐导致失水有关。
2. 活动无耐力　与频繁呕吐导致失水、电解质丢失有关。
3. 焦虑　与频繁呕吐、不能进食有关。

（三）护理目标

患者生命体征在正常范围内，不发生水、电解质代谢和酸碱平衡失调；呕吐减轻或停止，逐步恢复进食，活动耐力恢复或有所改善；焦虑程度减轻。

（四）护理措施

1. **体液不足的危险** 如下所述：

（1）监测生命体征：定时测量和记录生命体征直至稳定。血容量不足时可发生心动过速、呼吸急促、血压降低，特别是直立性低血压。持续性呕吐致大量胃液丢失，发生代谢性碱中毒时，患者呼吸可浅、慢。

（2）观察患者有无失水征象：准确测量和记录每日的出入量、尿比重、体重。依失水程度不同，患者可出现软弱无力、口渴、皮肤黏膜干燥、弹性减低，尿量减少、尿比重增高，并可有烦躁、神志不清以至昏迷等表现。

（3）严密观察患者呕吐：观察患者呕吐的特点，记录呕吐的次数，呕吐物的性质和量、颜色、气味。动态观察实验室检查结果，例如血清电解质、酸碱平衡状态。

（4）积极补充水分和电解质：剧烈呕吐不能进食或严重水、电解质失衡时，主要通过静脉输液给予纠正。口服补液时，应少量多次饮用，以免引起恶心、呕吐。如口服补液未能达到所需补液量时，仍需静脉输液以恢复和保持机体的液体平衡状态。

2. **活动无耐力** 协助患者活动，患者呕吐时应帮助其坐起或侧卧，头偏向一侧，以免误吸。吐毕给予漱口，更换污染衣物被褥，开窗通风以去除异味。告诉患者突然起身可能出现头晕、心悸等不适。故坐起时应动作缓慢，以免发生直立性低血压。及时遵医嘱应用制吐药及其他治疗，促使患者逐步恢复正常饮食和体力。

3. **焦虑** 如下所述：

1）评估患者的心理状态：关心患者，通过与患者及家属交流，了解其心理状态。

2）缓解患者焦虑：耐心解答患者及家属提出的问题，向患者解释精神紧张不利于呕吐的缓解，特别是有的呕吐与精神因素有关，紧张、焦虑还会影响食欲和消化功能，而治病的信心及情绪稳定则有利于症状的缓解。

3）指导患者减轻焦虑的方法：常用深呼吸、转移注意力等放松技术，减少呕吐的发生。

（1）深呼吸法：用鼻吸气，然后张口慢慢呼气，反复进行。

（2）转移注意力：通过与患者交谈，或倾听轻快的音乐，或阅读喜爱的文章等方法转移患者注意力。

（五）护理评价

患者生命体征稳定在正常范围，无口渴、尿少、皮肤干燥、弹性减退等失水表现，血生化指标正常；呕吐及其引起的不适减轻或消失，逐步耐受及增加进食量；活动耐量增加，活动后无头晕、心悸、气促或直立性低血压出现；能认识自己的焦虑状态并运用适当的应对技术。

二、腹痛

腹痛（abdominal pain）在临床上一般按起病急缓、病程长短分为急性与慢性腹痛。急性腹痛多由腹腔器官急性炎症、空腔脏器阻塞或扩张、腹膜炎症、腹腔内血管阻塞等引起；慢性腹痛的原因常为腹腔脏器的慢性炎症、空腔脏器的张力变化、胃、十二指肠溃疡、腹腔脏器的扭转或梗阻、脏器包膜的牵张等。此外，某些全身性疾病、泌尿生殖系统疾病、腹外脏器疾病如急性心肌梗死和下叶肺炎等亦可引起腹痛。

（一）护理评估

1. **病史** 腹痛发生的原因或诱因，腹痛的部位、性质和程度；腹痛的时间，特别是与进食、活动、体位的关系；腹痛发生时的伴随症状，有无恶心与呕吐、腹泻、发热等；有无缓解的方法。

腹痛可表现为隐痛、钝痛、灼痛、胀痛、刀割样痛、钻痛或绞痛等，可为持续性或阵发性疼痛，其部位、性质和程度常与疾病有关。如胃、十二指肠疾病引起的腹痛多为中上腹部隐痛、灼痛或不适感，伴厌食、恶心、呕吐、嗳气、反酸等。小肠疾病疼痛多在脐部或脐周,并有腹泻、腹胀等表现。大肠病变所致的腹痛为下腹部一侧或双侧疼痛。急性胰腺炎常出现上腹部剧烈疼痛,为持续性钝痛、钻痛或绞痛,并向腰背部呈带状放射。急性腹膜炎时疼痛弥漫全腹,腹肌紧张,有压痛、反跳痛。

2. 身体评估　患者的生命体征、神态、神志、营养状况。有无腹胀、腹肌紧张、压痛、反跳痛及其部位、程度、肠鸣音是否正常。

3. 心理－社会资料　疼痛可使患者精神紧张及焦虑,而紧张、焦虑又可加重疼痛,因此,应注意评估患者有无因疼痛或其他因素而产生的精神紧张、焦虑不安等。

4. 辅助检查　根据病种不同行相应的实验室检查,必要时需做 X 线钡餐检查、消化道内镜检查等。

(二)常见护理诊断及医护合作性问题

腹痛　与胃肠道炎症、溃疡、肿瘤有关。

(三)护理目标

患者的疼痛逐渐减轻或消失。

(四)护理措施

1. 疼痛监测　严密观察患者腹痛的部位、性质及程度,如果疼痛性质突然发生改变,且经一般对症处理疼痛不仅不能减轻,反而加重,需警惕某些并发症的出现,如溃疡穿孔、弥漫性腹膜炎等。应立即请医师进行必要的检查,严禁随意使用镇痛药物,以免掩盖症状,延误病情。

2. 教会患者非药物性缓解疼痛的方法　对疼痛,特别是有慢性疼痛的患者,采用非药物性止痛方法,可减轻其焦虑、紧张,提高其疼痛阈值和对疼痛的控制感。常用方法包括:①指导式想象:利用一个人对某特定事物的想象而达到特定正向效果,如回忆一些有趣的往事可转移注意力,从而减轻疼痛。②局部热疗法:除急腹症外,对疼痛局部可应用热水袋进行热敷,从而解除痉挛而达到止痛效果。③气功疗法:指导患者通过自我意识,集中注意力,使全身各部分肌肉放松,进而增强对疼痛的耐受力。④其他:指导患者应用深呼吸法和转移注意力有助于其减轻疼痛。

3. 针灸止痛　根据不同疾病,不同疼痛部位采取不同穴位针疗。

4. 药物止痛　镇痛药物的种类甚多,应根据病情,疼痛性质和程度选择性给药。癌性疼痛应遵循按需给药的原则有效控制患者的疼痛。疼痛缓解或消失后及时停药,防止药物不良反应及患者对药物的耐药性和成瘾性。急性剧烈腹痛诊断未明时,不可随意使用镇痛药物,以免掩盖症状,延误病情。

(五)护理评价

患者疼痛减轻或消失。

三、腹泻

腹泻(diarrhea)是指排便的次数多于平日习惯的频率,粪质稀薄。腹泻多由于肠道疾病引起,其他原因有药物、全身性疾病、过敏和心理因素等。发生机制为肠蠕动亢进、肠分泌增多或吸收障碍。

(一)护理评估

1. 病史　腹泻发生的时间、起病原因或诱因、病程长短;粪便的性状、次数和量、气味和颜色;有无腹痛及疼痛的部位,有无里急后重、恶心与呕吐、发热等伴随症状;有无口渴、疲乏无力等失水表现。

2. 身体评估　急性严重腹泻时,应注意评估患者的生命体征、神志、尿量、皮肤弹性等,注意患者有无水、电解质紊乱、酸碱失衡、血容量减少。慢性腹泻时应注意患者的营养状况,有无消瘦、贫血的体征。评估患者有无腹胀、腹部包块、压痛,肠鸣音有无异常。有无因排便频繁及粪便刺激,引起肛周皮肤糜烂。

小肠病变引起的腹泻粪便呈糊状或水样,可含有未完全消化的食物成分,大量水泻易导致脱水和电解质丢失,部分慢性腹泻患者可发生营养不良。大肠病变引起的腹泻粪便可含脓、血、黏液,病变累及直肠时可出现里急后重。

3. 心理－社会资料 频繁腹泻常影响患者正常的工作和社会活动，使患者产生自卑心理。应注意评估患者有无自卑、忧虑、紧张等心理反应，患者的腹泻是否与其心理精神反应有关。

4. 辅助检查 正确采集新鲜粪便标本作显微镜检查，必要时做细菌学检查。急性腹泻者注意监测血清电解质、酸碱平衡状况。

（二）常见护理诊断及医护合作性问题

1. 腹泻 与肠道疾病或全身性疾病有关。

2. 营养失调：低于机体需要量 与严重腹泻导致水、电解质紊乱有关。

3. 有体液不足的危险 与大量腹泻引起失水有关。

（三）护理目标

患者的腹泻及其不适减轻或消失，能保证机体所需水分、电解质和营养素的摄入，生命体征、尿量、血生化指标在正常范围。

（四）护理措施

1. 腹泻 如下所述：

（1）病情监测：包括排便情况、伴随症状、全身情况及血生化指标的监测。

（2）饮食选择：饮食以少渣、易消化食物为主，避免生冷、多纤维、味道浓烈的刺激性食物。急性腹泻应根据病情和医嘱，给予禁食、流质、半流质或软食。

（3）指导患者活动和减轻腹泻：急性起病，全身症状明显的患者应卧床休息，注意腹部保暖。可用暖水袋腹部热敷，以减弱肠道运动，减少排便次数，并有利于减轻腹痛等症状。慢性、轻症者可适当活动。

（4）加强肛周皮肤的护理：排便频繁时，因粪便的刺激，可使肛周皮肤损伤，引起糜烂及感染。排便后应用温水清洗肛周，保持清洁干燥，涂无菌凡士林或抗生素软膏以保护肛周皮肤，促进损伤处愈合。

（5）心理护理：慢性腹泻治疗效果不明显时，患者往往对预后感到担忧，纤维结肠内镜等检查有一定痛苦，某些腹泻如肠易激综合征与精神因素有关，故应注意患者心理状况的评估和护理，通过解释、鼓励来提高患者配合检查和治疗的认识，稳定患者情绪。

2. 营养失调 如下所述：

（1）饮食护理：可经口服者，注意饮食选择，以少渣、易消化食物为主，避免生冷、多纤维、味道浓烈的刺激性食物。严重腹泻，伴恶心与呕吐者，积极静脉补充营养。注意输液速度的调节。因老年人易因腹泻发生脱水，也易因输液速度过快引起循环衰竭，故尤应及时补液，并注意输液速度。

（2）营养评价：观察并记录患者每日进餐次数、量、品种，以了解其摄入营养能否满足机体需要。定期测量体重，监测有关营养指标的变化，如血红蛋白浓度、人血白蛋白等。

3. 有体液不足的危险 动态观察患者的液体平衡状态，按医嘱补充水分和电解质。具体措施见本节恶心与呕吐的相关护理措施。

（五）护理评价

患者的腹泻及其伴随症状减轻或消失；机体获得足够的热量、水、电解质和各种营养物质，营养状态改善；生命体征正常，无失水、电解质紊乱的表现。

（吴芳甜）

第二节 急性胃炎

一、概述

急性胃炎指由各种原因引起的急性胃黏膜炎症，其病变可以仅局限于胃底、胃体、胃窦的任何一部分，病变深度大多局限于黏膜层，严重时则可累及黏膜下层、肌层，甚至达浆膜层。临床表现多种多样，可以有上腹痛、恶心、呕吐、上腹不适、呕血、黑粪，也可无症状，而仅有胃镜下表现。急性胃炎的病因虽然多样，但各种类型在临床表现、病变的发展规律和临床诊治等方面有一些共性。大多数患者，通过及时诊治能很快痊愈，但也有部分患者其病变可以长期存在并转化为慢性胃炎。

二、护理评估

（一）健康史

评估患者既往有无胃病史，有无服用对胃有刺激的药物，如阿司匹林、保泰松、洋地黄、铁剂等，评估患者的饮食情况及睡眠。

（二）临床症状评估与观察

1. 腹痛的评估　患者主要表现为上腹痛、饱胀不适。多数患者无症状，或症状被原发疾病所掩盖。

2. 恶心、呕吐的评估　患者可有恶心、呕吐、食欲不振等症状，注意观察患者呕吐的次数及呕吐物的性质、量的情况。

3. 腹泻的评估　食用沙门菌、嗜盐菌或葡萄球菌毒素污染食物引起的胃炎患者常伴有腹泻。评估患者的大便次数、颜色、性状及量的情况。

4. 呕血和（或）黑粪的评估　在所有上消化道出血的病例中，急性糜烂出血性胃炎所致的消化道出血占 10%～30%，仅次于消化性溃疡。

（三）辅助检查的评估

1. 病理　主要表现为中性粒细胞浸润。

2. 胃镜检查　可见胃黏膜充血、水肿、糜烂、出血及炎性渗出。

3. 实验室检查　血常规检查：糜烂性胃炎可有红细胞、血红蛋白减少。便常规检查：便潜血阳性。血电解质检查：剧烈腹泻患者可有水、电解质紊乱。

（四）心理－社会因素评估

1. 生活方式　评估患者生活是否规律，包括学习或工作、活动、休息与睡眠的规律性，有无烟酒嗜好等。评估患者是否能得到亲人及朋友的关爱。

2. 饮食习惯　评估患者是否进食过冷、过热、过于粗糙的食物；是否食用刺激性食物，如辛辣、过酸或过甜的食物，以及浓茶、浓咖啡、烈酒等；是否注意饮食卫生。

3. 焦虑或恐惧　因出现呕血、黑粪或症状反复发作而产生紧张、焦虑、恐惧心理。

4. 认知程度　是否了解急性胃炎的病因及诱发因素，以及如何防护。

（五）腹部体征评估

上腹部压痛是常见体征，有时上腹胀气明显。

三、护理问题

1. 腹痛　由于胃黏膜的炎性病变所致。
2. 营养失调：低于机体需要量　由于胃黏膜的炎性病变所致的食物摄入、吸收障碍所致。
3. 焦虑　由于呕血、黑粪及病情反复所致。

四、护理目标

（1）患者腹痛症状减轻或消失。
（2）患者住院期间保证机体需热量，维持水电解质及酸碱平衡。
（3）患者焦虑程度减轻或消失。

五、护理措施

（一）一般护理

1. 休息　患者应注意休息，减少活动，对急性应激造成者应卧床休息，同时应做好患者的心理疏导。

2. 饮食　一般可给予无渣、半流质的温热饮食。如少量出血可给予牛奶、米汤等以中和胃酸，有利于黏膜的修复。剧烈呕吐、呕血的患者应禁食，可静脉补充营养。

3. 环境　为患者创造整洁、舒适、安静的环境，定时开窗通风，保证空气新鲜及温湿度适宜，使其心情舒畅。

（二）心理护理

1. 解释症状出现的原因　患者因出现呕血、黑粪或症状反复发作而产生紧张、焦虑、恐惧心理。护理人员应向其耐心说明出血原因，并给予解释和安慰。应告知患者，通过有效治疗，出血会很快停止；并通过自我护理和保健，可减少本病的复发次数。

2. 心理疏导　耐心解答患者及家属提出的问题，向患者解释精神紧张不利于呕吐的缓解，特别是有的呕吐与精神因素有关，紧张、焦虑还会影响食欲和消化能力，而树立信心及情绪稳定则有利于症状的缓解。

3. 应用放松技术　利用深呼吸、转移注意力等放松技术，减少呕吐的发生。

（三）治疗配合

1. 患者腹痛的时候　遵医嘱给予局部热敷、按摩、针灸，或给予止痛药物等缓解腹痛症状，同时应安慰、陪伴患者以使其精神放松，消除紧张恐惧心理，保持情绪稳定，从而增强患者对疼痛的耐受性；非药物止痛方法还可以用分散注意力法，如数数、谈话、深呼吸等；行为疗法，如放松技术、冥想、音乐疗法等。

2. 患者恶心、呕吐、上腹不适　评估症状是否与精神因素有关，关心和帮助患者消除紧张情绪。观察患者呕吐的次数及呕吐物的性质和量的情况。一般呕吐物为消化液和食物时有酸臭味。混有大量胆汁时呈绿色，混有血液呈鲜红色或棕色残渣。及时为患者清理呕吐物、更换衣物，协助患者采取舒适体位。

3. 患者呕血、黑粪　排除鼻腔出血及进食大量动物血、铁剂等所致呕吐物呈咖啡色或黑粪。观察患者呕血与黑粪的颜色性状和量的情况，必要时遵医嘱给予输血、补液、补充血容量治疗。

（四）用药护理

（1）向患者讲解药物的作用、不良反应、服用时的注意事项，如抑制胃酸的药物多于饭前服用；抗生素类多于饭后服用，并询问患者有无过敏史，严密观察用药后的反应；应用止泻药时应注意观察排便情况，观察大便的颜色、性状、次数及量，腹泻控制时应及时停药；保护胃黏膜的药物大多数是餐前服用，个别药例外；应用解痉止痛药如654－2或阿托品时，会出现口干等不良反应，并且青光眼及前列腺肥大者禁用。

（2）保证患者每日的液体入量，根据患者情况和药物性质调节滴注速度，合理安排所用药物的前后顺序。

（五）健康教育

（1）应向患者及家属讲明病因，如是药物引起，应告诚今后禁止用此药；如疾病需要必须用该药，必须遵医嘱配合服用制酸剂以及胃黏膜保护剂。

（2）嗜酒者应劝告戒酒。

（3）嘱患者进食要有规律，避免食生、冷、硬及刺激性食物和饮料。

（4）让患者及家属了解本病为急性病，应及时治疗及预防复发，防止发展为慢性胃炎。

（5）应遵医嘱按时用药，如有不适，及时来院就医。

（吴芳甜）

第三节　慢性胃炎

一、概述

慢性胃炎系指不同病因引起的慢性胃黏膜炎性病变，其发病率在各种胃病中居位首。随着年龄增长而逐渐增高，男性稍多于女性。

二、护理评估

（一）健康史

评估患者既往有无其他疾病，是否长期服用 NSAID 类消炎药如阿司匹林、吲哚美辛等，有无烟酒嗜好及饮食、睡眠情况。

（二）临床症状评估与观察

1. 腹痛的评估　评估腹痛发生的原因或诱因，疼痛的部位、性质和程度；与进食、活动、体位等因素的关系，有无伴随症状。慢性胃炎进展缓慢，多无明显症状。部分患者可有上腹部隐痛与饱胀的表现。腹痛无明显节律性，通常进食后较重，空腹时较轻。

2. 恶心、呕吐的评估　评估恶心、呕吐发生的时间、频率、原因或诱因，与进食的关系；呕吐的特点及呕吐物的性质、量；有无伴随症状，是否与精神因素有关。慢性胃炎的患者进食硬、冷、辛辣或其他刺激性食物时可引发恶心、反酸、嗳气、上腹不适、食欲不振等症状。

3. 贫血的评估　慢性胃炎合并胃黏膜糜烂者可出现少量或大量上消化道出血，表现以黑粪为主，持续 3~4d 停止。长期少量出血可引发缺铁性贫血，患者可出现头晕、乏力及消瘦等症状。

（三）辅助检查的评估

1. 胃镜及黏膜活组织检查　这是最可靠的诊断方法，可直接观察黏膜病损。慢性萎缩性胃炎可见黏膜呈颗粒状、黏膜血管显露、色泽灰暗、皱襞细小；慢性浅表性胃炎可见红斑、黏膜粗糙不平、出血点（斑）。两种胃炎皆可见伴有糜烂、胆汁反流。活组织检查可进行病理诊断，同时可检测幽门螺杆菌。

2. 胃酸的测定　慢性浅表性胃炎胃酸分泌可正常或轻度降低，而萎缩性胃炎胃酸明显降低，其分泌胃酸功能随胃腺体的萎缩、肠腺化生程度的加重而降低。

3. 血清学检查　慢性胃体炎患者血清抗壁细胞抗体和内因子抗体呈阳性，血清胃泌素明显升高；慢性胃窦炎患者血清抗壁细胞抗体多呈阴性，血清胃泌素下降或正常。

4. 幽门螺杆菌检测　通过侵入性和非侵入性方法检测幽门螺杆菌。慢性胃炎患者胃黏膜中幽门螺杆菌阳性率的高低与胃炎活动与否有关，且不同部位的胃黏膜其幽门螺杆菌的检测率亦不相同。幽门螺杆菌的检测对慢性胃炎患者的临床治疗有指导意义。

（四）心理－社会因素评估

1. 生活方式　评估患者生活是否有规律；生活或工作负担及承受能力；有无过度紧张、焦虑等负性情绪；睡眠的质量等。

2. 饮食习惯　评估患者平时饮食习惯及食欲，进食时间是否规律；有无特殊的食物喜好或禁忌，有无食物过敏，有无烟酒嗜好。

3. 心理－社会状况　评估患者的性格及精神状态；患病对患者日常生活、工作的影响。患者有无焦虑、抑郁、悲观等负性情绪及其程度。评估患者的家庭成员组成，家庭经济、文化、教育背景，对患者的关怀和支持程度；医疗费用来源或支付方式。

4. 认知程度　评估患者对慢性胃炎的病因、诱因及如何预防的了解程度。

（五）腹部体征的评估

慢性胃炎的体征多不明显，少数患者可出现上腹轻压痛。

三、护理问题

1. 疼痛　由胃黏膜炎性病变所致。
2. 营养失调：低于机体需要量　由厌食、消化吸收不良所致。
3. 焦虑　由病情反复、病程迁延所致。
4. 活动无耐力　由慢性胃炎引起贫血所致。
5. 知识缺乏　缺乏对慢性胃炎病因和预防知识的了解。

四、护理目标

（1）患者疼痛减轻或消失。
（2）患者住院期间能保证机体所需热量、水分、电解质的摄入。
（3）患者焦虑程度减轻或消失。
（4）患者活动耐力恢复或有所改善。
（5）患者能自述疾病的诱因及预防保健知识。

五、护理措施

（一）一般护理

1. 休息　指导患者急性发作时应卧床休息，并可用转移注意力、做深呼吸等方法来减轻。
2. 活动　病情缓解时，进行适当的锻炼，以增强机体抵抗力。嘱患者生活要有规律，避免过度劳累，注意劳逸结合。
3. 饮食　急性发作时可予少渣半流食，恢复期患者指导其食用富含营养、易消化的食物，避免食用辛辣、生冷等刺激性食物及浓茶、咖啡等饮料。嗜酒患者嘱其戒酒。指导患者加强饮食卫生并养成良好的饮食习惯，定时进餐、少量多餐、细嚼慢咽。如胃酸缺乏者可酌情食用酸性食物如山楂、食醋等。
4. 环境　为患者创造良好的休息环境，定时开窗通风，保证病室的温湿度适宜。

（二）心理护理

1. 减轻焦虑　提供安全舒适的环境，减少患者的不良刺激。避免患者与其他有焦虑情绪的患者或亲属接触。指导其散步、听音乐等转移注意力的方法。
2. 心理疏导　首先帮助患者分析这次产生焦虑的原因，了解患者内心的期待和要求；然后共同商讨这些要求是否能够实现，以及错误的应对机制所产生的后果。指导患者采取正确的应对机制。
3. 树立信心　向患者讲解疾病的病因及防治知识，指导患者如何保持合理的生活方式和去除对疾病的不利因素。并可以请有过类似疾病的患者讲解采取正确应对机制所取得的良好效果。

（三）治疗配合

1. 腹痛　评估患者疼痛的部位、性质及程度。嘱患者卧床休息，协助患者采取有利于减轻疼痛的体位。可利用局部热敷、针灸等方法来缓解疼痛。必要时遵医嘱给予药物止痛。
2. 活动无耐力　协助患者进行日常生活活动。指导患者体位改变时动作要慢，以免发生直立性低血压。根据患者病情与患者共同制定每日的活动计划，指导患者逐渐增加活动量。
3. 恶心、呕吐　协助患者采取正确体位，头偏向一侧，防止误吸。安慰患者，消除患者紧张、焦虑的情绪。呕吐后及时为患者清理，更换床单位并协助患者采取舒适体位。观察呕吐物的性质、量及呕吐次数。必要时遵医嘱给予止吐药物治疗。

附：呕吐物性质及特点分析

1. 呕吐不伴恶心　呕吐突然发生，无恶心、干呕的先兆，伴明显头痛，且呕吐于头痛剧烈时出现，常见于神经血管头痛、脑震荡、脑溢血、脑炎、脑膜炎及脑肿瘤等。

2. 呕吐伴恶心　多见于胃源性呕吐，例如胃炎、胃溃疡、胃穿孔、胃癌等，呕吐多与进食、饮酒、服用药物有关，吐后常感轻松。

3. 清晨呕吐　多见于妊娠呕吐和酒精性胃炎的呕吐。

4. 食后即恶心、呕吐　如果食物尚未到达胃内就发生呕吐，多为食管的疾病，如食管癌、食管贲门失弛缓症。食后即有恶心、呕吐伴腹痛、腹胀者常见于急性胃肠炎、阿米巴痢疾。

5. 呕吐发生于饭后 2~3h　可见于胃炎、胃溃疡和胃癌。

6. 呕吐发生于饭后 4~6h　可见于十二指肠溃疡。

7. 呕吐发生在夜间　呕吐发生在夜间，且量多有发酵味者，常见于幽门梗阻、胃及十二指肠溃疡、胃癌。

8. 大量呕吐　呕吐物如为大量，提示有幽门梗阻、胃潴留或十二指肠淤滞。

9. 少量呕吐　呕吐常不费力，每口吐出量不多，可有恶心，进食后可立即发生，吐完后可再进食，多见于神经官能性呕吐。

10. 呕吐物性质辨别　如下所述：

（1）呕吐物酸臭：呕吐物酸臭或呕吐隔日食物见于幽门梗阻、急性胃炎。

（2）呕吐物中有血：应考虑消化性溃疡、胃癌。

（3）呕吐黄绿苦水：应考虑十二指肠梗阻。

（4）呕吐物带粪便：见于肠梗阻晚期，带有粪臭味见于小肠梗阻。

（四）用药护理

（1）向患者讲解药物的作用、不良反应及用药的注意事项，观察患者用药后的反应。

（2）根据患者的情况进行指导，避免使用对胃黏膜有刺激的药物，必须使用时应同时服用抑酸剂或胃黏膜保护剂。

（3）有幽门螺杆菌感染的患者，应向其讲解清除幽门螺杆菌的重要性，嘱其连续服药两周，停药 4 周后再复查。

（4）静脉给药患者，应根据患者的病情、年龄等情况调节滴注速度，保证入量。

（五）健康教育

（1）向患者及家属介绍本病的有关病因，指导患者避免诱发因素。

（2）教育患者保持良好的心理状态，平时生活要有规律，合理安排工作和休息时间，注意劳逸结合，积极配合治疗。

（3）强调饮食调理对防止疾病复发的重要性，指导患者加强饮食卫生和饮食营养，养成有规律的饮食习惯。

（4）避免刺激性食物及饮料，嗜酒患者应戒酒。

（5）向患者介绍所用药物的名称、作用、不良反应，以及服用的方法剂量和疗程。

（6）嘱患者定期按时服药，如有不适及时就诊。

（吴芳甜）

第四节　假膜性肠炎

一、概述

假膜性肠炎是一种主要发生于结肠，也可累及小肠的急性黏膜坏死、纤维素渗出性炎症，黏膜表面覆有黄白或黄绿色假膜,其多系在应用抗生素后导致正常肠道菌群失调,难辨梭状芽孢杆菌(clostridium difficile,CD)大量繁殖,产生毒素致病,因此,有人称其为CD相关性腹泻(clostridium difficile assoclated diarrhea,CDAD)。Henoun报道CDAD占医院感染性腹泻患者的25%。该病多发生于老年人、重症患者、免疫功能低下和外科手术后等患者。年龄多在50~59岁,女性稍多于男性。

二、护理评估

(一)评估患者的健康史及家族史

询问患者既往身体状况,尤其是近期是否发生过比较严重的感染,以及近期使用抗生素的情况。

(二)临床症状评估与观察

1. 评估患者腹泻的症状 临床表现可轻如一般腹泻,重至严重血便。患者表现为水泻(90%~95%),可达10次/d,较重病例水样便中可见漂浮的假膜,5%~10%的患者可有血便。顽固腹泻可长达2~4周。

2. 评估患者腹痛的情况 80%~90%的患者会出现腹痛。

3. 评估患者有无发热症状 近80%的患者有发热。

4. 评估患者营养状况 因患者腹泻、发热可致不同程度的营养不良。

5. 评估患者精神状态 有些患者可表现为精神萎靡、乏力和神志模糊,严重者可进入昏迷状态。

(三)辅助检查评估

1. 血液检查 白细胞增多,多在(10~20)×10⁹/L以上,甚至高达40×10⁹/L或更高,以中性粒细胞增多为主。有低白蛋白血症、电解质失常或酸碱平衡失调。

2. 粪便检查 大便涂片如发现大量革兰阳性球菌,提示葡萄球菌性肠炎。难辨梭状芽孢杆菌培养及毒素测定对诊断假膜性肠炎具有非常重要的意义。

3. 内镜检查 是诊断假膜性肠炎快速而可靠的方法,轻者内镜下可无典型表现,肠黏膜可正常或仅有轻度充血水肿。严重者可见黏膜表面覆以黄白或黄绿色假膜。早期,假膜呈斑点状跳跃分布;进一步发展,病灶扩大,隆起,周围有红晕,红晕周边黏膜正常或水肿。假膜相互融合成各种形态,重者可形成假膜管型。假膜附着较紧,强行剥脱后可见其下黏膜凹陷、充血、出血。皱襞顶部最易受累,可因水肿而增粗增厚。

4. X线检查 腹平片可见结肠扩张、结肠袋肥大、肠腔积液和指压痕。气钡灌肠双重造影显示结肠黏膜紊乱,边缘呈毛刷状,黏膜表面见许多圆形或不规则结节状阴影、指压痕及溃疡征。

5. B超检查 可见肠腔扩张、积液。

6. CT检查 提示肠壁增厚,皱襞增粗。

(四)心理-社会因素评估

(1)评估患者对假膜性肠炎的认识程度。

(2)评估患者心理承受能力、性格类型。

(3)评估患者是否缺少亲人及朋友的关爱。

(4)评估患者是否存在焦虑及恐惧心理。

(5)评估患者是否有经济负担。

(6)评估患者的生活方式及饮食习惯。

(五)腹部体征的评估

其中10%~20%的患者在查体时腹部会出现反跳痛。

三、护理问题

1. 腹泻 由于肠毒素与细胞毒素在致病过程中的协同作用,肠毒素通过黏膜上皮细胞的cAMP系统使水、盐分泌增加所致。

2. 腹痛　由于肠内容物通过充血、水肿的肠管而引起的刺激痛。

3. 体温过高　由于肠道炎症活动及继发感染所致。

4. 部分生活自理能力缺陷　与静脉输液有关。

5. 营养失调：低于机体需要量　由于腹泻、肠道吸收障碍所致。

6. 有体液不足的危险　与肠道炎症所致腹泻有关。

7. 有肛周皮肤完整性受损的危险　与腹泻有关。

8. 潜在的并发症：肠穿孔、中毒性巨结肠　与肠黏膜基底层受损，结肠扩张有关。

9. 潜在的并发症：水、电解质紊乱，低蛋白血症　与腹泻、肠黏膜上皮细胞脱落、基底膜受损、液体和纤维素有关。

10. 焦虑　由于腹痛腹泻所致。

四、护理目标

（1）患者主诉大便次数减少或恢复正常排便。

（2）患者主诉腹痛症状减轻或缓解。

（3）患者体温恢复正常。

（4）患者住院期间生活需要得到满足。

（5）患者住院期间体重增加，贫血症状得到改善。

（6）保持体液平衡，患者不感到口渴，皮肤弹性良好，血压和心率在正常范围。

（7）患者住院期间肛周皮肤完整无破损。

（8）患者住院期间，通过护士的密切观察，能够及早发现并发症，得到及时治疗。

（9）患者住院期间不出现水、电解质紊乱，或通过护士的密切观察，能够及早发现，得到及时纠正；血清总蛋白、清蛋白达到正常水平。

（10）患者住院期间保持良好的心理状态。

五、护理措施

（一）一般护理

（1）为患者提供舒适安静的环境，嘱患者卧床休息，避免劳累。

（2）室内定时通风，保持空气清新，调节合适的温度湿度。

（3）患者大便次数多，指导患者保护肛周皮肤，每次便后用柔软的卫生纸擦拭，并用温水清洗、软毛巾蘸干，避免用力搓擦，保持局部清洁干燥，如有发红，可局部涂抹鞣酸软膏或润肤油。

（4）将日常用品放置于患者随手可及的地方，定时巡视病房，满足患者各项生理需要。

（二）心理护理

（1）患者入院时主动接待，热情服务，向患者及家属介绍病房环境及规章制度，取得患者及家属的配合，消除恐惧心理。

（2）患者腹痛、腹泻时，应耐心倾听患者主诉，安慰患者，稳定患者情绪，帮助患者建立战胜疾病的信心。

（3）向患者讲解各项检查的目的、方法，术前准备及术后注意事项，消除患者的恐惧心理。

（三）治疗配合

（1）观察患者大便的次数、性状、量以及有无黏液脓血，及时通知医生给予药物治疗。

（2）观察患者腹痛的部位、性质、持续时间、缓解方式及腹部体征的变化，及时发现，避免肠穿孔及中毒性巨结肠的发生。

（3）观察患者生命体征变化，尤其是体温变化，注意观察热型，遵医嘱应用物理降温及药物降温。

（4）评估患者营养状况，监测血常规、电解质及血清白蛋白、总蛋白的变化，观察患者有无皮肤黏膜干燥、弹性差、尿少等脱水表现。

（5）指导患者合理选择饮食，一般给予高营养低渣饮食，适量补充维生素及微量元素。

（6）指导患者合理用药，观察药物效果及不良反应。

（四）用药护理

（1）抗菌治疗（表4-1）。

表4-1 假膜性肠炎患者的抗菌治疗

万古霉素、去甲万古霉素使用注意事项

· 输入速度不可过快：否则可产生红斑样或荨麻疹样反应

　· 浓度不可过高：可致血栓性静脉炎，应适当控制药液浓度和滴注速度

　· 不可肌内注射

　· 不良反应：可引起口麻、刺痛感、皮肤瘙痒、嗜酸粒细胞增多、药物热、感冒样反应以及血压剧降、过敏性休克反应等，与许多药物可产生沉淀反应

· 含本品的输液中不得添加其他药物

（2）保证患者每日液体入量，根据药物的性质和患者自身情况合理调节滴注速度。

（五）健康教育

（1）向患者及家属介绍假膜性肠炎的病因、疾病过程以及预防方法。

（2）指导患者合理选择饮食，避免粗纤维和刺激性食物。

（3）讲解用药的注意事项、不良反应及服用方法，教会患者自我观察。

（4）嘱患者注意腹部保暖，避免受凉，如有不适随时就医。

（赵兰君）

第五节　上消化道大出血

一、概述

上消化道出血（upper gastrointestinal hemorrhage）系指屈氏韧带（the ligament of Treitz）以上的消化道，包括食管、胃、十二指肠、胃空肠吻合术后的空肠病变，以及胰、胆病变的出血，是常见急症之一。

上消化道大量出血：指数小时内的失血量大于1 000ml，或大于循环血容量的20%，临床表现为呕血或黑粪，常伴有血容量减少而引起的急性周围循环衰竭，导致失血性休克而危及患者的生命。

二、护理评估

（一）临床表现

上消化道出血的临床表现一般取决于病变性质、部位和出血量与速度。

1. 呕血与黑粪　是上消化道出血的特征性表现。上消化道大量出血之后，均有黑粪。出血部位在幽门以上者常伴有呕血。若出血量较少、速度慢也可无呕血。反之，幽门以下出血如出血量大、速度快，可因血反流入胃腔引起恶心、呕吐而表现为呕血。

呕血多为棕褐色，呈咖啡渣样，这是血液经胃酸作用形成正铁血红素所致。如出血量大，未经胃酸充分混合即呕出，则为鲜红或有血块。黑粪呈柏油样，黏稠而发亮，系血红蛋白的铁经肠内硫化物作用形成硫化铁所致。出血量大时，血液在肠内推进快，粪便可呈暗红甚至鲜红色，酷似下消化道出血。呕吐物及黑粪潜血试验呈强阳性。

2. 失血性周围循环衰竭　急性大量失血由于循环血容量迅速减少而导致周围循环衰竭。一般表现

为头晕、心慌、乏力，突然起立发生晕厥、口渴、出冷汗、心率加快、血压偏低等。严重者呈休克状态，表现为烦躁不安或神志不清、面色苍白、四肢湿冷、口唇发绀、呼吸急促、血压下降、脉压差缩小、心率加快，休克未改善时尿量减少。

3. 贫血和血常规变化　慢性出血可表现为贫血。急性大量出血后均有急性失血后贫血，但在出血的早期，血红蛋白浓度、红细胞计数与血细胞比容可无明显变化。在出血后，一般须经 3~4h 以上才出现贫血，出血后 24~72h 红细胞稀释到最大限度。贫血程度除取决于失血量外，还和出血前有无贫血基础、出血后液体平衡状况等因素有关。

急性出血患者为正细胞正色素性贫血，在出血后骨髓有明显代偿性增生，可暂时出现大细胞性贫血，慢性失血则呈小细胞低色素性贫血。出血 24h 内网织红细胞即见增高，至出血后 4~7d 可高达 15%，以后逐渐降至正常。如出血未止，网织红细胞可持续升高。

上消化道大量出血 2~5h，白细胞计数升达（10~20）×10^9/L，出血停止后 2~3d 才恢复正常。但在肝硬化患者，如同时有脾功能亢进，则白细胞计数可不增高。

4. 发热　上消化道大量出血后，多数患者在 24h 内出现低热，但一般不超过 38.5℃，持续 3~5d 降至正常。

5. 氮质血症　在上消化道大量出血后，由于大量血液蛋白质的消化产物在肠道被吸收，血中尿素氮浓度可暂时增高，称为肠性氮质血症。一般于一次出血后数小时血尿素氮开始上升，24~48h 可达高峰，大多不超出 14.3mmol/L（40mg/dl），3~4d 后降至正常。

血容量减少及低血压，导致肾血流量减少、肾小球过滤率下降，亦可引起一过性氮质血症。对血尿素氮持续升高超过 3~4d 或明显升高超过 17.9mmol/L（50mg/dl）者，若活动性出血已停止，且血容量已基本纠正而尿量仍少，则应考虑由于休克时间过长或原有肾脏病变基础而发生肾功能衰竭。

（二）辅助检查

1. 实验室检查　测定红细胞、白细胞和血小板计数，血红蛋白浓度、血细胞比容、肝功能、肾功能、粪潜血等，有助于估计失血量及动态观察有无活动性出血，判断治疗效果及协助病因诊断。

2. 胃镜检查　是目前诊断上消化道出血病因的首选检查方法。胃镜检查在直视下顺序观察食管、胃、十二指肠球部直至降段，从而判断出血病变的部位、病因及出血情况。多主张检查在出血后 24~48h 内进行，称急诊胃镜检查（emergency endoscopy）。一般认为这可大大提高出血病因诊断的准确性，因为有些病变如急性糜烂出血性胃炎可在短短几天内愈合而不留痕迹；有些病变如血管异常在活动性出血或近期出血期间才易于发现；对同时存在两个或多个病变者可确定其出血所在。急诊胃镜检查还可根据病变的特征判断是否继续出血或估计再出血的危险性，并同时进行内镜止血治疗。在急诊胃镜检查前需先纠正休克、补充血容量、改善贫血。如有大量活动性出血，可先插胃管抽吸胃内积血，并用生理盐水灌洗，以免积血影响观察。

3. X线钡餐检查　X线钡餐检查目前已多为胃镜检查所代替，故主要适用于有胃镜检查禁忌证或不愿进行胃镜检查者，但对经胃镜检查出血原因未明，疑病变在十二指肠降段以下小肠段，则有特殊诊断价值。检查一般在出血停止且病情基本稳定数日后进行。

4. 其他检查　选择性动脉造影、放射性核素^{99m}Tc 标记红细胞扫描、吞棉线试验及小肠镜检查等主要适用于不明原因的小肠出血。由于胃镜检查已能彻底搜寻十二指肠降段以上消化道病变，故上述检查很少应用于上消化道出血的诊断。但在某些特殊情况，如患者处于上消化道持续严重大量出血紧急状态，以致胃镜检查无法安全进行或因积血影响视野而无法判断出血灶，而患者又有手术禁忌，此时行选择性肠系膜动脉造影可能发现出血部位，并同时进行介入治疗。

（三）治疗原则

上消化道大量出血病情急、变化快，严重者可危及生命，应采取积极措施进行抢救。抗休克、迅速补充血容量应放在一切医疗措施的首位。

1. 一般急救措施　患者应卧位休息，保持呼吸道通畅，避免呕血时血液吸入引起窒息，必要时吸氧，活动性出血期间禁食。

严密监测患者生命体征，如心率、血压、呼吸、尿量及神志变化。观察呕血与黑粪情况。定期复查血红蛋白浓度、红细胞计数、血细胞比容与血尿素氮。必要时行中心静脉压测定。对老年患者根据情况进行心电监护。

2. 积极补充血容量　立即查血型和配血，尽快建立有效的静脉输液通道，尽快补充血容量。在配血过程中，可先输平衡液或葡萄糖盐水。遇血源缺乏，可用右旋糖酐或其他血浆代用品暂时代替输血。改善急性失血性周围循环衰竭的关键是要输足全血。下列情况为紧急输血指征（图4-1）。

输血量视患者周围循环动力学及贫血改善情况而定，尿量是有价值的参考指标。应注意避免因输液、输血过快、过多而引起肺水肿，原有心脏病或老年患者必要时可根据中心静脉压调节输入量。肝硬化患者宜用新鲜血。

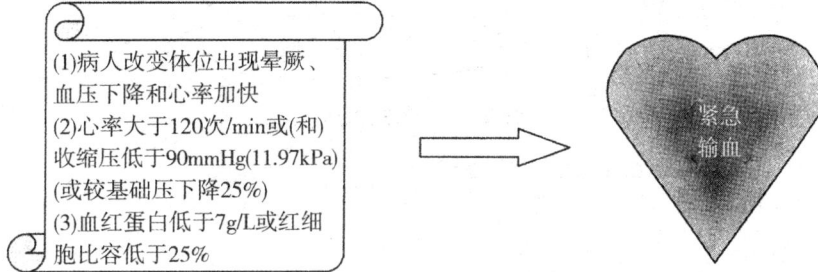

(1)病人改变体位出现晕厥、血压下降和心率加快
(2)心率大于120次/min或(和)收缩压低于90mmHg(11.97kPa)(或较基础压下降25%)
(3)血红蛋白低于7g/L或红细胞比容低于25%

→ 紧急输血

图4-1　紧急输血指征

3. 止血措施（图4-2）　如下所述：

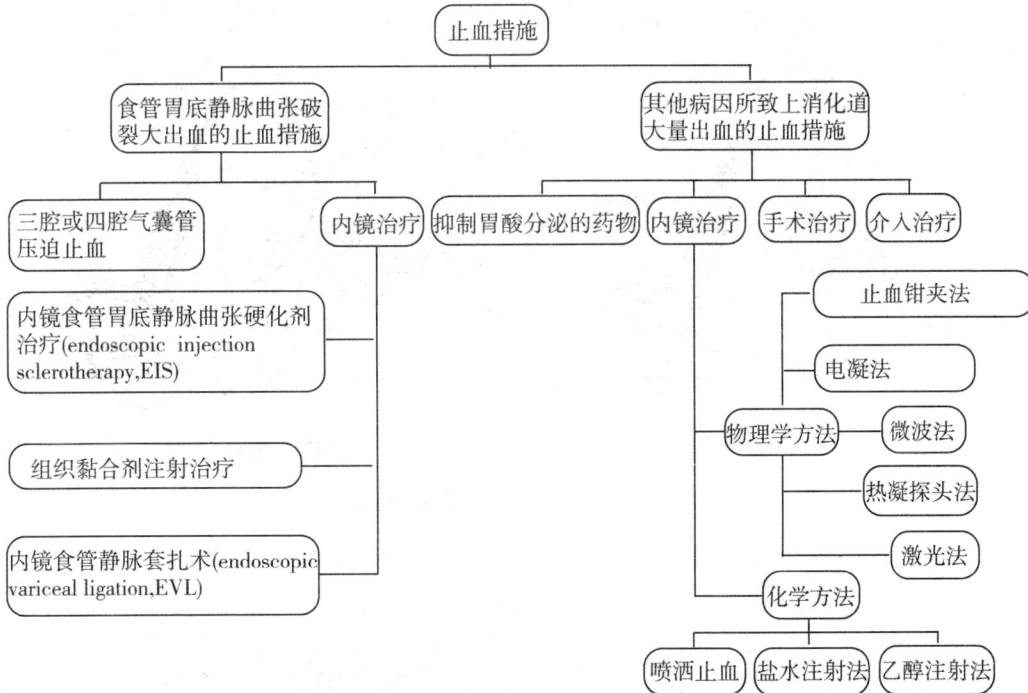

止血措施
├ 食管胃底静脉曲张破裂大出血的止血措施
│　├ 三腔或四腔气囊管压迫止血
│　└ 内镜治疗
│　　├ 内镜食管胃底静脉曲张硬化剂治疗(endoscopic injection sclerotherapy,EIS)
│　　├ 组织黏合剂注射治疗
│　　└ 内镜食管静脉套扎术(endoscopic variceal ligation,EVL)
└ 其他病因所致上消化道大量出血的止血措施
　├ 抑制胃酸分泌的药物
　├ 内镜治疗
　│　├ 物理学方法
　│　│　├ 止血钳夹法
　│　│　├ 电凝法
　│　│　├ 微波法
　│　│　├ 热凝探头法
　│　│　└ 激光法
　│　└ 化学方法
　│　　├ 喷洒止血
　│　　├ 盐水注射法
　│　　└ 乙醇注射法
　├ 手术治疗
　└ 介入治疗

图4-2　止血措施

（四）护理诊断（图4-3）

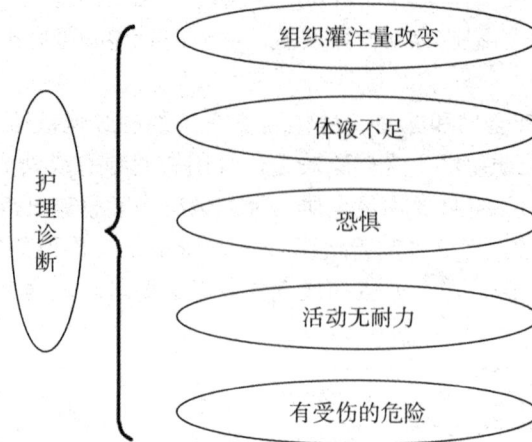

图4-3 护理诊断

1. 组织灌注量改变　与上消化道大量出血有关。

2. 体液不足　与出血有关。

3. 恐惧　与出血有关。

4. 活动无耐力　与血容量减少有关。

5. 有受伤的危险，如创伤、窒息、误吸　与食管胃底黏膜长时间受压、囊管阻塞气道、血液或分泌物反流入气管有关（图4-4，图4-5）。

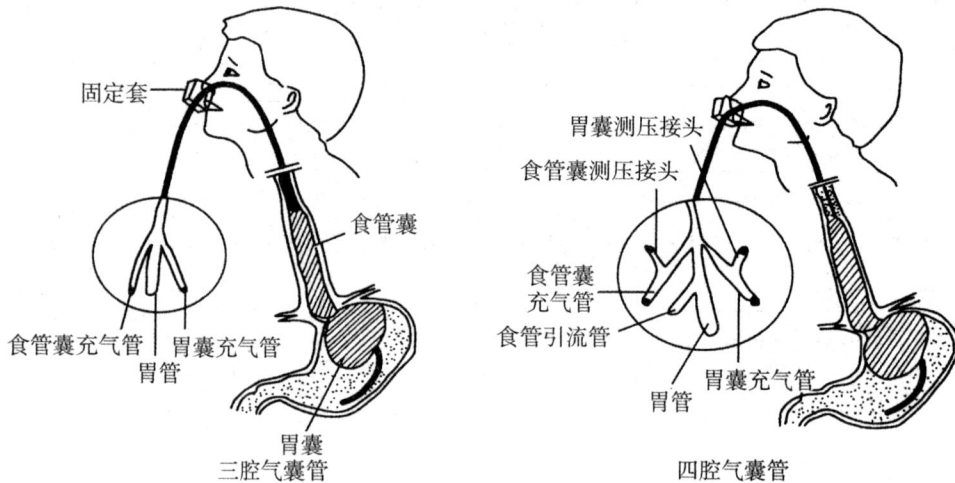

图4-4 三（四）腔气囊管的使用

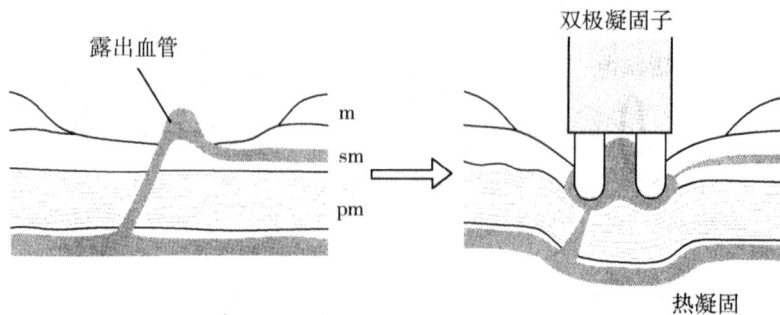

图4-5 电凝止血

（五）护理目标（图4-6）

患者无继续出血的征象，组织灌注恢复正常；没有脱水征，生命体征稳定；因出血引起的恐惧感减轻；能够获得足够休息，活动耐力逐渐增加，能叙述活动时保证安全的要点；患者呼吸道通畅，无窒息、误吸，食管胃底黏膜未因受气囊压迫而损伤。

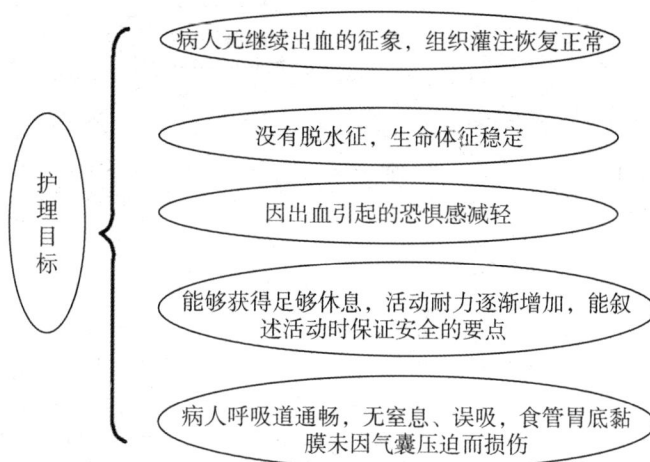

图4-6 护理目标

三、护理措施

（一）评估（图4-7）

（1）患者生命体征，观察发生呕血、黑粪的时间、颜色、性质，准确记录出入量。

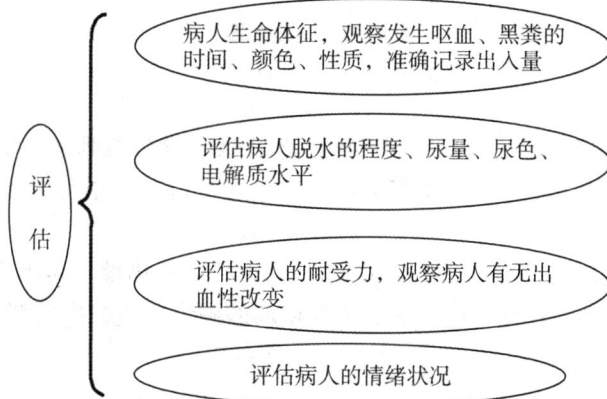

图4-7 评估

（2）评估患者脱水的程度、尿量、尿色、电解质水平。

（3）评估患者的耐受力，观察患者有无出血性改变。

（4）评估患者的情绪状况。

（二）生活护理

1. 休息与体位 大出血时患者应绝对卧床休息，保持安静，及时帮助患者清理被污染的床单，取平卧位并将下肢略抬高，以保证脑部供血。呕吐时头偏向一侧，保证呼吸道通畅，防止窒息或误吸；必要时用负压吸引器清除气道内的分泌物、血液或呕吐物，保持呼吸道通畅。遵医嘱给予吸氧。

2. 饮食护理（图4-8）　如下所述：

1）出血活动期应禁食。

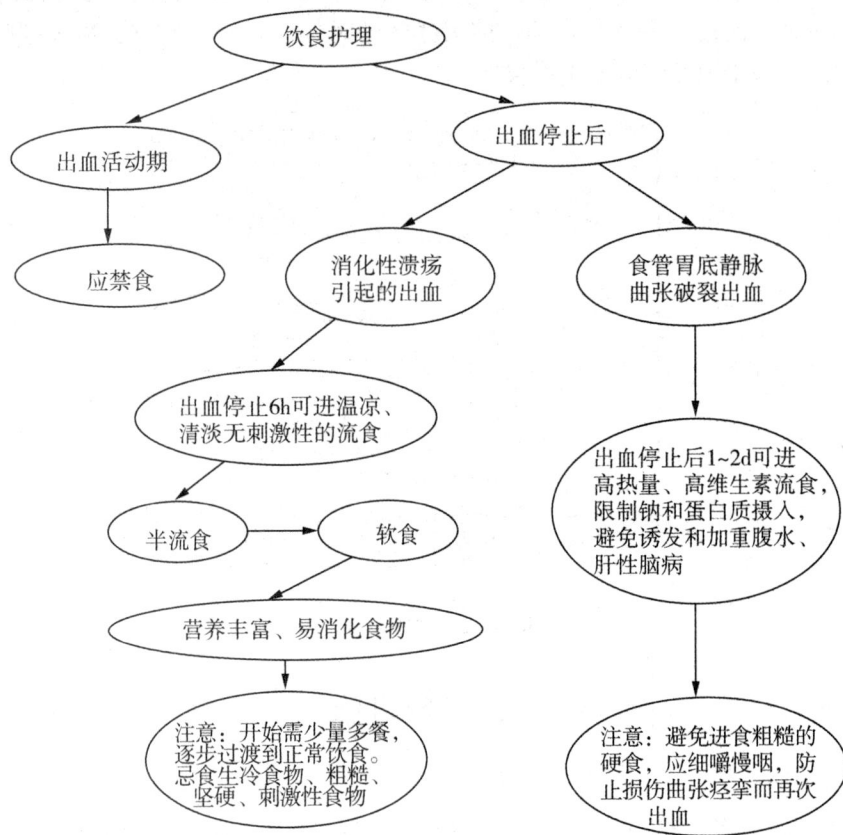

图4-8　饮食护理

2）出血停止后

（1）消化性溃疡引起的出血，于出血停止6h可进温凉、清淡无刺激性的流食，以后可改为半流食、软食，或营养丰富、易消化食物。开始需少量多餐，逐步过渡到正常饮食。忌食生冷食物、粗糙、坚硬、刺激性食物。

（2）食管胃底静脉曲张破裂出血，出血停止后1~2d可进高热量、高维生素流食，限制钠和蛋白质摄入，避免诱发和加重腹水、肝性脑病。避免进食粗糙的硬食，应细嚼慢咽，防止损伤曲张静脉而再次出血。

（三）心理护理

突然大量的呕血，常使患者及其家属极度恐惧不安。反复长期消化道出血，则容易使患者产生恐惧、悲观、绝望的心理反应，对疾病的治疗失去信心。而患者的消极情绪，又可加重病情，不利于疾病的康复。应关心、安慰、陪伴患者，但避免在床边讨论病情。抢救工作应迅速、忙而不乱，以减轻患者的紧张情绪及恐惧心理。经常巡视，大出血时陪伴患者，使其有安全感。呕血或解黑粪后及时清除血迹、污物，以减少对患者的恶性刺激。解释各项检查、治疗措施，听取并解答患者或家属的提问，以减轻他们的疑虑。

（四）治疗配合

1. 病情观察　上消化道大量出血在短期内出现休克症状，为临床常见的急症，应做好病情的观察。

（1）出血量的估计（表4-2）及出血程度的分类（表4-3）。

表 4-2 出血量的估计

出血量	临床表现
>5ml	粪潜血（+）
>50~70ml	黑粪
250~300ml	呕血
<400ml	不引起全身症状
400~500ml	可引起全身症状
>1 000ml	急性周围循环衰竭或失血性休克

表 4-3 上消化道出血程度的分类

分级	失血量	血压	脉搏	血红蛋白	症状
轻度	全身总血量的10%~15%（成人失血量<500ml）	基本正常	正常	无变化	可有头晕
中度	全身总血量的20%（成人失血量的800~1 000ml）	下降	100次/min	70~100g/L	一时性眩晕、口渴、心悸、少尿
重度	全身总血量30%以上（成人失血量>1 500ml）	<80mmHg（10.64kPa）	>120次/min	<70g/L	心悸、冷汗、四肢厥冷、尿少、神志恍惚

（2）继续或再次出血的判断：观察中出现图4-9中提及的迹象，提示有活动性出血或再次出血。

（3）出血性休克的观察：大出血时严密监测患者的心率、血压、呼吸和神志变化，必要时进行心电监护。准确记录出入量，疑有休克时留置导尿管，测每小时尿量，应保持尿量30ml/h。注意症状、体征的观察，如患者烦躁不安、面色苍白、皮肤湿冷、四肢湿冷提示微循环血液灌注不足；而皮肤逐渐转暖、出汗停止则提示血液灌注好转。

2. 用药护理 立即建立静脉通道。遵医嘱迅速、准确地实施输血、输液、各种止血药物治疗及用药等抢救措施，并观察治疗效果及不良反应。输液开始应快，必要时测定中心静脉压作为调整输液量和速度的依据。避免因输液、输血过多、过快而引起急性肺水肿，对老年患者和心肺功能不全者尤应注意。肝病患者忌用吗啡、巴比妥类药物；应输新鲜血，因库存血含氨量高，易诱发肝性脑病。血管加压素可引起腹痛、血压升高、心律失常、心肌缺血，甚至发生心肌梗死，故滴注速度应遵医嘱准确无误，并严密观察不良反应。患有冠心病的患者忌用血管加压素。

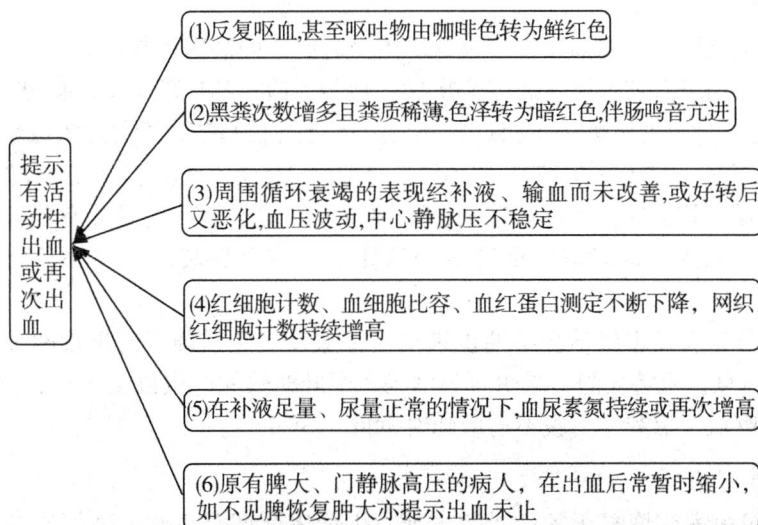

```
提示有活动性出血或再次出血 ──┬── (1)反复呕血,甚至呕吐物由咖啡色转为鲜红色
                      ├── (2)黑粪次数增多且粪质稀薄,色泽转为暗红色,伴肠鸣音亢进
                      ├── (3)周围循环衰竭的表现经补液、输血而未改善,或好转后又恶化,血压波动,中心静脉压不稳定
                      ├── (4)红细胞计数、血细胞比容、血红蛋白测定不断下降,网织红细胞计数持续增高
                      ├── (5)在补液足量、尿量正常的情况下,血尿素氮持续或再次增高
                      └── (6)原有脾大、门静脉高压的病人,在出血后常暂时缩小,如不见脾恢复肿大亦提示出血未止
```

图 4-9 判断是否存在活动性出血

3. 三（四）腔气囊管的护理 熟练的操作和插管后的密切观察及细致护理是达到预期止血效果的关键。留置三（四）腔气囊管流程见图4-10。留置三（四）腔气囊管的注意事项见图4-11。

插管前仔细检查，确保食管引流管、胃管、食管囊管、胃囊管通畅，并分别做好标记，检查两气囊无漏气后抽尽囊内气体，备用

⬇

向病人解释，以消除恐惧，说明插管的目的，告知插管时配合方法，并给病人做深呼吸和吞咽示范动作

⬇

协助医师为病人做鼻腔、咽喉部局麻，经鼻腔或口腔插管至胃内。将食管引流管、胃管连接负压吸引器或定时抽吸，观察出血是否停止，并记录引流液的性状、颜色及量

⬇

出血停止后，放松牵引，放出囊内气体，保留管道继继观察24h，末再出血可考虑拔管，对昏迷病人可继续留置管道用于注入流质食物和药液

⬇

拔管前口服石蜡油20～30ml，润滑黏膜和管、囊外壁，抽尽囊内气体，以缓慢、轻巧的动作拔管。气囊压迫一般以3～4d为限，继续出血者可适当延长

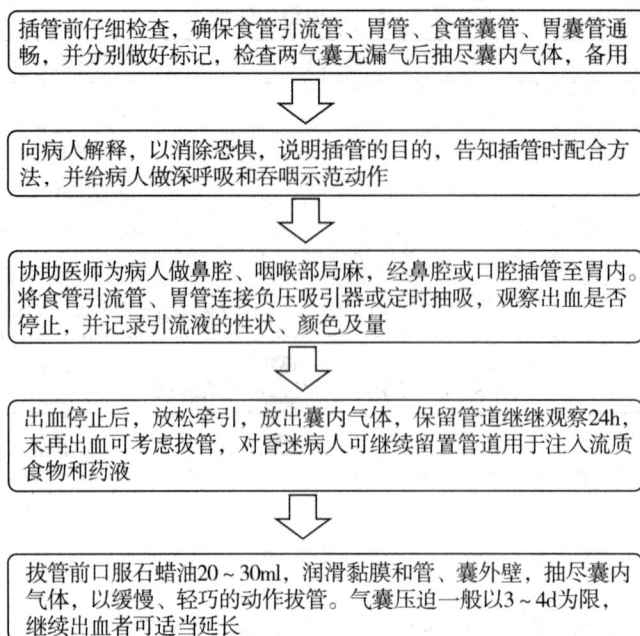

图4－10　留置三（四）腔气囊管流程

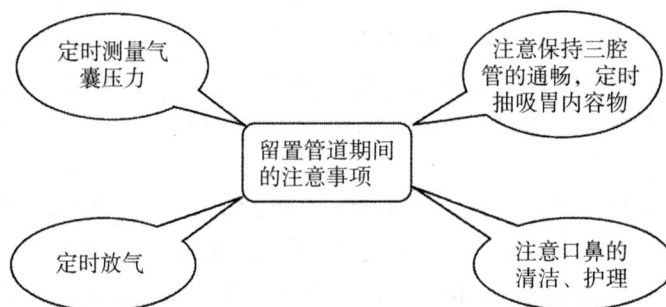

定时测量气囊压力

注意保持三腔管的通畅，定时抽吸胃内容物

留置管道期间的注意事项

定时放气

注意口鼻的清洁、护理

图4－11　留置三（四）腔气囊管的注意事项

（五）健康指导

1. 介绍病因　上消化道出血的临床过程及预后因引起出血的病因而异。

2. 介绍治疗　应帮助患者和家属掌握有关疾病的预防、治疗和护理知识，以减少再度出血的危险。

3. 饮食指导　注意饮食卫生和规律，进食营养丰富、易消化的食物，避免过饥或暴饮暴食，避免粗糙、刺激性食物，或过冷、过热、产气多的食物、饮料等，合理饮食是避免诱发上消化道出血的重要环节。

4. 生活指导　加强口腔护理，保持皮肤清洁，预防并发症。生活起居要有规律，劳逸结合，保持乐观情绪，保证睡眠，减少外部刺激，重者需卧床休息并注意保暖。应戒烟、戒酒，在医师指导下用药。

5. 特殊交代　指导患者及家属学会早期识别出血征象及应急措施，若出现呕血、黑粪或头晕、心悸等不适，立即卧床休息，保持安静，减少身体活动；呕吐时取侧卧位以免误吸；立即送医院治疗。

6. 复查指导　有呕血、黑粪、上腹不适应随时就诊。

（六）护理评价

患者出血停止，组织灌注恢复正常；无脱水征，生命体征恢复正常；恐惧感减轻；休息和睡眠充足，活动耐力增加或恢复至出血前的水平；患者活动时无晕厥、跌倒等意外发生；无窒息或误吸，食管胃底黏膜无糜烂、坏死。

（赵兰君）

第五章

肾内科疾病护理

第一节　肾小球肾炎

一、急性肾小球肾炎

急性肾小球肾炎（acute glomerulonephritis，AGN）简称急性肾炎，是以急性肾炎综合征为主要表现的一组疾病。其特点为起病急，患者出现血尿、蛋白尿、水肿和高血压，可伴有一过性氮质血症。本病好发于儿童，男性居多。常有前驱感染，多见于链球菌感染后，其他细菌、病毒和寄生虫感染后也可引起。本部分主要介绍链球菌感染后急性肾炎。

（一）病因及发病机制

本病常发生于β-溶血性链球菌"致肾炎菌株"引起的上呼吸道感染（多为扁桃体炎）或皮肤感染（多为脓疱疮）后，感染导致机体产生免疫反应而引起双侧肾脏弥漫性的炎症反应。目前多认为，链球菌的主要致病抗原是胞质或分泌蛋白的某些成分，抗原刺激机体产生相应抗体，形成免疫复合物沉积于肾小球而致病。同时，肾小球内的免疫复合物可激活补体，引起肾小球内皮细胞及系膜细胞增生，并吸引中性粒细胞及单核细胞浸润，导致肾脏病变。

（二）临床表现

前驱感染后常有1~3周（平均10d左右）的潜伏期。呼吸道感染的潜伏期较皮肤感染短。本病起病较急，病情轻重不一，轻者仅尿常规及血清补体C3异常，重者可出现急性肾衰竭。大多预后良好，常在数月内临床自愈。典型者呈急性肾炎综合征的表现。

1. 尿异常　几乎所有患者均有肾小球源性血尿，约30%出现肉眼血尿，且常为首发症状或患者就诊的原因。可伴有轻、中度蛋白尿，少数（<20%）患者可呈大量蛋白尿。

2. 水肿　80%以上患者可出现水肿，常为起病的首发表现，表现为晨起眼睑水肿，呈"肾炎面容"，可伴有下肢轻度凹陷性水肿，少数严重者可波及全身。

3. 高血压　约80%患者患病初期水钠潴留时，出现一过性轻、中度高血压，经利尿后血压恢复正常。少数患者可出现高血压脑病、急性左心衰竭等。

4. 肾功能异常　大部分患者起病，时尿量减少（400~700ml/d），少数为少尿（小于400ml/d）。可出现一过性轻度氮质血症。一般于1~2周后尿量增加，肾功能于利尿后数日恢复正常，极少数出现急性肾衰竭。

（三）辅助检查

1. 尿液检查　均有镜下血尿，呈多形性红细胞。尿蛋白多为+~++。尿沉渣中可有红细胞管型、颗粒管型等。早期尿中白细胞、上皮细胞稍增多。

2. 血清C3及总补体　发病初期下降，于8周内恢复正常，对本病诊断意义很大。血清抗链球菌溶血素"O"滴度可增高。

3. 肾功能检查　可有内生肌酐清除率（Ccr）降低，血尿素氮（BUN）、血肌酐（Cr）升高。

（四）诊断要点

链球菌感染后 1~3 周出现血尿、蛋白尿、水肿和高血压等肾炎综合征典型表现，血清 C3 降低，病情于发病 8 周内逐渐减轻至完全恢复者，即可诊断为急性肾小球肾炎。病理类型需行肾活组织检查确诊。

（五）治疗要点

本病患者的治疗以卧床休息、对症处理为主。本病为自限性疾病，不宜用糖皮质激素及细胞毒性药物。急性肾衰竭患者应予透析。

1. 对症治疗　利尿治疗可消除水肿，降低血压。尿后高血压控制不满意时，可加用其他降压药物。

2. 控制感染灶　以往主张使用青霉素或其他抗生素 10~14d，现其必要性存在争议。对于反复发作的慢性扁桃体炎，待肾炎病情稳定后，可做扁桃体摘除术，手术前后两周应注射青霉素。

3. 透析治疗　对于少数发生急性肾衰竭者，应予血液透析或腹膜透析治疗，帮助患者渡过急性期，一般不需长期维持透析。

（六）护理诊断/合作性问题

1. 体液过多　与肾小球滤过率下降、水钠潴留有关。

2. 活动无耐力　与疾病处于急性发作期、水肿、高血压等有关。

3. 潜在并发症　急性左心衰竭、高血压脑病、急性肾衰竭。

（七）护理措施

1. 一般护理　如下所述：

（1）休息与运动：急性期患者应绝对卧床休息，以增加肾血流量和减少肾脏负担。当其卧床休息 6 周~2 月，尿液检查只有蛋白尿和镜下血尿时，方可离床活动。病情稳定后逐渐增加运动量，避免劳累和剧烈活动，坚持 1~2 年，待完全康复后才能恢复正常的体力劳动。

（2）饮食护理：当患者有水肿、高血压或心力衰竭时，应严格限制盐的摄入，一般进盐应低于 3g/d，对于特别严重病例应完全禁盐。在急性期，为减少蛋白质的分解代谢，还应限制蛋白质的摄取量为 0.5~0.8g/（kg·d）。当血压下降、水肿消退、尿蛋白减少后，即可逐渐增加食盐和蛋白质的量。

除限制钠盐外，也应限制进水量，进水量的控制本着宁少勿多的原则。每日进水量应为不显性失水量（约 500ml）加上前一天 24h 尿量，此进水量包括饮食、饮水、服药、输液等所含水分的总量。另外，饮食应注意热量充足、易于消化和吸收。

2. 病情观察　注意观察水肿的范围、程度，有无胸腔积液、腹腔积液，有无呼吸困难、肺部湿啰音等急性左心衰竭的征象；监测高血压动态变化，监测有无头痛、呕吐、颈项强直等高血压脑病的表现；观察尿的变化及肾功能的变化，及早发现有无肾衰竭的可能。

3. 用药护理　在使用降压药的过程中，要注意一定要定时、定量服用，随时监测血压的变化，还要嘱患者服药后在床边坐几分钟，然后缓慢站起，防止眩晕及直立性低血压。

4. 心理护理　患者尤其是儿童对长期的卧床会产生忧郁、烦躁等心理反应，加上担心血尿、蛋白尿是否会恶化，会进一步加重精神负担。故应尽量多关心、巡视患者，随时注意患者的情绪变化和精神需要，按照患者的要求予以尽快解决。关于卧床休息需要持续的时间和病情的变化等，应适当予以说明，并要组织一些有趣的活动活跃患者的精神生活，使患者能以愉快、乐观的态度安心接受治疗。

（八）健康指导

1. 预防指导　平时注意加强锻炼，增强体质。注意个人卫生，防止化脓性皮肤感染。有上呼吸道或皮肤感染时，应及时治疗。注意休息和保暖，限制活动量。

2. 生活指导　急性期严格卧床休息，按照病情进展调整作息制度。掌握饮食护理的意义及原则，切实遵循饮食计划。指导患者及其家属掌握本病的基本知识和观察护理方法，消除各种不利因素，防止疾病进一步加重。

3. 用药指导　遵医嘱正确使用抗生素、利尿药及降压药等，掌握不同药物的名称、剂量、给药方法，观察各种药物的疗效和不良反应。

4. 心理指导　增强战胜疾病的信心，保持良好的心境，积极配合诊疗计划。

二、急进性肾小球肾炎

急进性肾小球肾炎（rapidly progressive glomerulonephritis，RPGN），是一组病情发展急骤，由血尿、蛋白尿迅速发展为少尿或无尿直至急性肾衰竭的急性肾炎综合征。临床上，肾呈急剧进行性恶化，常在3个月内肾小球滤过率（GFR）下降50%以上，发展至终末期肾功能衰竭一般为数周或数月。该病进展迅速，病情危重，预后差。病理改变特征为肾小球囊内细胞增生、纤维蛋白沉着，表现为广泛的新月体形成，故又称新月体肾炎。这组疾病发病率较低，危险性大，及时诊断、充分治疗尚可有效改变疾病的预后，临床上应高度重视。

（一）病因及发病机制

由多种原因所致的一组疾病，包括：①原发性急进性肾小球肾炎。②继发于全身性疾病（如系统性红斑狼疮肾炎）的急进性肾小球肾炎。③在原发性肾小球病（如系膜毛细血管性肾小球肾炎）的基础上形成广泛新月体，即病理类型转化而来的新月体性肾小球肾炎。本文着重讨论原发性急进性肾小球肾炎（以下简称急进性肾炎）。

RPGN根据免疫病理可分为三型，其病因及发病机制各不相同：①Ⅰ型又称抗肾小球基底膜型肾小球肾炎，由于抗肾小球基底膜抗体与肾小球基底膜（GBM）抗原相结合激活补体而致病。②Ⅱ型又称免疫复合物型，因肾小球内循环免疫复合物的沉积或原位免疫复合物形成，激活补体而致病。③Ⅲ型为少或无免疫复合物型，肾小球内无或仅微量免疫球蛋白沉积。现已证实50%～80%该型患者为原发性小血管炎肾损害，肾脏可为首发、甚至唯一受累器官或与其他系统损害并存。原发性小血管炎患者血清抗中性粒细胞胞质抗体（ANCA）常呈阳性。我国以Ⅱ型多见，Ⅰ型好发于青、中年，Ⅱ型及Ⅲ型常见于中、老年患者，男性居多。

RPGN患者约半数以上有上呼吸道感染的前驱病史，其中少数为典型的链球菌感染，其他多为病毒感染，但感染与RPGN发病的关系尚未明确。接触某些有机化学溶剂、碳氢化合物如汽油，与RPGNⅠ型发病有较密切的关系。某些药物如丙硫氧嘧啶（PTU）、肼苯达嗪等可引起RPGNⅢ型。RPGN的诱发因素包括吸烟、吸毒、接触碳氢化合物等。此外，遗传的易感性在RPGN发病中作用也已引起重视。

（二）病理

肾脏体积常较正常增大。病理类型为新月体性肾小球肾炎。光镜下通常以广泛（50%以上）的肾小球囊腔内有大量新月体形成（占肾小球囊腔50%以上）为主要特征，病变早期为细胞性新月体，后期为纤维性新月体。另外，Ⅱ型常伴有肾小球内皮细胞和系膜细胞增生，Ⅲ型常可见肾小球节段性纤维素样坏死。免疫病理学检查是分型的主要依据，Ⅰ型IgG及C3呈光滑线条状沿肾小球毛细血管壁分布；Ⅱ型IgG及C3呈颗粒状沉积于系膜区及毛细血管壁；Ⅲ型肾小球内无或仅有微量免疫沉积物。电镜下可见Ⅱ型电子致密物在系膜区和内皮下沉积，Ⅰ型和Ⅲ型无电子致密物。

（三）临床表现

患者可有前驱呼吸道感染，起病多较急，病情急骤进展。Ⅰ型的临床特征为急性肾炎综合征（起病急、血尿、蛋白尿、少尿、水肿、高血压），且多在早期出现少尿或无尿，进行性肾功能恶化并发展成尿毒症；Ⅱ型患者约半数可伴肾病综合征；Ⅲ型患者常有不明原因的发热、乏力、关节痛或咯血等系统性血管炎的表现。

（四）辅助检查

1. 尿液检查　常见肉眼血尿，镜下大量红细胞、白细胞和红细胞管型，尿比重及渗透压降低，蛋白尿常呈阳性（＋～＋＋＋＋）。

2. 肾功能检查　血尿素氮、肌酐浓度进行性升高，肌酐清除率进行性降低。

3. 免疫学检查　主要有抗 GBM 抗体阳性（Ⅰ型）、ANCA 阳性（Ⅲ型）。此外，Ⅱ型患者的血液循环免疫复合物及冷球蛋白可呈阳性，并可伴血清 C3 降低。

4. 影像学检查　半数患者 B 型超声显示双肾增大。

（五）治疗要点

包括针对急性免疫介导性炎症病变的强化治疗以及针对肾脏病变后果（如水钠潴留、高血压、尿毒症及感染等）的对症治疗两方面。尤其强调在早期做出病因诊断和免疫病理分型的基础上尽快进行强化治疗。

1. 强化疗法　如下所述：

（1）强化血浆置换疗法：应用血浆置换机分离患者的血浆和血细胞并弃去血浆，再以等量正常人的血浆（或血浆白蛋白）和患者血细胞混合后重新输入患者体内。通常每日或隔日 1 次，每次置换血浆 2～4L，直到血清抗体（如抗 GBM 抗体、ANCA）或免疫复合物转阴、病情好转，一般需置换 6～10 次左右。该疗法需配合糖皮质激素［口服泼尼松 1mg/（kg·d），2～3 个月后渐减］及细胞毒性药物［环磷酰胺 2～3mg/（kg·d）口服，累积量一般不超过 8g］，以防止在机体大量丢失免疫球蛋白后有害抗体大量合成而造成"反跳"。该疗法适用于各型急进性肾炎，但主要适用于Ⅰ型；对于 Goodpasture 综合征和原发性小血管炎所致急进性肾炎（Ⅲ型）伴有威胁生命的肺出血作用较为肯定、迅速，应首选。

（2）甲泼尼龙冲击伴环磷酰胺治疗：为强化治疗之一。甲泼尼龙 0.5～1.0g 溶于 5% 葡萄糖中静脉滴入，每日或隔日 1 次，3 次为一疗程。必要时间隔 3～5d 可进行下一疗程，一般不超过 3 个疗程。甲泼尼龙冲击疗法也需辅以泼尼松及环磷酰胺常规口服治疗，方法同前。近年有人用环磷酰胺冲击疗法（0.8～1.0g 溶于 5% 葡萄糖静脉滴入，每月 1 次）替代常规口服，可减少环磷酰胺的不良反应，其确切优缺点和疗效尚待进一步总结。该疗法主要适用Ⅱ、Ⅲ型，Ⅰ型疗效较差。用甲泼尼龙冲击治疗时，应注意继发感染和水钠潴留等不良反应。

2. 替代治疗　凡急性肾衰竭已达透析指征者应及时透析。对强化治疗无效的晚期病例或肾功能已无法逆转者，则有赖于长期维持透析。肾移植应在病情静止半年（Ⅰ型、Ⅲ型患者血中抗 GBM 抗体、ANCA 需转阴）后进行。

3. 对症治疗　对水钠潴留、高血压及感染等需积极采取相应的治疗措施。

（六）护理诊断/合作性问题

1. 潜在并发症　急性肾功能衰竭。

2. 体液过多　与肾小球滤过率下降、大量激素治疗导致水钠潴留有关。

3. 有感染的危险　与激素、细胞毒性药物的应用、血浆置换、大量蛋白尿致机体抵抗力下降有关。

4. 恐惧　与疾病的病情进展快、预后差有关。

5. 知识缺乏　缺乏疾病防治的相关知识。

（七）护理措施

1. 病情监测　密切观察病情变化，及时识别急性肾功能衰竭的发生。监测项目包括：①生命体征：观察有无气促、端坐呼吸、肺部湿啰音等心力衰竭表现。②尿量：若尿量迅速减少或出现无尿，提示发生急性肾衰竭。③血肌酐、尿素氮、内生肌酐清除率：急性肾衰竭时可出现血尿素氮、肌酐浓度迅速进行性升高，肌酐清除率快速降低。④血清电解质：重点观察有无高血钾，急性肾衰竭时常可出现高血钾，并诱发心律失常、心脏骤停。⑤消化道症状：了解患者有无消化道症状，如食欲减退、恶心、呕吐、呕血或黑便等表现。⑥神经系统症状：有无意识模糊、定向障碍、甚至昏迷等神经系统症状。

2. 用药护理　严格遵医嘱用药，密切观察激素、免疫抑制剂、利尿剂的效果和不良反应。糖皮质激素可导致水钠潴留、血压升高、精神兴奋、消化道出血、骨质疏松、继发感染、伤口愈合缓慢以及类肾上腺皮质功能亢进症的表现，如满月脸、水牛背、腹部脂肪堆积、多毛等。对肾脏患者，使用糖皮质激素后应特别注意有无加重肾损害导致病情恶化的水钠潴留、血压升高和继发感染等不良反应。激素和细胞毒性药物冲击治疗时，可明显抑制机体的免疫功能，必要时需要对患者实施保护性隔离，防止感染。血浆置换和透析治疗时，应注意严格无菌操作。

（八）健康指导

1. 疾病防护指导　部分患者的发病与前驱感染病史、吸烟或接触某些有机化学溶剂有关，应积极预防，注意保暖，避免受凉和感冒。

2. 疾病知识指导　向患者家属介绍疾病特点。

3. 用药指导　对患者及家属强调遵医嘱用药的重要性，告知激素及细胞毒性药物的作用、可能出现的不良反应和服药的注意事项，鼓励患者配合治疗。

4. 病情监测指导　向患者解释如何监测病情变化和病情经治疗缓解后的长期随访，防止疾病复发及恶化。

（九）预后

患者若能得到及时明确诊断和早期强化治疗，预后可得到显著改善。早期强化治疗可使部分患者得到缓解，避免或脱离透析，甚至少数患者肾功能能得到完全恢复。若诊断不及时，早期未接受强化治疗，患者多于数周至半年内进展至不可逆肾衰竭。影响患者预后的主要因素有：①免疫病理类型：Ⅲ型较好，Ⅰ型差，Ⅱ型居中。②强化治疗是否及时：临床无少尿，血肌酐小于 $530\mu mol/L$，病理尚未显示广泛不可逆病变（纤维性新月体、肾小球硬化或间质纤维化）时，即开始治疗者预后较好，否则预后差。③老年患者预后相对较差。

本病缓解后的长期转归，以逐渐转为慢性病变并发展为慢性肾衰竭较为常见，故应特别注意采取措施保护残存肾功能，延缓疾病进展和慢性肾衰竭的发生。部分患者可长期维持并缓解。仅少数患者（以Ⅲ型多见）可复发，必要时需重复肾活检，部分患者强化治疗仍可有效。

三、慢性肾小球肾炎

慢性肾小球肾炎（chronic glomerulonephritis，CGN），简称慢性肾炎，是一组以血尿、蛋白尿、高血压、水肿为基本临床表现的肾小球疾病。临床特点是病程长，起病初无症状，进展缓慢，最终可发展成慢性肾衰竭。由于不同的病理类型及病程阶段不同，疾病表现可多样化。可发生于任何年龄，以青、中年男性居多。

（一）病因及发病机制

绝大多数慢性肾炎由不同病因、不同病理类型的原发性肾小球疾病发展而来，仅少数由急性链球菌感染后肾小球肾炎所致。其发病机制主要与原发病的免疫炎症损伤有关。此外，高血压、大量蛋白尿、高血脂等非免疫非炎症性因素亦参与其慢性化进程。

（二）病理类型

慢性肾炎的常见病理类型有系膜增生性肾小球肾炎（包括 IgA 肾病和非 IgA 系膜增生性肾小球肾炎）、系膜毛细血管性肾炎、膜性肾病及局灶节段性肾小球硬化等。上述所有类型均可转化为不同程度的肾小球硬化、肾小管萎缩和间质纤维化，最终肾脏体积缩小，晚期进展成硬化性肾小球肾炎，临床上进入尿毒症阶段。

（三）临床表现

本病起病多缓慢、隐匿，部分患者因感染、劳累呈急性发作。临床表现多样，病情时轻时重，逐渐发展为慢性肾衰竭。

1. 一般表现　蛋白尿、血尿、高血压、水肿为基本临床表现。早期患者可有乏力、纳差、腰部疼痛；水肿可有可无；轻度尿异常，尿蛋白定量常在 $1\sim3g/d$，多有镜下血尿；血压可正常或轻度升高；肾功能正常或轻度受损。以上情况持续数年，甚至数十年，肾功能逐渐恶化出现相应临床表现（贫血、血压增高等）。

2. 特殊表现 有的患者可表现为血压（特别是舒张压）持续性升高，出现眼底出血、渗出，甚至视盘水肿；感染、劳累、妊娠和使用肾毒性药物可使病情急剧恶化，可能引起不可逆慢性肾衰竭。

（四）辅助检查

1. 尿液检查 尿蛋白＋～＋＋＋，24h 尿蛋白定量常在 1～3g。尿中可有多形性的红细胞＋～＋＋，红细胞颗粒管型等。

2. 血液检查 肾功能不全的患者可有肾小球滤过率（GFR）下降，血尿素氮（BUN）、血肌酐（Cr）增高、内生肌酐清除率下降。贫血患者出现贫血的血象改变。部分患者可有血脂升高，血浆白蛋白降低。另外，血清补体 C3 始终正常，或持续降低 8 周以上不恢复正常。

3. B 超检查 双肾可有结构紊乱、缩小、皮质变薄等改变。

4. 肾活组织检查 可以确定慢性肾炎的病理类型，对指导治疗和估计预后有重要价值。

（五）诊断要点

凡蛋白尿持续 1 年以上，伴血尿、水肿、高血压和肾功能不全，排除继发性肾炎、遗传性肾炎和慢性肾盂肾炎后，可诊断为慢性肾炎。

（六）治疗要点

慢性肾炎的治疗应以防止或延缓肾功能进行性恶化、改善或缓解临床症状及防治严重并发症为目标，主要治疗如下。

1. 优质低蛋白饮食和必需氨基酸治疗 限制食物中蛋白质及磷的摄入量，低蛋白及低磷饮食可减轻肾小球内高压力、高灌注及高滤过状态，延缓肾小球的硬化。根据肾功能的状况给予优质低蛋白饮食（每日 0.6～0.8g/kg），同时控制饮食中磷的摄入。在进食低蛋白饮食时，应适当增加糖类的摄入以满足机体生理代谢所需要的热量，防止负氮平衡。在低蛋白饮食 2 周后可使用必需氨基酸或 α-酮酸（每日 0.1～0.2g/kg）。极低蛋白饮食者，0.3g/（kg·d），应适当增加必需氨基酸（8～12g/d）或 α-酮酸，防止负氮平衡。有明显水肿和高血压时，需低盐饮食。

2. 对症治疗 主要是控制高血压。控制高血压尤其肾内毛细血管高血压是延缓慢性肾衰竭进展的重要措施。一般多选用血管紧张素转换酶抑制剂（ACEI）、血管紧张素 II 受体拮抗剂（ARB）或钙通道阻滞剂。临床与实验研究结果均证实，ACEI 和 ARB 具有降低肾小球内血压、减少蛋白尿及保护肾功能的作用。肾功能损害的患者使用此类药物时应注意高钾血症的防治。其他降压药，如 β-受体阻滞剂、α-受体阻滞剂、血管扩张药及利尿剂等亦可应用。患者应限盐，有明显水钠潴留的容量依赖型高血压患者选用噻嗪类利尿药。肾功能较差时，噻嗪类利尿剂无效或疗效较差，应改用袢利尿剂。

血压控制欠佳时，可联合使用多种抗高血压药物把血压控制到靶目标值。多数学者认为肾病患者的血压应较一般患者控制更严格，蛋白尿大于等于 1.0g/24h，血压应控制在 125/75mmHg（16.625/9.975kPa）以下；如果蛋白尿小于等于 1.0g/24h，血压应控制在 130/80mmHg（17.29/6.9kPa）以下。应尽量选用具有肾脏保护作用的降压药如 ACEI 和 ARB。

3. 特殊治疗 目前研究结果显示，大剂量双嘧达莫（300～400mg/d）、小剂量阿司匹林（40～300mg/d）对系膜毛细血管性肾小球肾炎有降低尿蛋白的作用。对糖皮质激素和细胞毒性药物一般不主张积极应用，但对病理类型较轻、肾体积正常、肾功能轻度受损而尿蛋白较多的患者在无禁忌时可试用。

4. 防治肾损害因素 包括：①预防和治疗各种感染，尤其是上呼吸道感染，因其可致慢性肾炎急性发作，使肾功能急剧恶化。②纠正水电解质和酸碱平衡紊乱。③禁用肾毒性药物，包括中药（如含马兜铃酸的中药关木通、广防己等）和西药（如氨基糖苷类、两性霉素、磺胺类抗生素等）。④及时治疗高脂血症、高尿酸血症。

（七）护理诊断/合作性问题

1. 营养失调：低于机体需要量 与限制蛋白饮食、低蛋白血症等有关。

2. 有感染的危险 与皮肤水肿、营养失调、应用糖皮质激素和细胞毒性药物致机体抵抗力下降有关。

3. 焦虑 与疾病的反复发作、预后不良有关。

4. 潜在并发症 慢性肾衰竭。

（八）护理措施

1. 一般护理 如下所述：

（1）休息与活动：慢性肾炎患者每日在保证充分休息和睡眠的基础上，应有适度的活动。尤其是肥胖者应通过活动减轻体重，以减少肾脏和心脏的负担。但对病情急性加重及伴有血尿、心力衰竭或并发感染的患者，应限制活动。

（2）饮食护理：慢性肾炎患者肾小管的重吸收作用不良，在排尿量达到一般标准时，应充分饮水，增加尿量以排泄体内废物。一般情况下不必限制饮食，但若肾功能已受到严重损害，伴有高血压且有发展为尿毒症的倾向时，应限制盐为 3～4g/d，蛋白质为 0.3～0.4g/（kg·d），且宜给予优质的动物蛋白，使之既能保证身体所需的营养，又可达到低磷饮食的要求，起到保护肾功能的作用。另外，应提供足够热量、富含维生素、易消化的饮食，适当调节高糖和脂类在饮食热量中的比例，以减轻自体蛋白质的分解，减轻肾脏负担。

2. 病情观察 密切观察血压的变化，因血压突然升高或持续高血压可加重肾功能的恶化。注意观察水肿的消长情况，注意患者有无出现胸闷、气急及腹胀等胸、腹腔积液的征象。监测患者的尿量变化及肾功能，如血肌酐（Cr）、血尿素氮（BUN）升高和尿量迅速减少，应警惕肾衰竭的发生。

3. 用药护理 使用利尿剂注意监测有无电解质、酸碱平衡紊乱，如低钾血症、低钠血症等；肾功能不全患者在应用 ACEI 降压时，应监测电解质，防止高血钾，另外注意观察有无持续性干咳的不良反应，如果发现要及时提醒医生换药；用血小板解聚药时注意观察有无出血倾向，监测出血、凝血时间等；激素或免疫抑制剂常用于慢性肾炎伴肾病综合征的患者，应观察该类药物可能出现的不良反应。

4. 心理护理 本病病程长，病情反复，长期服药疗效差、不良反应大，预后不良，患者易产生悲观、恐惧等不良情绪反应。且长期患病使患者生活、工作能力下降，经济负担加重，更进一步增加了患者及亲属的思想负担。因此心理护理尤为重要。积极主动与患者沟通，鼓励其说出内心的感受，对提出的问题予以耐心解答。与亲属一起做好患者的疏导工作，联系单位和社区解决患者的后顾之忧，使患者以良好的心态正确面对现实。

（九）健康指导

1. 预防感染指导 保持环境清洁、空气流通、阳光充足；注意休息，避免剧烈运动和过重的体力劳动；注意个人卫生，预防呼吸道和泌尿道感染，如出现感染症状时，应及时治疗。

2. 生活指导 严格按照饮食计划进餐；能够劳逸结合；学会与疾病有关的家庭护理知识，如如何控制饮水量、自我监测血压等。

3. 怀孕指导 在血压和 BUN 正常时，可安全怀孕。如曾有高血压症，且 BUN 较高，应该避孕，必要时行人工流产。

4. 用药指导 掌握利尿剂、降压药等各种药物的使用方法、用药过程中的注意事项；不使用对肾功能有害的药物，如氨基糖苷类抗生素、抗真菌药等。

5. 心理指导 能明确不良心理对疾病的危害性，学会有效的调适方法，心境平和，积极配合医护工作。

（十）预后

慢性肾炎呈持续进行性进展，最终发展至终末期肾衰竭。其进展的速度主要取决于肾脏病理类型、延缓肾功能进展的措施以及避免各种危险因素。其中长期大量蛋白尿、伴高血压或肾功能受损者预后较差。

（赵兰君）

第二节　肾病综合征

肾病综合征（nephrotic syndrome，NS）是指由各种肾小球疾病引起的以大量蛋白尿（尿蛋白定量大于 3.5g/d）、低蛋白血症（血浆白蛋白小于 30g/L）、水肿、高脂血症为临床表现的一组综合征。

一、病因

NS 分为原发性和继发性两大类，本节主要讨论原发性 NS。原发性 NS 为各种不同病理类型的肾小球病，常见的有：①微小病变肾病。②系膜增生性肾小球肾炎。③局灶节段性肾小球硬化。④膜性肾病。⑤系膜毛细血管性肾小球肾炎。

二、病理生理

1. 大量蛋白尿　在正常生理情况下，肾小球滤过膜具有分子屏障及电荷屏障作用，这些屏障作用受损致使原尿中蛋白含量增多，当其增多明显超过近曲小管回吸收量时，形成大量蛋白尿。而高血压、高蛋白饮食或大量输注血浆蛋白等因素均可加重尿蛋白的排出。尿液中主要含清蛋白和与清蛋白近似分子量的蛋白。大分子蛋白如纤维蛋白原、α_1 和 α_2 巨球蛋白等，因其无法通过肾小球滤过膜，从而在血浆中的浓度保持不变。

2. 低白蛋白血症　大量白蛋白从尿中丢失的同时，如肝白蛋白合成增加不足以克服丢失和分解，则出现低白蛋白血症。同时，NS 患者因胃肠黏膜水肿导致食欲减退、蛋白摄入不足、吸收不良或丢失也可加重低白蛋白血症。另外，某些免疫球蛋白（如 IgG）和补体、抗凝及纤溶因子、金属结合蛋白及内分泌素蛋白也可减少，尤其是肾小球病理损伤严重，大量蛋白尿和非选择性蛋白尿时更为显著。患者易产生感染、高凝、微量元素缺乏、内分泌紊乱和免疫功能低下等并发症。

由于免疫球蛋白和补体成分的丢失，NS 患者的抵抗力降低，易患感染。B 因子和 D 因子的丢失导致患者对致病微生物的易感性增加。激素结合蛋白随尿液的丢失会导致体内一系列内分泌和代谢紊乱。少数患者会在临床上表现出伴 NS 的甲状腺功能低下，并且会随着 NS 的缓解而得到恢复。NS 时，血钙和维生素 D 水平也受到明显的影响。血浆中维生素 D 水平下降，又同时使用激素或者有肾功能损害时，就会加速骨病的产生。因此，对于这样的患者应及时进行骨密度、血浆激素水平的监测，同时补充维生素 D 及相关药物，防止骨病的发生。

3. 水肿　NS 时低白蛋白血症、血浆胶体渗透压下降，使水分从血管腔内进入组织间隙，是造成 NS 水肿的基本原因。此外，部分患者有效循环血容量不足，肾素－血管紧张素，醛固酮系统激活和抗利尿激素分泌增加，可增加肾小管对钠的重吸收，进一步加重水肿。但也有研究发现，约 50% 的 NS 患者血容量并不减少甚至增加，血浆肾素水平正常或下降，提示 NS 患者的水钠潴留并不依赖于肾素，血管紧张素，醛固酮系统的激活，而是肾脏原发的水钠潴留的结果。

4. 高脂血症　患者表现为高胆固醇血症和（或）高甘油三酯血症，并可伴有低密度脂蛋白（LDL）、极低密度脂蛋白（VLDL）及脂蛋白 a［Lp（a）］的升高，高密度脂蛋白（HDL）正常或降低。高脂血症的发生与肝脏脂蛋白合成的增加和外周组织利用及分解减少有关，后者可能是高脂血症更为重要的原因。高胆固醇血症的发生与肝脏合成过多富含胆固醇和载脂蛋白 B 的 LDL 及 LDL 受体缺陷致 LDL 清除减少有关。高甘油三酯血症在 NS 中也常见，其产生的原因更多是由于分解减少而非合成增多。

三、临床表现

引起原发性 NS 的肾小球疾病的病理类型有五种，各种病理类型的临床特征、对激素的治疗反应和预后不尽相同。

1. 微小病变型肾病　微小病变型肾病占儿童原发性 NS 的 80%～90%，占成人原发性 NS 的 5%～

10%。好发于儿童，男性多于女性。典型临床表现为 NS，15% 左右伴镜下血尿，一般无持续性高血压及肾功能减退。60 岁以上的患者，高血压和肾功能损害较多见。90% 对糖皮质激素治疗敏感，但复发率高达 60%。

2. 系膜增生性肾小球肾炎　此类型在我国的发病率显著高于西方国家，占原发性 NS 的 30%，男性多于女性，好发于青少年。约 50% 于前驱感染后急性起病，甚至出现急性肾炎的表现。如为非 IgA 系膜增生性肾小球肾炎，约 50% 表现为 NS，约 70% 伴有血尿；如为 IgA 肾病，约 15% 出现 NS，几乎均有血尿。肾功能不全和高血压随着病变程度加重会逐渐增加。对糖皮质激素及细胞毒性药物的治疗反应与病理改变轻重有关，轻者疗效好，重者疗效差。50% 以上的患者经激素治疗后可获完全缓解。

3. 系膜毛细血管性肾小球肾炎　此类型占我国原发性 NS 的 10%，男性多于女性，好发于青壮年。约半数患者有上呼吸道的前驱感染史。约 50%~60% 表现为 NS，30% 的患者表现为无症状蛋白尿，常伴有反复发作的镜下血尿或肉眼血尿。20%~30% 的患者表现为急性肾炎综合征。高血压、贫血及肾功能损害常见，常呈持续进行性进展。75% 的患者有持续性低补体血症，是本病的重要特征之一。糖皮质激素及细胞毒性药物对成人疗效差，发病 10 年后约 50% 的病例将进展为慢性肾衰竭。肾移植术后常复发。

4. 膜性肾病　此型占我国原发性 NS 的 25%~30%，男性多于女性，好发于中老年。起病隐匿，约 70%~80% 表现为 NS，约 30% 可伴有镜下血尿。肾静脉血栓发生率可高达 50%，肾静脉血栓最常见。有自发缓解倾向，约 25% 的患者会在 5 年内自发缓解。单用激素治疗无效；必须与细胞毒性药物联合使用可使部分患者缓解，但长期和大剂量使用激素和细胞毒性药物有较多的不良反应，因此必须权衡利弊，慎重选择。此外，应适当使用调脂药和抗凝治疗。患者常在发病 5~10 年后逐渐出现肾功能损害。

5. 局灶性节段性肾小球硬化　此型占我国原发性 NS 的 20%~25%，好发于青少年男性。多隐匿起病，NS 为主要临床表现，其中约 3/4 伴有血尿，约 20% 可见肉眼血尿。确诊时约半数伴高血压、约 30% 有肾功能减退，部分患者可伴有近曲小管功能障碍。部分患者可由微小病变型肾病转变而来。对激素和细胞毒性药物治疗的反应性较差，激素治疗无效者达 60% 以上，疗程要较其他病理类型的 NS 适当延长。预后与激素治疗的效果及蛋白尿的程度密切相关。激素治疗反应性好者，预后较好。

四、并发症

1. 感染　是 NS 的常见并发症，与大量蛋白质营养不良、免疫功能紊乱及激素治疗有关。常见感染部位的顺序为：呼吸道、泌尿道、皮肤。感染是 NS 复发和疗效不佳的主要原因之一。

2. 血栓和栓塞　NS 患者的高脂血症以及蛋白质从尿中丢失会造成血液黏稠度增加，加之 NS 时血小板功能亢进、利尿剂和糖皮质激素等因素进一步加重高凝状态，使血栓、栓塞易发，其中以肾静脉血栓最为多见（发生率为 10%~50%，其中 3/4 病例无临床症状）。此外，肺血管血栓、栓塞，下肢静脉、脑血管、冠状血管血栓也不少见。

3. 急性肾衰竭　NS 时有效循环血容量的减少导致肾血流量不足，易诱发肾前性氮质血症。少数患者可出现急性肾衰竭，尤以微小病变型肾病居多。其机制可能是肾间质高度水肿压迫肾小管及大量管型阻塞肾小管，导致肾小管腔内高压、肾小球滤过率骤然减少所致。

4. 蛋白质和脂肪代谢紊乱　可出现低蛋白血症，蛋白代谢呈负平衡。长期低蛋白血症可造成患者营养不良、机体抵抗力下降、生长发育迟缓、内分泌紊乱等。低蛋白血症还可导致药物与蛋白结合减少，游离药物增多，影响药物的疗效，增加部分药物的毒性作用；金属结合蛋白丢失可使微量元素（铁、铜、锌等）缺乏；内分泌素结合蛋白不足可诱发内分泌紊乱。高脂血症增加血液黏稠度，促进血栓、栓塞并发症的发生，还将增加心血管系统并发症冠状动脉粥样硬化、心肌梗死，并可促进肾小球硬化和肾小管 - 间质病变的发生，促进肾脏病变的慢性进展。

五、辅助检查

1. 尿液检查　尿蛋白定性一般为 +++~++++，尿中可有红细胞、管型等。24h 尿蛋白定量超过 3.5g。

2. 血液检查 血浆清蛋白低于 30g/L，血中胆固醇、甘油三酯、低及极低密度脂蛋白增高。肾衰竭时血尿素氮、血肌酐升高。

3. 肾活检 可明确肾小球的病理类型。

4. 肾 B 超检查 双肾正常或缩小。

六、诊断要点

根据大量蛋白尿、低蛋白血症、高脂血症、水肿等临床表现，排除继发性 NS 即可确立诊断，其中尿蛋白大于 3.5g/d、血浆清蛋白小于 30g/L 为诊断的必备条件。NS 的病理类型有赖于肾活组织病理检查。

七、治疗要点

治疗原则以抑制免疫与炎症反应为主，同时防治并发症。

1. 一般治疗 如下所述：

（1）适当休息，预防感染：NS 患者应注意休息，避免到公共场所并预防感染。病情稳定者适当活动是必需的，以防止静脉血栓形成。

（2）限制水钠，优质蛋白饮食：水肿明显者应适当限制水钠摄入（NaCl < 3g/d）。肾功能良好者不必限制蛋白的摄入，但 NS 患者摄入高蛋白饮食会加重蛋白尿，促进肾脏病变的进展。因此，主张给予 NS 患者正常量 0.8 ~ 1.0g（kg·d）的优质蛋白（富含必需氨基酸的动物蛋白）饮食。

2. 对症治疗 如下所述：

（1）利尿消肿：一般患者在使用激素并限制水、钠摄入后可达到利尿消肿的目的。对于水肿明显，经上述处理仍无效者可适当选用利尿剂。利尿治疗的原则是不宜过快、过猛，以免引起有效血容量不足、加重血液高黏倾向，诱发血栓、栓塞并发症。常用噻嗪类利尿剂（氢氯噻嗪）和保钾利尿剂（螺内酯）做基础治疗，二者并用可提高利尿的效果，同时可减少钾代谢紊乱。上述治疗无效时，改为渗透性利尿剂（低分子右旋糖酐、羟乙基淀粉）并用袢利尿剂（呋塞米），可获良好利尿效果。注意在通过输注血浆或血浆白蛋白利尿时要严格掌握适应证，只有对病情严重的患者在必需利尿时方可使用，且要避免过频、过多。对伴有心脏病的患者应慎用此法利尿。

（2）提高血浆胶体渗透压：血浆或清蛋白等静脉输注均可提高血浆胶体渗透压，促进组织中水分回吸收并利尿，如继而使用呋塞米 60 ~ 120mg 加于葡萄糖溶液中缓慢静脉滴注，有时能获得良好的利尿效果。但由于输入的蛋白均将于 24 ~ 48h 内由尿中排出，可引起肾小球高滤过及肾小管高代谢造成肾小球脏层及肾小管上皮细胞损伤、促进肾间质纤维化，轻者影响糖皮质激素疗效，延迟疾病缓解，重者可损害肾功能，多数学者认为非必要时不宜多用。故应严格掌握适应证，对严重低蛋白血症、高度水肿而又少尿（尿量小于 400ml/d）的 NS 患者，在必需利尿的情况下方可考虑使用，但也要避免过频、过多使用。心力衰竭者慎用。

（3）减少尿蛋白：持续性大量蛋白尿本身可导致肾小球高滤过、加重肾小管．间质损伤、促进肾小球硬化，是影响肾小球病预后的重要因素。已证实减少尿蛋白可以有效延缓肾功能的恶化。应用 ACEI 如贝那普利和（或）ARB 如氯沙坦，可通过有效地控制高血压，降低肾小球内压和直接影响肾小球基底膜对大分子蛋白的通透性，有不依赖于降低全身血压而减少尿蛋白作用。所用剂量一般应比常规降压药剂量大，才能获得良好疗效。

（4）调脂：高脂血症可加速肾小球疾病的发展，增加心、脑血管疾病的发生率，因此，NS 患者合并高脂血症应使用调脂药，尤其是有高血压及冠心病家族史、高 LDL 及低 HDL 血症的患者更需积极治疗。常用降脂药有：①3 - 羟基 - 3 - 甲基戊二酰单酰辅酶 A 还原酶抑制剂，如洛伐他汀、辛伐他汀。②纤维酸类药物，如非诺贝特、吉非贝齐。③普罗布考，本品除降脂作用外还具有抗氧化作用，可防止低密度脂蛋白的氧化修饰，抑制粥样斑块的形成，长期使用可预防肾小球硬化。若 NS 缓解后高脂血症自行缓解则不必使用调脂药。

（5）抗凝：由于凝血因子的改变及激素的使用，常处于高凝状态，有较高血栓并发症的发生率，尤其是在血浆白蛋白小于 20g/L 时，更易合并静脉血栓的形成。建议当血浆白蛋白小于 20g/L 时常规使用抗凝剂，可使用普通肝素或低分子肝素，维持 APTT 在正常的 2 倍。此外，也可使用口服抗血小板药如双嘧达莫、阿司匹林。一旦出现血栓或栓塞时，应及早予尿激酶或链激酶溶栓，并配合应用抗凝药。治疗期间应密切观察出、凝血情况，避免药物过量而致出血。

（6）抗感染：用激素治疗时，不必预防性使用抗生素，因其不能预防感染，反而可能诱发真菌双重感染。一旦出现感染，应及时选用敏感、强效及无肾毒性的抗生素。

（7）透析：急性肾衰竭时，利尿无效且达到透析指征时应进行血液透析。

3. 抑制免疫与炎症反应　如下所述：

（1）糖皮质激素：该药可能是通过抑制免疫与炎症反应，抑制醛固酮和抗利尿激素的分泌，影响肾小球基底膜通透性而达到治疗作用。应用激素时应注意以下几点：①起始用量要足：如泼尼松始量为 1mg/（kg·d），共服 8～12 周。②撤减药要慢：足量治疗后每 1～2 周减少原用量的 10%，当减至 20mg/d 时疾病易反跳，应更加缓慢减量。③维持用药要久：最后以最小有效剂量（10mg/d）作为维持量，再服半年至 1 年或更久。激素可采用全日量顿服，维持用药期间两日量隔日一次顿服，以减轻激素的不良反应。

NS 患者对激素治疗的反应可分为三种类型：①激素敏感型：即治疗 8～12 周内 NS 缓解。②激素依赖型：即药量减到一定程度即复发。③激素抵抗型：即对激素治疗无效。

（2）细胞毒性药物：目前国内外最常用的细胞毒性药物为 CTX，细胞毒性药物常用于"激素依赖型"或"激素抵抗型"NS，配合激素治疗有可能提高缓解率。一般不首选及单独应用。

（3）环孢素：该药可选择性抑制辅助性 T 细胞及细胞毒效应 T 细胞。近年来已开始用该药治疗激素及细胞毒性药物都无效的难治性 NS，但此药昂贵，不良反应大，停药后病情易复发：因而限制了它的广泛应用。

（4）霉酚酸酯：霉酚酸酯（mycophenolate mofetil，MMF）是一种新型有效的免疫抑制剂，在体内代谢为霉酚酸，通过抑制次黄嘌呤单核苷酸脱氢酶、减少鸟嘌呤核苷酸的合成，从而抑制 T、B 淋巴细胞的增殖。可用于激素抵抗及细胞毒性药物治疗无效的 NS 患者。推荐剂量为 1.5～2.0g/d，分两次口服，共用 3～6 个月，减量维持半年。不良反应相对较少，有腹泻及胃肠道反应等，偶有骨髓抑制作用。其确切的临床效果及不良反应还需要更多临床资料证实。

4. 中医中药治疗　一般主张与激素及细胞毒性药物联合使用，不但可降尿蛋白，还可拮抗激素及细胞毒性药物的不良反应，如雷公藤总苷、真武汤等。

八、护理评估

1. 健康史　如下所述：

（1）病史：询问本病的有关病因，如有无原发性肾疾病、糖尿病、过敏性紫癜、系统性红斑狼疮等病史。询问有关的临床表现，如水肿部位、程度、特点及消长情况，有无出现胸闷、气促、腹胀等胸腔积液、心包积液、腹腔积液的表现；有无肉眼血尿、高血压、尿量减少等。注意有无发热、咳嗽、咳痰、尿路刺激征、腹痛等感染征象；有无腰痛、下肢疼痛等肾静脉血栓、下肢静脉血栓的表现。

（2）治疗经过：询问患者的用药情况，如激素的剂量、用法、减药情况、疗程、治疗效果、有无副作用等；有无用过细胞毒性药及其他免疫抑制剂，其用、剂量及疗效等。

2. 身心状况　如下所述：

（1）身体评估：评估患者的一般状态，如精神状态、营养状况、生命体征、体重等有无异常。评估水肿范围、特点，有无胸腔积液、腹腔积液、阴囊水肿和心包积液。

（2）心理－社会状况：患者有无因形象的改变产生自卑、悲观、失望等不良的情绪反应；患者及家属的应对能力；患者的社会支持情况、患者出院后的社区保健资源等。

3. 辅助检查　观察实验室及其他检查结果，如 24h 尿蛋白定量结果、血浆白蛋白浓度的变化、肝肾功能、血清电解质、血脂浓度的变化、凝血功能等；肾活组织的病理检查结果等。

九、护理诊断/合作性问题

1. 体液过多　与低蛋白血症致血浆胶体渗透压下降等有关。

2. 营养失调：低于机体需要量　与大量蛋白质的丢失、胃肠黏膜水肿致蛋白质吸收障碍等因素有关。

3. 焦虑　与疾病造成的形象改变及病情复杂，易反复发作有关。

4. 有感染的危险　与皮肤水肿，大量蛋白尿致机体营养不良，激素、细胞毒性药物的应用致机体免疫功能低下有关。

5. 潜在并发症　血栓形成、急性肾衰竭、心脑血管并发症等。

十、护理目标

（1）患者能积极配合治疗，水肿程度减轻或消失。

（2）能按照饮食原则进食，营养状况逐步改善。

（3）能正确应对疾病带来的各种问题，焦虑程度减轻。

（4）无感染发生。

（5）无血栓形成及急性肾衰竭、心脑血管等并发症的发生。

十一、护理措施

1. 一般护理　如下所述：

（1）休息与活动：NS 如有全身严重水肿、胸腹腔积液时应绝对卧床休息，并取半坐卧位。护理人员可协助患者在床上做关节的全范围运动，以防止关节僵硬及挛缩，并可防止肢体血栓形成。对于有高血压的患者，应适当限制活动量。老年患者改变体位时不可过快，以防止直立性低血压。

水肿减轻后患者可进行简单的室内活动，尿蛋白定量下降到 2g/d 以下时可恢复适量的室外活动，恢复期的患者应在其体能范围内适当进行活动。但需注意在整个治疗、护理及恢复阶段，患者应避免剧烈运动，如跑、跳、提取重物等。

（2）饮食护理：NS 患者的饮食要求既能改善患者的营养状况，又不增加肾脏的负担。饮食原则如下：①蛋白质：高蛋白饮食可增加肾脏负担，对肾不利，故提倡正常量的优质蛋白（富含必需氨基酸的动物蛋白）摄入，按 1g（kg·d）供给。但当肾功能不全时，应根据肌酐清除率调整蛋白质的摄入量。②热量供给要充足，不少于 126～147kJ（30～35kcal）/（kg·d）。③为减轻高脂血症，应少食富含饱和脂肪酸的食物如动物油脂，而多吃富含多聚不饱和脂肪酸的食物如植物油及鱼油，以及富含可溶性纤维的食物如燕麦、豆类等。④水肿时低盐饮食，勿食腌制食品。⑤注意各种维生素及微量元素（如铁、钙）的补充。且应定期测量血浆白蛋白、血红蛋白等指标以反映机体营养状态。

由于 NS 患者一般食欲欠佳，因此可采用增加餐次的方法以提高摄入量。同时在食谱内容上注意色、香、味。在烹调方法上可用糖醋汁、番茄汁等进行调味以改善低盐膳食的味道。

2. 病情观察　监测生命体征、体重、腹围、出入量的变化，定时查看各种辅助检查结果，结合临床表现判断病情进展情况。如根据体温有无升高，患者有无出现咳嗽、咳痰、肺部湿啰音、尿路刺激征、皮肤破溃化脓等判断是否并发感染；根据患者有无腰痛、下肢疼痛、胸痛、头痛等判断是否并发肾静脉、下肢静脉、冠状血管及脑血管血栓；根据患者有无少尿、无尿及血 BUN、血肌酐升高等判断有无肾衰竭。同时，注意观察有无营养不良、内分泌紊乱及微量元素缺乏的改变。

3. 感染的预防及护理　保持水肿皮肤清洁、干燥，避免皮肤受摩擦或损伤；指导和协助患者进行口腔黏膜、眼睑结膜及阴部等的清洁；定期作好病室的空气消毒，用消毒药水拖地板、湿擦桌椅等；尽量减少病区的探访人次，对有上呼吸道感染者应限制探访；同时指导患者少去公共场所等人多聚集的地方；遇寒冷季节，嘱患者减少外出，注意保暖。出现感染情况时，按医嘱正确采集患者的血、尿、痰、腹水等标本送检，根据药敏试验使用有效的抗生素，观察用药后感染有无得到有效控制。

4. 用药护理　如下所述：

（1）激素和细胞毒性药物：应用环孢素的患者，服药期间应注意监测血药浓度，观察有无副作用的出现，如肝肾毒性、高血压、高尿酸血症、高血钾、多毛及牙龈增生等。

（2）抗凝药：如在使用肝素、双嘧达莫等的过程中，若出现皮肤黏膜、口腔、胃肠道等的出血倾向时，应及时减药并给予对症处理，必要时停药。

（3）中药：使用雷公藤制剂时，应注意监测尿量、性功能及肝肾功能、血常规的变化。因其可造成性腺抑制、肝肾损害及外周血白细胞减少等不良反应。

5. 心理护理　针对本病病程长、表现复杂、易反复发作带给患者及家属的忧虑。首先允许患者发泄自己的郁闷，对患者的表现表示理解；还要引导患者多说话，随时将自己的需要说出来，这样消极的寂寞会逐渐变为积极的配合；在此期间，随时向患者及家属报告疾病的进展情形，对任何微小的进步都应给予充分的认可，使他们重建信心。同时，要根据评估资料，调动患者的社会支持系统，为患者提供最大限度的物质和精神支持。

十二、护理评价

（1）患者水肿程度有无减轻并逐渐消退。
（2）营养状况有无改善。
（3）焦虑程度有无减轻。
（4）是否发生感染。
（5）有无血栓形成、急性肾衰竭、心脑血管等并发症的发生。

十三、健康指导

1. 预防指导　认识到积极预防感染的重要性，能够加强营养、注意休息、保持个人卫生，积极采取措施防止外界环境中病原微生物的侵入。

2. 生活指导　能够根据病情适度活动，注意避免肢体血栓等并发症的产生。饮食上注意限盐，每日不会摄入过多蛋白。

3. 病情监测指导　学会每日用浓缩晨尿自测尿蛋白，出院后坚持定期门诊随访，密切观察肾功能的变化。

4. 用药指导　坚持遵医嘱用药，勿自行减量或停用激素，了解激素及细胞毒性药物的常见不良反应。

5. 心理指导　意识到良好的心理状态有利于提高机体的抵抗力，增强适应能力。能保持乐观开朗的心态，对疾病治疗充满信心。

十四、预后

影响 NS 预后的因素主要有：①病理类型：微小病变型肾病和轻度系膜增生性肾小球肾炎预后较好，系膜毛细血管性肾炎、局灶节段性肾小球硬化、重度系膜增生性肾小球肾炎预后较差。早期膜性肾病也有一定的缓解率，晚期则难于缓解。②临床表现：大量蛋白尿、严重高血压及肾功能损害者预后较差。③激素治疗效果：激素敏感者预后相对较好，激素抵抗者预后差。④并发症：反复感染导致 NS 经常复发者预后差。

（张　宏）

第三节　急性肾衰竭

急性肾衰竭（acute renal failure，ARF）是由于各种病因引起的短期内（数小时或数日）肾功能急剧、进行性减退而出现的临床综合征。当肾衰竭发生时，原来应由尿液排出的废物，因为尿少或无尿而积存于体内，导致血肌酐（Cr）、尿素氮（BUN）升高，水、电解质和酸碱平衡失调，以及全身各系统并发症。

一、病因及发病机制

1. 病因 分三类：①肾前性：主要病因包括有效循环血容量减少和肾内血流动力学改变（包括肾前小动脉收缩或肾后小动脉扩张）等。②肾后性：肾后性肾衰竭的原因是急性尿路梗阻，梗阻可发生于从肾盂到尿道的任一水平。③肾性：肾性肾衰竭有肾实质损伤，包括急性肾小管坏死（acute' tubular necrosis，ATN）、急性肾间质病变及肾小球和肾血管病变。其中急性肾小管坏死是最常见的急性肾衰竭类型，可由肾缺血或肾毒性物质损伤肾小管上皮细胞引起，其结局高度依赖于并发症的严重程度。如无并发症，肾小管坏死的死亡率为7%～23%，而在手术后或并发多器官功能衰竭时，肾小管坏死的死亡率高达80%。在此主要以急性肾小管坏死为代表进行叙述。

2. 发病机制 不同病因、病理类型的急性肾小管坏死有不同的发病机制。中毒所致的急性肾小管坏死，是年龄、糖尿病等多种因素的综合作用。对于缺血所致急性肾小管坏死的发病机制，当前主要有三种解释：①肾血流动力学异常：主要表现为肾皮质血流量减少，肾髓质淤血等。目前认为造成以上结果最主要的原因为：血管收缩因子产生过多，舒张因子产生相对过少。②肾小管上皮细胞代谢障碍：缺血引起缺氧，进而影响到上皮细胞的代谢。③肾小管上皮脱落，管腔中管型形成：肾小管管型造成管腔堵塞，使肾小管内压力过高，进一步降低了肾小球滤过，加剧了肾小管间质缺血性障碍。

二、临床表现

临床典型病程可分为三期。

1. 起始期 此期急性肾衰竭是可以预防的，患者常有诸如低血压、缺血、脓毒病和肾毒素等病因，无明显的肾实质损伤。但随着肾小管上皮损伤的进一步加重，GFR下降，临床表现开始明显，进入维持期。

2. 维持期 又称少尿期。典型持续7～14d，也可短至几日，长达4～6周。患者可出现少尿，也可没有少尿，称非少尿型急性肾衰竭，其病情较轻，预后较好。但无论尿量是否减少，随着肾功能减退，可出现一系列尿毒症表现。

1）全身并发症

（1）消化系统症状：食欲降低、恶心、呕吐、腹胀、腹泻等，严重者有消化道出血。

（2）呼吸系统症状：除感染的并发症外，尚可因容量负荷增大出现呼吸困难、咳嗽、憋气、胸闷等。

（3）循环系统症状：多因尿少和未控制饮水，导致体液过多，出现高血压和心力衰竭；可因毒素滞留、电解质紊乱、贫血及酸中毒引起各种心律失常及心肌病变。

（4）其他：常伴有肺部、尿路感染，感染是急性肾衰竭的主要死亡原因之一，死亡率高达70%。此外，患者也可出现神经系统表现，如意识不清、昏迷等。严重患者可有出血倾向，如DIC等。

2）水、电解质和酸碱平衡失调：其中高钾血症、代谢性酸中毒最为常见。

（1）高钾血症：其发生与肾排钾减少、组织分解过快、酸中毒等因素有关。高钾血症对心肌细胞有毒性作用，可诱发各种心律失常，严重者出现心室颤动、心跳骤停。

（2）代谢性酸中毒：主要因酸性代谢产物排出减少引起，同时急性肾衰竭常并发高分解代谢状态，又使酸性产物明显增多。

（3）其他：主要有低钠血症，由水潴留过多引起。还可有低钙、高磷血症，但远不如慢性肾衰竭明显。

3. 恢复期 肾小管细胞再生、修复，肾小管完整性恢复，肾小球滤过率逐渐恢复正常或接近正常范围。患者开始利尿，可有多尿表现，每日尿量可达3 000～5 000ml，通常持续1～3周，继而再恢复正常。少数患者可遗留不同程度的肾结构和功能缺陷。

三、辅助检查

1. 血液检查　少尿期可有轻、中度贫血；血肌酐每日升高 44.2 ~ 88.4μmol/L（0.5 ~ 1.0mg/dl），血 BUN 每日可升高 3.6 ~ 10.7mmol/L（10 ~ 30mg/dl）；血清钾浓度常大于 5.5mmol/L，可有低钠、低钙、高磷血症；血气分析提示代谢性酸中毒。

2. 尿液检查　尿常规检查尿蛋白多为 + ~ + +，尿沉渣可见肾小管上皮细胞，少许红、白细胞，上皮细胞管型，颗粒管型等；尿比重降低且固定，多在 1.015 以下；尿渗透浓度低于 350mmol/L；尿钠增高，多在 20 ~ 60mmol/L。

3. 其他　尿路超声显像对排除尿路梗阻和慢性肾功能不全很有帮助。如有足够理由怀疑梗阻所致，可做逆行性或下行性肾盂造影。另外，肾活检是进一步明确致病原因的重要手段。

四、诊断要点

患者尿量突然明显减少，肾功能急剧恶化（即血肌酐每天升高超过 44.2μmol/L 或在24 ~ 72h 内血肌酐值相对增加 25% ~ 100%），结合临床表现、原发病因和实验室检查，一般不难作出诊断。

五、治疗要点

1. 起始期治疗　治疗重点是纠正可逆的病因，预防额外的损伤。对于严重外伤、心力衰竭、急性失血等都应进行治疗，同时停用影响肾灌注或肾毒性的药物。

2. 维持期治疗　治疗重点为调节水、电解质和酸碱平衡、控制氮质潴留、供给足够营养和治疗原发病。

（1）高钾血症的处理：当血钾超过 6.5mmol/L，心电图表现异常变化时，应紧急处理如下：①10% 葡萄糖酸钙 10 ~ 20ml 稀释后缓慢静注。②5% $NaHCO_3$ 100 ~ 200ml 静脉滴注。③50% 葡萄糖液 50ml 加普通胰岛素 10U 缓慢静脉注射。④用钠型离子交换树脂 15 ~ 30g，每日 3 次口服。⑤透析疗法是治疗高钾血症最有效的方法，适用于以上措施无效和伴有高分解代谢的患者。

（2）透析疗法：凡具有明显尿毒症综合征者都是透析疗法的指征，具体包括：心包炎、严重脑病、高钾血症、严重代谢性酸中毒及容量负荷过重对利尿剂治疗无效。重症患者主张早期进行透析。对非高分解型、尿量正常的患者可试行内科保守治疗。

（3）其他：纠正水、电解质和酸碱平衡紊乱，控制心力衰竭，预防和治疗感染。

3. 多尿期治疗　此期治疗重点仍为维持水、电解质和酸碱平衡，控制氮质血症，防治各种并发症。对已进行透析者，应维持透析，当一般情况明显改善后可逐渐减少透析，直至病情稳定后停止透析。

4. 恢复期治疗　一般无需特殊处理，定期复查肾功能，避免肾毒性药物的使用。

六、护理诊断/合作性问题

1. 体液过多　与急性肾衰竭所致肾小球滤过功能受损、水分控制不严等因素有关。

2. 营养失调：低于机体需要量　与患者食欲低下、限制饮食中的蛋白质、透析、原发疾病等因素有关。

3. 有感染的危险　与限制蛋白质饮食、透析、机体抵抗力降低等有关。

4. 恐惧　与肾功能急骤恶化、症状重等因素有关。

5. 潜在并发症　高血压脑病、急性左心衰竭、心律失常、心包炎、DIC、多脏器功能衰竭等。

七、护理措施

1. 一般护理　如下所述：

（1）休息与活动：少尿期要绝对卧床休息，保持安静，以减轻肾脏的负担，对意识障碍者，应加床护栏。当尿量增加、病情好转时，可逐渐增加活动量，但应注意利尿后的过分代谢，患者会有肌肉无力的现象，应避免独自下床。患者若因活动使病情恶化，应恢复前一日的活动量，甚至卧床休息。

2）饮食护理

（1）糖及热量：对发病初期因恶心、呕吐无法由口进食者，应由静脉补充葡萄糖，以维持基本热量。少尿期应给予足够的糖类（150g/d）。若患者能进食，可将乳糖75g、葡萄糖和蔗糖各37.5g溶于指定溶液中，使患者在一日中饮完。多尿期可自由进食。

（2）蛋白质：对一般少尿期的患者，蛋白质限制为0.5g/（kg·d），其中60%以上应为优质蛋白，如尿素氮太高，则应给予无蛋白饮食。接受透析的患者予高蛋白饮食，血液透析患者的蛋白质摄入量为1.0~1.2g/（kg·d），腹膜透析为1.2~1.3g/（kg·d）。对多尿期的患者，如尿素氮低于8.0mmol/L时，可给予正常量的蛋白质。

（3）其他：对少尿期患者，尽可能减少钠、钾、磷和氯的摄入量。多尿期时不必过度限制。

3）维持水平衡：急性肾衰竭少尿时，对于水分的出入量应严格测量和记录，按照"量出为入"的原则补充入液量。补液量的计算一般以500ml为基础补液量，加前一日的出液量。在利尿的早期，应努力使患者免于发生脱水，给予适当补充水分，以维持利尿作用。当氮质血症消失后，肾小管对盐和水分的再吸收能力改善，即不需要再供给大量的液体。

2. 病情观察 应对急性肾衰竭的患者进行临床监护。监测患者的神志、生命体征、尿量、体重，注意尿常规、肾功能、电解质及血气分析的变化。观察有无高血钾、低血钠或代谢性酸中毒的发生；有无严重头痛、恶心、呕吐及不同意识障碍等高血压脑病的表现；有无气促、端坐呼吸、肺部湿啰音等急性左心衰竭的征象；有无出现水中毒或稀释性低钠血症的症状，如头痛、嗜睡、意识障碍、共济失调、昏迷、抽搐等。

3. 用药护理 用甘露醇、呋塞米利尿治疗时应观察有无脑萎缩、溶血、耳聋等不良反应；使用血管扩张剂时注意监测血压的变化，防止低血压发生；纠正高血钾及酸中毒时，要随时监测电解质；使用肝素或双嘧达莫要注意有无皮下或内脏出血；输血要禁用库血；抗感染治疗时避免选用有肾毒性的抗生素。

4. 预防感染 感染是急性肾衰竭少尿期的主要死亡原因，故应采取切实措施，在护理的各个环节预防感染的发生。具体措施为：①尽量将患者安置在单人房间，做好病室的清洁消毒，避免与有上呼吸道感染者接触。②避免任意插放保留导尿管，可利用每24~48h导尿一次，获得每日尿量。③需留置尿管的患者应加强消毒、定期更换尿管和进行尿液检查以确定有无尿路感染。④卧床及虚弱的患者应定期翻身，协助做好全身皮肤的清洁，防止皮肤感染的发生。⑤意识清醒者，鼓励患者每小时进行深呼吸及有效排痰；意识不清者，定时抽取气管内分泌物，以预防肺部感染的发生。⑥唾液中的尿素可引起口角炎及腮腺炎，应协助做好口腔护理，保持口腔清洁、舒适。⑦对使用腹膜或血液透析治疗的患者，应按外科无菌技术操作。⑧避免其他意外损伤。

5. 心理护理 病情的危重会使患者产生对于死亡和失去工作的恐惧，同时因治疗费用的昂贵又会进一步加重患者及家属的心理负担。观察了解患者的心理变化及家庭经济状况，通过讲述各种检查和治疗进展信息，解除患者的恐惧，树立患者战胜疾病的信心；通过与社会机构的联系取得对患者的帮助，解除患者的经济忧虑。还应给予患者高度同情、安慰和鼓励，以高度的责任心认真护理，使患者具有安全感、信赖感及良好的心理状态。

八、健康指导

1. 生活指导 合理休息，劳逸结合、防止劳累；严格遵守饮食计划，并注意加强营养；注意个人清洁卫生，注意保暖。

2. 病情监测 学会自测体重、尿量；明确高血压脑病、左心衰竭、高钾血症及代谢性酸中毒的表现；定期门诊随访，监测肾功能、电解质等。

3. 心理指导 在日常生活中能理智调节自己的情绪，保持愉快的心境；遇到病情变化时不恐慌，能及时采取积极的应对措施。

4. 预防指导 禁用库血；慎用氨基糖苷类抗生素；避免妊娠、手术、外伤；避免接触重金属、工业毒物等；误服或误食毒物，立即进行洗胃或导泻，并采用有效解毒剂。

（张　宏）

第四节　慢性肾衰竭

慢性肾衰竭（chronic renal failure，CRF）简称肾衰，是在各种慢性肾脏病的基础上，肾功能缓慢减退至衰竭而出现的临床综合征。据统计，每 1 万人口中，每年约有 1 人发生肾衰。

随着病情的进展，根据肾小球滤过功能降低的程度，将慢性肾衰竭分为四期：①肾储备能力下降期：GFR 减至正常的 50%～80%，血肌酐正常，患者无症状。②氮质血症期：是肾衰早期，GFR 降至正常的 25%～50%，出现氮质血症，血肌酐已升高，但小于 450μmol/L，无明显症状。③肾衰竭期：GFR 降至正常的 10%～25%，血肌酐显著升高（为 450～707μmol/L），患者贫血较明显，夜尿增多及水电解质失调，并可有轻度胃肠道、心血管和中枢神经系统症状。④尿毒症期：是肾衰的晚期，GFR 减至正常的 10%以下，血肌酐大于 707μmol/L，临床出现显著的各系统症状和血生化异常。

一、病因及发病机制

任何能破坏肾的正常结构和功能的泌尿系统疾病，均可导致肾衰。国外最常见的病因依次为：糖尿病肾病、高血压肾病、肾小球肾炎、多囊肾等；在我国则为：原发性慢性肾小球肾炎、糖尿病肾病、高血压肾病、多囊肾、梗阻性肾病等。有些由于起病隐匿、到肾衰晚期才就诊的患者，往往因双侧肾已固缩而不能确定病因。

肾功能恶化的机制尚未完全明了。目前多数学者认为，当肾单位破坏至一定数量，"健存"肾单位代偿性地增加排泄负荷，因此发生肾小球内"三高"，即肾小球毛细血管的高灌注、高压力和高滤过，而肾小球内"三高"会引起肾小球硬化、肾小球通透性增加，使肾功能进一步恶化。此外，血管紧张素Ⅱ、蛋白尿、遗传因素都在肾衰的恶化中起着重要的作用。尿毒症各种症状的发生与水电解质酸碱平衡失调、尿毒症毒素、肾的内分泌功能障碍等有关。

二、临床表现

肾衰早期仅表现为基础疾病的症状，到残余肾单位不能调节适应机体的最低要求时，尿毒症使各器官功能失调的症状才表现出来。

1. 水、电解质和酸碱平衡失调　可表现为钠、水平衡失调，如高钠或低钠血症、水肿或脱水；钾平衡失调，如高钾或低钾血症；代谢性酸中毒；低钙血症、高磷血症；高镁血症等。

2. 各系统表现　如下所述：

1）心血管和肺症状：心血管病变是肾衰最常见的死因，可有以下几个方面。

（1）高血压和左心室肥大：大部分患者存在不同程度的高血压，个别可为恶性高血压。高血压主要是由于水钠潴留引起的，也与肾素活性增高有关，使用重组人红细胞生成素（recombinant human erythropoietin，rHuEPO）、环孢素等药物也会发生高血压。高血压可引起动脉硬化、左心室肥大、心力衰竭，并可加重肾损害。

（2）心力衰竭：是常见死亡原因之一。其原因大多与水钠潴留及高血压有关，部分患者亦与尿毒症性心肌病有关。尿毒症心肌病的病因可能与代谢废物的潴留和贫血等有关。

（3）心包炎：主要见于透析不充分者（透析相关性心包炎），临床表现与一般心包炎相同，但心包积液多为血性，可能与毛细血管破裂有关。严重者有心包填塞征。

（4）动脉粥样硬化：本病患者常有高甘油三酯血症及轻度胆固醇升高，动脉粥样硬化发展迅速，是主要的死亡原因之一。

（5）肺症状：体液过多可引起肺水肿，尿毒症毒素可引起"尿毒症肺炎"。后者表现为肺充血，肺部 X 线检查出现"蝴蝶翼"征。

2）血液系统表现

（1）贫血：尿毒症患者常有贫血，为正常色素性正细胞性贫血，主要原因有：①肾脏产生红细胞生成激素（erythropoietin，EPO）减少。②铁摄入不足；叶酸、蛋白质缺乏。③血透时失血及经常性的抽血检查。④肾衰时红细胞生存时间缩短。⑤有抑制血细胞生成的物质等因素。

（2）出血倾向：常表现为皮下出血、鼻出血、月经过多等。出血倾向与外周血小板破坏增多、出血时间延长、血小板聚集和黏附能力下降等有关。

（3）白细胞异常：中性粒细胞趋化、吞噬和杀菌的能力减弱，因而容易发生感染。部分患者白细胞减少。

3）神经、肌肉系统表现：早期常有疲乏、失眠、注意力不集中等精神症状，后期可出现性格改变、抑郁、记忆力下降、谵妄、幻觉、昏迷等。晚期患者常有周围神经病变，患者可出现肢体麻木、深反射迟钝或消失、肌无力等。但最常见的是肢端袜套样分布的感觉丧失。

4）胃肠道表现：食欲不振是常见的早期表现。另外，患者可出现口腔有尿味、恶心、呕吐、腹胀、腹泻、舌和口腔黏膜溃疡等。上消化道出血在本病患者也很常见，主要与胃黏膜糜烂和消化性溃疡有关，尤以前者常见。慢性肾衰竭患者的消化性溃疡发生率较正常人为高。

5）皮肤症状：常见皮肤瘙痒。患者面色较深而萎黄，轻度浮肿，称尿毒症面容，与贫血、尿素霜的沉积等有关。

6）肾性骨营养不良症：简称肾性骨病，是尿毒症时骨骼改变的总称。依常见顺序排列包括：纤维囊性骨炎、肾性骨软化症、骨质疏松症和肾性骨硬化症。骨病有症状者少见。早期诊断主要靠骨活组织检查。肾性骨病的发生与继发性甲状旁腺功能亢进、骨化三醇缺乏、营养不良、代谢性酸中毒等有关。

7）内分泌失调：肾衰时内分泌功能出现紊乱。患者常有性功能障碍，小儿性成熟延迟，女性性欲差，晚期可闭经、不孕，男性性欲缺乏和阳痿。

8）易于并发感染：尿毒症患者易并发严重感染，与机体免疫功能低下、白细胞功能异常等有关。以肺部和尿路感染常见，透析患者易发生动静脉瘘或腹膜入口感染、肝炎病毒感染等。

9）其他：可有体温过低、碳水化合物代谢异常、高尿酸血症、脂代谢异常等。

三、辅助检查

1. 血液检查　血常规可见红细胞数目下降，血红蛋白含量降低，白细胞可升高或降低；肾功能检查结果为内生肌酐清除率降低，血肌酐增高；血清电解质增高或降低；血气分析有代谢性酸中毒等。

2. 尿液检查　尿比重低，为 1.010。尿沉渣中有红细胞、白细胞、颗粒管型、蜡样管型等。

3. B 超或 X 线平片　显示双肾缩小。

四、诊断要点

根据慢性肾衰竭的临床表现，内生肌酐清除率下降，血肌酐、血尿素氮升高、B 超等示双肾缩小，即可做出诊断。之后应进一步查明原发病。

五、治疗要点

1. 治疗原发疾病和纠正加重肾衰竭的因素　如治疗狼疮性肾炎可使肾功能有所改善，纠正水钠缺失、控制感染、解除尿路梗阻、控制心力衰竭、停止使用肾毒性药物等可使肾功能有不同程度的恢复。

2. 延缓慢性肾衰竭的发展　应在肾衰的早期进行。

（1）饮食治疗：饮食治疗可以延缓肾单位的破坏速度，缓解尿毒症的症状，因此，慢性肾衰竭的饮食治疗非常关键。要注意严格按照饮食治疗方案，保证蛋白质、热量、钠、钾、磷及水的合理摄入。

（2）必需氨基酸的应用：对于因各种原因不能透析、摄入蛋白质太少的尿毒症患者，为了使其维持良好的营养状态，必须加用必需氨基酸（essential amino acid，EAA）或必需氨基酸与 α-酮酸混合制剂。α-酮酸可与氨结合成相应的 EAA，EAA 在合成蛋白过程中，可利用一部分尿素，故可减少血中的尿素氮水平，改善尿毒症症状。EAA 的适应证为肾衰晚期患者。

（3）控制全身性和（或）肾小球内高压力：肾小球内高压力会促使肾小球硬化，全身性高血压不仅会促使肾小球硬化，且能增加心血管并发症的发生，故必须控制。首选血管紧张素 II 抑制药。

（4）其他：积极治疗高脂血症、有痛风的高尿酸血症。

3. 并发症的治疗 如下所述：

1）水、电解质和酸碱平衡失调

（1）钠、水平衡失调：对单纯水肿者，除限制盐和水的摄入外，可使用呋塞米利尿处理；对水肿伴稀释性低钠血症者，需严格限制水的摄入；透析者加强超滤并限制钠水摄入。

（2）高钾血症：如血钾中度升高，主要治疗引起高钾的原因，并限制钾的摄入。如血钾大于 6.5mmol/L，心电图有高钾表现，则应紧急处理。

（3）钙、磷失调和肾性骨病：为防止继发性甲旁亢和肾性骨病，肾衰早期应积极限磷饮食，并使用肠道磷结合物，如口服碳酸钙 2g，每日 3 次。活性维生素 D_3（骨化三醇）主要用于长期透析的肾性骨病患者，使用过程中要注意监测血钙、磷浓度，防止异位钙化的发生。对与铝中毒有关的肾性骨病，主要是避免铝的摄入，并可通过血液透析降低血铝水平。目前对透析相关性淀粉样变骨病还没有好的治疗方案。

（4）代谢性酸中毒：一般口服碳酸氢钠，严重者静脉补碱。透析疗法能纠正各种水、电解质、酸碱平衡失调。

2）心血管和肺

（1）高血压：通过减少水和钠盐的摄入，及对尿量较多者选用利尿剂清除水、钠潴留，多数患者的血压可恢复正常。对透析者可用透析超滤脱水降压。其他的降压方法与一般高血压相同，首选 ACEI。

（2）心力衰竭：除应特别强调清除水、钠潴留外，其他与一般心力衰竭治疗相同，但疗效较差。

（3）心包炎：积极透析可望改善，当出现心包填塞时，应紧急心包穿刺或心包切开引流。

（4）尿毒症肺炎：透析可迅速获得疗效。

3）血液系统：透析、补充叶酸和铁剂均能改善肾衰贫血。而使用 rHuEPO 皮下注射疗效更为显著，同时注意补充造血原料，如铁、叶酸等。

4）感染：治疗与一般感染相同，但要注意在疗效相近时，尽量选择对肾毒性小的药物。

5）其他：充分透析、肾移植、使用骨化三醇和 EPO 可改善肾衰患者神经、精神和肌肉系统症状；外用乳化油剂、口服抗组胺药及强化透析对部分患者的皮肤瘙痒有效。

4. 替代治疗 透析（血液透析、腹膜透析）和肾移植是替代肾功能的治疗方法。尿毒症患者经药物治疗无效时，便应透析治疗。血液透析和腹膜透析的疗效相近，各有优缺点，应综合考虑患者的情况来选用。透析一个时期后，可考虑是否做肾移植。

六、护理评估

询问本病的有关病史，如有无各种原发性肾脏病史；有无其他导致继发性肾脏病的疾病史；有无导致肾功能进一步恶化的诱因。评估患者的临床症状，如有无出现厌食、恶心、呕吐、口臭等消化道症状；有无头晕、胸闷、气促等缺血的表现；有无出现皮肤瘙痒，及鼻、牙龈、皮下等部位出血等症状；有无兴奋、淡漠、嗜睡等精神症状。评估患者的体征，如生命体征、精神意识状态有无异常；有无出现贫血面容，尿毒症面容；皮肤有无出血点、瘀斑、尿素霜的沉积等；皮肤水肿的部位、程度、特点，有无出现胸腔、心包积液，腹腔积液征；有无心力衰竭、心包填塞征的征象；肾区有无叩击痛；神经反射有无异常等。判断患者的辅助检查结果，如有无血红蛋白含量降低；血尿素氮及血肌酐升高的程度；肾小管功能有无异常；血电解质和二氧化碳结合力的变化；肾影像学检查的结果。此外，应注意评估患者及其家属的心理变化及社会支持情况，如有无抑郁、恐惧、绝望等负性情绪；家庭、单位、社区的支持度如何等。

七、护理诊断/合作性问题

1. 营养失调：低于机体需要量　与长期限制蛋白质摄入、消化功能紊乱、水电解质紊乱、贫血等因素有关。

2. 体液过多　与肾小球滤过功能降低导致水钠潴留，多饮水或补液不当等因素有关。

3. 活动无耐力　与心脏病变，贫血，水、电解质和酸碱平衡紊乱有关。

4. 有感染的危险　与白细胞功能降低、透析等有关。

5. 绝望　与病情危重及预后差有关。

八、护理目标

（1）患者能保持足够营养物质的摄入，身体营养状况有所改善。

（2）能遵守饮食计划，水肿减轻或消退。

（3）自诉活动耐力增强。

（4）住院期间不发生感染。

（5）能按照诊疗计划配合治疗和护理，对治疗有信心。

九、护理措施

1. 一般护理　如下所述：

1）休息与活动：慢性肾衰竭患者以休息为主，尽量减少对患者的干扰，并协助其做好日常的生活护理，如对视力模糊的患者，将物品放在固定易取的地方，对因尿素霜沉积而皮肤瘙痒的患者，每日用温水擦澡。但对病情程度不同的患者还应有所区别，如症状不明显、病情稳定者，可在护理人员或亲属的陪伴下活动，活动以不出现疲劳、胸痛、呼吸困难、头晕为度；对症状明显、病情加重者，应绝对卧床休息，且应保证患者的安全与舒适，如对意识不清者，加床护栏，防止患者跌落；对长期卧床者，定时为患者翻身和做被动肢体活动，防止压疮或肌肉萎缩。

2）饮食护理

（1）蛋白质：在高热量的前提下，应根据患者的 GFR 来调整蛋白质的摄入量。当 GFR < 50ml/min 时，就应开始限制蛋白质的摄入，其中 50% ~ 60% 以上的蛋白质必须是富含必需氨基酸的蛋白（即高生物价优质蛋白），如鸡蛋、鱼、牛奶、瘦肉等。当 GFR < 5ml/min 时，每日摄入蛋白约为 20g（0.3g/kg），此时患者需应用 EAA 疗法；当 GFR 在 5 ~ 10ml/min 时，每日摄入的蛋白约为 25g（0.4g/kg）；GFR 在 10 ~ 20ml/min 者约为 35g（0.6g/kg）；GFR > 20ml/min 者，可加 5g。尽量少摄入植物蛋白，如花生、豆类及其制品，因其含非必需氨基酸多。米、面中所含的植物蛋白也要设法去除，如可部分采用麦淀粉作主食。

静脉输入必需氨基酸应注意输液速度。输液过程中若有恶心、呕吐应给予止吐剂，同时减慢输液速度。切勿在氨基酸内加入其他药物，以免引起不良反应。

（2）热量与糖类：患者每日应摄取足够的热量，以防止体内蛋白质过度分解。每日供应热量至少125.6kJ/kg（30kcal/kg），主要由碳水化合物和脂肪供给。低蛋白摄入会引起患者的饥饿感，这时可食芋头、马铃薯、苹果、马蹄粉等补充糖类。

（3）盐分与水分：肾衰早期，患者无法排出浓缩的尿液，需要比正常人摄入或排出更多的水分和盐分，才能处理尿中溶质。又因肾小管对钠的重吸收能力减退，而每日从尿中流失的钠增加，所以应增加水分和盐分的摄入。到肾衰末期，由于肾小球的滤过率降低，尿量减少，钠由尿的丢失已不明显，应注意限制水分和盐分的摄入。

（4）其他：低蛋白饮食时，钙、铁及维生素 B_{12} 含量不足，应注意补充；避免摄取含钾量高的食物，如白菜、萝卜、梨、桃、葡萄、西瓜等；低磷饮食，不超过 600mg/d；还应注意供给富含维生素

C、B族维生素的食物。

2. 病情观察 认真观察身体症状和体征的变化；严密监测意识状态、生命体征；每日定时测量体重，准确记录出入水量。注意观察有无液体量过多的症状和体征：如短期内体重迅速增加、血压升高、意识改变、心率加快、肺底湿啰音、颈静脉怒张等；结合肾功能、血清电解质、血气分析结果，观察有无高血压脑病、心力衰竭、尿毒症性肺炎及电解质代谢紊乱和酸碱平衡失调等并发症的表现。观察有无感染的征象，如体温升高、寒战、疲乏无力、咳嗽、咳脓性痰，肺部湿啰音，尿路刺激征，白细胞增高等。

3. 预防感染 要注意慢性肾衰竭患者皮肤和口腔护理的特殊性。慢性肾衰竭患者由于尿素霜的刺激，常感皮肤瘙痒，注意勿用力搔抓，可每日用温水清洗后涂抹止痒剂。此外，慢性肾衰竭患者口腔容易发生溃疡、出血及口唇干裂，应加强口腔护理，保持口腔湿润，可增进食欲。

4. 用药护理 用红细胞生成激素纠正患者的贫血时，注意观察用药后不良反应，如头痛、高血压、癫痫发作等，定期查血红蛋白和血细胞比容等。使用骨化三醇治疗肾性骨病时，要随时监测血钙、磷的浓度，防止内脏、皮下、关节血管钙化和肾功能恶化。用降压、强心、降脂等其他药物时，注意观察其副反应。

5. 心理护理 慢性肾衰患者的预后不佳，加上身体形象改变以及性方面的问题，常会有退缩、消极、自杀等行为。护理人员应以热情、关切的态度去接近他，使其感受到真诚与温暖。并应鼓励家属理解并接受患者的改变，安排有意义的知觉刺激环境或鼓励其参加社交活动，使患者意识到自身的价值，积极接受疾病的挑战。对于患者的病情和治疗，应使患者和家属都有所了解，因为在漫长的治疗过程中，需要家人的支持、鼓励和细心的照顾。

十、护理评价

（1）患者的贫血状况有无所好转，血红蛋白、血清白蛋白在正常范围。
（2）机体的水肿程度是否减轻或消退。
（3）自诉活动耐力是否增强。
（4）体温是否正常，有无发生感染。
（5）患者情绪稳定，生活规律，定时服药或透析。

十一、健康指导

1. 生活指导 注意劳逸结合，避免劳累和重体力活动。严格遵从饮食治疗的原则，注意水钠限制和蛋白质的合理摄入。

2. 预防指导 注意个人卫生，保持口腔、皮肤及会阴部的清洁。皮肤痒时避免用力搔抓。注意保暖，避免受凉。尽量避免妊娠。

3. 病情观察指导 准确记录每日的尿量、血压、体重。定期复查肾功能、血清电解质等。

4. 用药指导 严格遵医嘱用药，避免使用肾毒性较大的药物，如氨基糖苷类抗生素等。

5. 透析指导 慢性肾衰竭患者应注意保护和有计划地使用血管，尽量保留前臂、肘等部位的大静脉，以备用于血透治疗。已行透析治疗的患者，血液透析者应注意保护好动-静脉瘘管，腹膜透析者保护好腹膜透析管道。

6. 心理指导 注重心理调节，保持良好的心态，培养积极的应对能力。

（张　宏）

第六章

神经内科疾病护理

第一节　中枢神经系统感染性疾病

中枢神经系统（CNS）感染性疾病是指各种生物病原体侵犯中枢神经系统实质、脑膜和血管等引起的急性或慢性炎症性（或非炎症性）疾病。引起疾病的生物病原体包括病毒、细菌、螺旋体、寄生虫、真菌、立克次体和朊蛋白等。临床上根据中枢神经系统感染的部位不同可分为：脑炎、脊髓炎或脑脊髓炎，主要侵犯脑和（或）脊髓实质；脑膜炎、脊膜炎或脑脊膜炎，主要侵犯脑和（或）脊髓软膜；脑膜脑炎：脑实质和脑膜合并受累。生物病原体主要通过血行感染、直接感染和神经干逆行感染等途径进入中枢神经系统。

一、病毒性脑膜炎患者的护理

病毒性脑膜炎是一组由各种病毒感染引起的脑膜急性炎症性疾病。多为急性起病，出现病毒感染的全身中毒症状如发热、头痛、畏光、恶心、呕吐、肌痛、食欲减退、腹泻和全身乏力等，并伴有脑膜刺激征，通常儿童病程超过 1 周，成人可持续 2 周或更长。本病大多呈良性过程。

（一）专科护理

1. 护理要点　急性期患者绝对卧床休息，给予高热量、高蛋白、高维生素、易消化的流质或半流质饮食，不能进食者给予鼻饲。密切观察病情变化，除生命体征外，必须观察瞳孔、精神状态、意识改变、有无呕吐、抽搐症状，及时发现是否有脑膜刺激征和脑疝的发生。

2. 主要护理问题　如下所述：

（1）急性疼痛：头痛与脑膜刺激征有关。

（2）潜在并发症：脑疝与脑水肿导致颅内压增高有关。

（3）体温过高：与病毒感染有关。

（4）有体液不足的危险：与反复呕吐、腹泻导致失水有关。

3. 护理措施　如下所述：

1）一般护理

（1）为患者提供安静、温湿度适宜的环境，避免声光刺激，以免加重患者的烦躁不安、头痛及精神方面的不适感。

（2）衣着舒适，患者内衣以棉制品为宜，勤洗勤换，且不易过紧；床单保持清洁、干燥、无渣屑。

（3）提供高热量、高蛋白质、高维生素、低脂肪的易消化饮食，以补充高热引起的营养物质消耗。鼓励患者增加饮水量，1 000～2 000ml/d。

（4）做好基础护理，给予口腔护理，减少患者因高热、呕吐引起的不适感，并防止感染；加强皮肤护理，防止降温后大量出汗带来的不适。

2）病情观察及护理

（1）严密观察患者的意识、瞳孔及生命体征的变化，及时准确地报告医生。积极配合医生治疗，给予降低颅内压的药物，减轻脑水肿引起的头痛、恶心、呕吐等，防止脑疝的发生。保持呼吸道通畅，及时清除呼吸道分泌物，定时叩背、吸痰，预防肺部感染。

（2）发热患者应减少活动，以减少氧耗量，缓解头痛、肌痛等症状。发热时可采用物理方法降温，可用温水擦浴、冰袋和冷毛巾外敷等措施物理降温。必要时遵医嘱使用药物降温，使用时注意药物的剂量，尤其对年老体弱及伴有心血管疾病者应防止出现虚脱或休克现象；监测体温应在行降温措施 30min 后进行。

（3）评估患者头痛的性质、程度及规律，恶心、呕吐等症状是否加重。患者头痛时指导其卧床休息，改变体位时动作要缓慢。讲解减轻头痛的方法，如深呼吸、倾听音乐、引导式想象、生物反馈治疗等。

（4）意识障碍患者给予侧卧位，备好吸引器，及时清理口腔，防止呕吐物误入气管而引起窒息。观察患者呕吐的特点，记录呕吐的次数，呕吐物的性质、量、颜色、气味，遵医嘱给予止吐药，帮助患者逐步恢复正常饮食和体力。指导患者少量多次饮水，以免引起恶心呕吐；剧烈呕吐不能进食或严重水电解质失衡时，给予外周静脉营养，准确记录 24h 出入量，观察患者有无失水征象，依失水程度不同，患者可出现软弱无力、口渴、皮肤黏膜干燥和弹性减低，尿量减少、尿比重增高等表现。

（5）抽搐的护理：抽搐发作时，应立即松开衣领和裤带，取下活动性义齿，及时清除口鼻腔分泌物，保持呼吸道通畅；放置压舌板于上、下臼齿之间，防止舌咬伤，必要时用舌钳将舌拖出，防止舌后坠阻塞呼吸道；谵妄躁动时给予约束带约束，勿强行按压肢体，以免造成肢体骨折或脱臼。

（二）健康指导

1. 疾病知识指导 如下所述：

（1）概念：病毒性脑膜炎又称无菌性脑膜炎，是一组由各种病毒感染引起的脑膜急性炎症性疾病，主要表现为发热、头痛和脑膜刺激征。

（2）形成的主要原因：85%～95% 的病毒性脑膜炎由肠道病毒引起，主要经粪－口途径传播，少数经呼吸道分泌物传播。

（3）主要症状：多为急性起病，出现病毒感染全身中毒症状，如发热、畏光、头痛、肌痛、食欲减退、腹泻和全身乏力等，并伴有脑膜刺激征。幼儿可出现发热、呕吐、皮疹等，而颈项强直较轻微甚至缺如。

（4）常用检查项目：血常规、尿常规、腰椎穿刺术、脑电图、头 CT、头 MRI。

（5）治疗：主要治疗原则是对症治疗、支持治疗和防治并发症。对症治疗如剧烈头痛可用止痛药，癫痫发作可首选卡马西平或苯妥英钠，抗病毒治疗可用阿昔洛韦，脑水肿可适当应用脱水药。

（6）预后：预后良好。

（7）其他：如疑为肠道病毒感染应注意粪便处理，注意手部卫生。

2. 饮食指导 如下所述：

（1）给予高蛋白，高热量、高维生素等营养丰富的食物，如鸡蛋、牛奶、豆制品、瘦肉，有利于增强抵抗力。

（2）长期卧床的患者易引起便秘：用力屏气排便、过多的水钠潴留都易引起颅内压增高，为保证大便通畅，患者应多食粗纤维食物，如芹菜、韭菜等。

（3）应用甘露醇、速尿等脱水剂期间，患者应多食含钾高的食物如香蕉、橘子等，并要保证水分摄入。

（4）不能经口进食者，遵医嘱给予鼻饲，制订鼻饲饮食计划表。

3. 用药指导 如下所述：

（1）脱水药：保证药物滴注时间、剂量准确，注意观察患者的反应及患者皮肤颜色、弹性的变化，记录 24h 出入量，注意监测肾功能。

（2）抗病毒药：应用阿昔洛韦时注意观察患者有无谵妄、皮疹、震颤及血清转氨酶暂时增高等副作用。

4. 日常生活指导　如下所述：

1）保持室内环境安静、舒适、光线柔和。

2）高热的护理

（1）体温上升阶段：寒战时注意保暖。

（2）发热持续阶段：给予物理降温，必要时遵医嘱使用退热药，并要注意补充水分。

（3）退热阶段：要及时更换汗湿衣服，防止受凉。

3）腰椎穿刺术后患者取去枕平卧位 4~6h，以防止低颅压性头痛的发生。

（三）循证护理

病毒性脑膜炎是由各种病毒引起中枢神经系统的炎症性疾病，其发病机制可能与病毒感染和感染后的免疫反应有关。而症状性癫痫是由脑损伤或全身性疾病引起脑代谢失常引发的癫痫，病毒性脑膜炎是引起癫痫发作的因素之一。针对病毒性脑膜炎并发症状性癫痫患者的临床特点，有学者研究得出病毒性脑炎并发症状性癫痫患者的护理重点应做好精神异常、癫痫发作、腰椎穿刺术和用药的观察及护理。

使用头孢菌素类和硝基咪唑类抗生素后服用含有酒精类的液体或食物时会引发双硫仑样反应。双硫仑样反应表现为面部潮红、头痛、眩晕、恶心、呕吐、低血压、心率加快、呼吸困难，严重者可致急性充血性心力衰竭、呼吸抑制、意识丧失、肌肉震颤等。据报道，一个高压电烧伤者，术后给予头孢哌酮抗感染，用75%乙醇处理创面，反复出现双硫仑样反应。说明应用上述药物的患者接触任何含乙醇的制品都有导致双硫仑样反应的可能，医护人员应提高警惕，并将有关注意事项告知患者。

二、化脓性脑膜炎患者的护理

化脓性脑膜炎即细菌性脑膜炎，又称软脑膜炎，是由化脓性细菌所致脑脊膜的炎症反应，脑和脊髓的表面轻度受累，是中枢神经系统常见的化脓性感染疾病。病前可有上呼吸道感染史，主要临床表现为发热、头痛、呕吐、意识障碍、偏瘫、失语、皮肤瘀点及脑膜刺激征等。通常起病急，好发于婴幼儿和儿童。

（一）专科护理

1. 护理要点　密切观察患者的病情变化，定时监测患者的生命体征、意识、瞳孔的变化及颅内压增高表现。做好高热患者的护理。对有肢体瘫痪及失语的患者，给予康复训练，预防并发症。加强心理护理，帮助患者树立战胜疾病的信心。

2. 主要护理问题　如下所述：

（1）体温过高：与细菌感染有关。

（2）急性疼痛：头痛与颅内感染有关。

（3）营养失调——低于机体需要量：与反复呕吐及摄入不足有关。

（4）潜在并发症——脑疝：与颅内压增高有关。

（5）躯体活动障碍：与神经功能损害所致的偏瘫有关。

（6）有皮肤完整性受损的危险：与散在的皮肤瘀点有关。

3. 护理措施　如下所述：

1）一般护理

（1）环境：保持病室安静，经常通风，用窗帘适当遮挡窗户，避免强光对患者的刺激，减少患者家属的探视。

（2）饮食：给予清淡、易消化且富含营养的流质或半流质饮食，多吃水果和蔬菜。意识障碍的患者给予鼻饲饮食，制订饮食计划表，保证患者摄入足够的热量。

（3）基础护理：给予口腔护理，保持口腔清洁，减少因发热、呕吐等引起的口腔不适；加强皮肤护理，保持皮肤清洁干燥，特别是皮肤有瘀点、瘀斑时避免搔抓破溃。

2）病情观察及护理

（1）加强巡视，密切观察患者的意识、瞳孔、生命体征及皮肤瘀点、瘀斑的变化，婴儿应注意观察囟门。若患者意识障碍加重、呼吸节律不规则、双侧瞳孔不等大、对光反射迟钝、躁动不安等，提示脑疝的发生，应立即通知医生，配合抢救。

（2）备好抢救药品及器械：抢救车、吸引器、简易呼吸器、氧气装置及硬脑膜下穿刺包等。

3）用药护理

（1）抗生素：给予抗生素皮试前，询问有无过敏史。用药期间监测患者的血常规、血培养、血药敏等检查结果。用药期间了解患者有无不适主诉。

（2）脱水药：保证药物按时、准确滴注，注意观察患者的反应及皮肤颜色、弹性的变化，注意监测肾功能。避免药液外渗，如有外渗，可用硫酸镁湿热敷。

（3）糖皮质激素：严格遵医嘱用药，保证用药时间、剂量的准确，不可随意增量、减量，询问患者有无心悸、出汗等不适主诉；用药期间监测患者的血常规、血糖变化；注意保暖，预防交叉感染。

4）心理护理：根据患者及家属的文化水平，介绍患者的病情及治疗和护理的方法，使其积极主动配合。关心和爱护患者，及时解除患者的不适，增强其信任感，帮助患者树立战胜疾病的信心。

5）康复护理：有肢体瘫痪和语言沟通障碍的患者可以进行如下的康复护理：

（1）保持良好的肢体位置，根据病情，给予床上运动训练，包括：

a. 桥式运动：患者仰卧位，双上肢放于体侧，或双手十指交叉，双上肢上举；双腿屈膝，足支撑于床上，然后将臀部抬起，并保持骨盆成水平位，维持一段时间后缓慢放下。也可以将健足从治疗床上抬起，以患侧单腿完成桥式运动。

b. 关节被动运动：为了预防关节活动受限，主要进行肩关节外旋、外展，肘关节伸展，腕和手指伸展，髋关节外展，膝关节伸展，足背屈和外翻。

c. 起坐训练。

（2）对于清醒患者，要更多关心、体贴患者，增强自我照顾能力和信心。经常与患者进行交流，促进其语言功能的恢复。

（二）健康指导

1. 疾病知识指导　如下所述：

1）概念：化脓性脑膜炎是由化脓性细菌感染所致的脑脊膜炎症，脑和脊髓的表面轻度受累。通常急性起病，是中枢神经系统常见的化脓性感染疾病。

2）形成的主要原因：化脓性脑膜炎最常见的致病菌为肺炎链球菌、脑膜炎双球菌及 B 型流感嗜血杆菌。这些致病菌可通过外伤、直接扩延、血液循环或脑脊液等途径感染软脑膜和（或）蛛网膜。

3）主要症状：寒战、高热、头痛、呕吐、意识障碍、腹泻和全身乏力等，有典型的脑膜刺激征。

4）常用检查项目：血常规、尿常规、脑脊液检查、头 CT、头 MRI、血细菌培养。

5）治疗

（1）抗菌治疗：未确定病原菌时首选三代头孢曲松或头孢噻肟，因其可透过血脑屏障，在脑脊液中达到有效浓度。如确定病原菌为肺炎球菌，首选青霉素，对其耐药者，可选头孢曲松，必要时联合万古霉素治疗；如确定病原菌为脑膜炎球菌，首选青霉素；如确定病原菌为铜绿假单胞菌可选头孢他啶。

（2）激素治疗。

（3）对症治疗。

6）预后：病死率及致残率较高，但预后与机体情况、病原菌和是否尽早应用有效的抗生素治疗有关。

7）宣教：搞好环境和个人卫生。

2. 饮食指导　给予高热量、清淡、易消化的流质或半流质饮食，按患者的热量需要制订饮食计划，保证足够热量的摄入。注意食物的搭配，增加患者的食欲，少食多餐。频繁呕吐不能进食者，给予静脉输液，维持水电解质平衡。

3. 用药指导　如下所述：

（1）应用脱水药时，保证输液速度。

（2）应用激素类药物时不可随意减量，以免发生"反跳"现象，激素类药物最好在上午输注，避免由于药物副作用引起睡眠障碍。

4. 日常生活指导　如下所述：

（1）协助患者洗漱、如厕、进食及个人卫生等生活护理。

（2）做好基础护理，及时清除大小便，保持臀部皮肤清洁干燥，间隔 1～2h 更换体位，按摩受压部位，必要时使用气垫床，预防压疮。

（3）偏瘫的患者确保有人陪伴，床旁安装护栏，地面保持平整干燥、防湿、防滑，注意安全。

（4）躁动不安或抽搐的患者，床边备牙垫或压舌板，必要时在患者家属知情同意下用约束带，防止患者舌咬伤及坠床。

（三）循证护理

化脓性脑膜炎是小儿时期较为常见的由化脓性细菌引起的神经系统感染的疾病，婴幼儿发病较多。本病预后差，病死率高，后遗症多。相关学者通过对 78 例化脓性脑膜炎患儿的护理资料进行研究，分析总结得出做好病情的观察和加强临床护理是促进患儿康复的重要环节。

对小儿化脓性脑膜炎的临床护理效果的探讨，得出结论：提高理论知识水平、业务水平、对疾病的认识，对病情发展变化做出及时、正确的抢救和护理措施，可以提高患儿治愈率，降低并发症和后遗症发生，提高生命质量，促进患儿早日康复。

三、结核性脑膜炎患者的护理

结核性脑膜炎（TMD）是由结核杆菌引起的脑膜和脊髓膜的非化脓性炎症性疾病，是最常见的神经系统结核病。主要表现为结核中毒症状、发热、头痛、脑膜刺激征、脑神经损害及脑实质改变，如意识障碍、癫痫发作等。本病好发于幼儿及青少年，冬春季较多见。

（一）专科护理

1. 护理要点　密切观察患者的病情变化，观察有无意识障碍、脑疝及抽搐加重的发生。做好用药指导，定期监测抗结核药物的不良反应。对抽搐发作、肢体瘫痪及意识障碍的患者加强安全护理，防止外伤，同时给予相应的对症护理，促进患者康复。

2. 主要护理问题　如下所述：

（1）体温过高：与炎性反应有关。

（2）有受伤害的危险：与抽搐发作有关。

（3）有窒息的危险：与抽搐发作时口腔和支气管分泌物增多有关。

（4）营养失调——低于机体需要量：与机体消耗及食欲减退有关。

（5）疲乏：与结核中毒症状有关。

（6）意识障碍：与中枢神经系统、脑实质损害有关。

（7）潜在并发症：脑神经损害、脑梗死等。

（8）知识缺乏：缺乏相关医学知识有关。

3. 护理措施　如下所述：

1）一般护理

（1）休息与活动：患者出现明显结核中毒症状，如低热、盗汗、全身无力、精神萎靡不振时，应以休息为主，保证充足的睡眠，生活规律。病室安静，温湿度适宜，床铺舒适，重视个人卫生护理。

（2）饮食护理：保证营养及水分的摄入。提供高蛋白、高热量、高维生素的饮食，每天摄入鱼、肉、蛋、奶等优质蛋白，多食新鲜的蔬菜、水果，补充维生素。高热或不能经口进食的患者给予鼻饲饮食或肠外营养。

（3）戒烟、酒。

2）用药护理

（1）抗结核治疗：早期、联合、足量、全程、顿服是治疗结核性脑膜炎的关键。强调正确用药的重要性，督促患者遵医嘱服药，养成按时服药的习惯，使患者配合治疗。告知药物可能出现的不良反应，密切观察，出现如眩晕、耳鸣、巩膜黄染、肝区疼痛、胃肠不适等不良反应时，及时报告医生，并遵医嘱给予相应的处理。

（2）全身支持：减轻结核中毒症状，可使用皮质类固醇等抑制炎症反应，减轻脑水肿。使用皮质类固醇时要逐渐减量，以免发生"反跳"现象。注意观察皮质类固醇药物的不良反应，正确用药，减少不良反应。

（3）对症治疗：根据患者的病情给予相应的抗感染、脱水降颅压、解痉治疗。

3）体温过高的护理

（1）重视体温的变化，定时测量体温，给予物理或药物降温后，观察降温效果，患者有无虚脱等不适出现。

（2）采取降温措施

a. 物理降温：使用冰帽、冰袋等局部降温，温水擦浴全身降温，注意用冷时间，观察患者的反应，防止继发效应抵消治疗作用及冻伤的发生。身体虚弱的患者在降温过程中，控制时间，避免能量的消耗。

b. 药物降温：遵医嘱给予药物降温，不可在短时间内将体温降得过低，同时注意补充水分，防止患者虚脱。儿童避免使用阿司匹林，以免诱发 Reye 综合征，即患者先出现恶心、呕吐，继而出现中枢神经系统症状，如嗜睡、昏睡等。小心谨慎使用金刚烷胺类药物，以免中枢神经系统不良反应的发生。

4）意识障碍的护理

（1）生活护理：使用床挡等保护性器具。保持床单位清洁、干燥、无渣屑，减少对皮肤的刺激，定时给予翻身、叩背，按摩受压部位，预防压疮的发生。注意口腔卫生，保持口腔清洁。做好大小便护理，满足患者的基本生活需求。

（2）饮食护理：协助患者进食，不能经口进食时，给予鼻饲饮食，保障营养及水分的摄入。

（3）病情监测：密切观察患者的生命体征及意识、瞳孔的变化，出现异常及时报告医生，并配合医生处理。

（二）健康指导

1. 疾病知识指导 如下所述：

1）病因及发病机制：结核杆菌通过血行直接播散或经脉络丛播散至脑脊髓膜，形成结核结节，结节破溃后结核菌进入蛛网膜下腔，导致结核性脑膜炎。此外，结核菌可因脑实质、脑膜干酪灶破溃所致，脊柱、颅骨、乳突部的结核病灶也可直接蔓延引起结核性脑膜炎。

2）主要症状：多起病隐袭，病程较长，症状轻重不一。

（1）结核中毒症状：低热、盗汗、食欲减退、疲乏、精神萎靡。

（2）颅内压增高和脑膜刺激症状：头痛、呕吐、视神经盘水肿及脑膜刺激征。

（3）脑实质损害：精神萎靡、淡漠、谵妄等精神症状或意识状态的改变；部分性、全身性的痫性发作或癫痫持续状态；偏瘫、交叉瘫、截瘫等脑卒中样表现。

（4）脑神经损害：动眼、外展、面及视神经易受累及，表现为视力下降、瞳孔不等大、眼睑下垂、面神经麻痹等。

3）常用检查项目：脑脊液检查、头 CT、头 MRI、血沉等。

4）治疗

（1）抗结核治疗：异烟肼、利福平、吡嗪酰胺、链霉素、乙胺丁醇等。至少选择 3 种药物联合治疗，根据所选药物给予辅助治疗，防止药物不良反应。

（2）皮质类固醇：用于减轻中毒症状、抑制炎症反应、减轻脑水肿、抑制纤维化，可用地塞米松或氢化可的松等。

（3）对症治疗：降颅压、解痉、抗感染等。

5）预后：与患者的年龄、病情轻重、治疗是否及时彻底有关。部分患者预后较差，甚至死亡。

2. 饮食指导　提供高蛋白、高热量、高维生素、易消化吸收的食物，每天摄入鱼、肉、蛋、奶等优质蛋白，多食新鲜的蔬菜、水果，补充维生素。保证水分的摄入。

3. 用药指导　如下所述：

（1）使用抗结核药物时要遵医嘱正确用药：早期、足量、联合、全程、顿服是治疗本病的关键。药物不良反应较多，如使用异烟肼时需补充维生素 B_6 以预防周围神经病；使用利福平、异烟肼、吡嗪酰胺时需监测肝酶水平，及时发现肝脏损伤；使用链霉素时定期进行听力检测，及时应对前庭毒性症状。

（2）使用皮质类固醇药物时：观察用药效果，合理用药，减少不良反应的发生。

（3）应用脱水、降颅压药物时注意电解质的变化，保证水分的摄入；使用解痉、抗感染等药物时给予相应的护理，如注意观察生命体征的变化等。

4. 日常生活指导　如下所述：

（1）指导患者注意调理，合理休息，生活规律，增强抵抗疾病的能力，促进身体康复。

（2）减少外界环境不良刺激，注意气候变化，预防感冒发生。

（3）保持情绪平稳，积极配合治疗，树立战胜疾病的信心。

（三）循证护理

结核性脑膜炎早期出现头痛、双目凝视、精神呆滞、畏光；中期出现脑膜刺激征、颅内压高、呕吐（以喷射性呕吐为主）、嗜睡；晚期出现失明、昏睡、呼吸不规则、抽搐，危重时发生脑疝而死亡的临床特点。研究表明，严密观察患者的病情变化，针对性地做好一般护理、病情观察、康复护理、饮食护理、用药护理、心理护理、康复护理和健康教育，对结核性脑膜炎患者的康复起到重要的作用。

（姜　颖）

第二节　中枢神经系统脱髓鞘疾病

中枢神经系统脱髓鞘疾病是一组脑和脊髓以神经髓鞘脱失为主，神经细胞及其轴突为特征的疾病，包括遗传性和获得性两大类。中枢神经系统的髓鞘是由少突胶质细胞的片状突起包绕髓神经纤维轴突而形成的脂质细胞膜，它具有保护轴索、帮助传导神经冲动和绝缘等作用。遗传性脱髓鞘疾病主要指脑白质营养不良，是由于髓鞘形成缺陷而引起神经髓鞘磷脂代谢紊乱。获得性中枢神经系统脱髓疾病又可分为原发性免疫介导的炎性脱髓鞘病和继发于其他疾病的脱髓鞘病。

一、多发性硬化患者的护理

多发性硬化（MS）是以中枢神经系统白质炎性脱髓鞘病变为主要特点的自身免疫疾病。本病多发于青壮年，女性多于男性，临床多见亚急性起病，其特点为时间上的多发性（即反复缓解、复发的病程）和空间上的多发性（即病变部位的多发）。临床症状和体征多种多样，可有肢体无力、感觉异常、眼部症状、共济失调、发作性症状、精神症状等临床表现。本病越远离赤道，发病率越高，我国属于低发病区，约为 5/10 万。

（一）专科护理

1. 护理要点　患者病情反复发作，临床表现多种多样，观察患者有无运动障碍、感觉障碍、眼部症状、精神症状、膀胱功能障碍等，根据患者的疾病特点进行有的放矢的护理。做好患者安全防护，给予营养支持，加强各项基础护理工作，关注患者的心理问题。

2. 主要护理问题　如下所述：

（1）生活自理缺陷：与肢体无力、共济失调或视觉、触觉障碍等有关。

（2）尿潴留/尿失禁：与膀胱反射功能障碍有关。

（3）排便异常：与自主神经功能障碍有关。

（4）有感染的危险：与免疫功能低下、机体抵抗力降低有关。

（5）预感性悲哀：与疾病多次缓解复发、神经功能缺损有关。

（6）知识缺乏：缺乏本病的相关知识。

3. 护理措施　如下所述：

1）一般护理

（1）环境：病室环境安静舒适，光线明暗适宜，物品摆放合理，呼叫器置于伸手可及处，餐具、便器、纸巾等可随时取用；床铺设有护栏、床档；地面平整无障碍物，防湿、防滑；走廊、卫生间等设置扶手；必要时配备轮椅等辅助器具。

（2）活动与休息：协助患者取舒适体位，自行变换体位困难者给予定时翻身，并注意保暖，肢体运动障碍的患者，应保持肢体的功能位，指导患者进行主动运动或被动运动。活动时注意劳逸结合，避免活动过度。

（3）生活护理：鼓励患者做力所能及的事情，协助患者洗漱、进食、穿脱衣物和如厕，做好安全防护。感觉障碍的患者，避免高温和过冷刺激，防止烫伤、冻伤的发生。

（4）饮食护理：保证患者每日的热量摄入，给予高蛋白、低糖、低脂，易消化吸收的清淡食物。食物富含纤维素，以促进肠蠕动，达到预防或缓解便秘的作用。吞咽障碍的患者可给予半流食或流食，必要时给予鼻饲饮食或肠外高营养，并做好相关护理。

2）用药护理：指导患者了解常用药物及用法、不良反应及注意事项等。

（1）皮质类固醇：急性发作时的首选药物，目的是抗感染和免疫调节，常用药物有甲泼尼龙和泼尼松。大剂量短程疗法时，监测血钾、血钠、血钙，防止电解质紊乱，长期应用不能预防复发，且不良反应严重。

（2）β-干扰素：具有免疫调节作用。常见不良反应为流感样症状，部分药物可出现注射部位红肿及疼痛，严重时出现肝功能损害、过敏反应等。注意观察注射部位有无红肿、疼痛等不良反应。

（3）免疫球蛋白：降低复发率。常见的不良反应有发热、面红，偶有肾衰竭、无菌性脑膜炎等不良反应发生。

（4）免疫抑制剂：多用于继发进展型多发性硬化，主要不良反应有白细胞减少、胃肠道反应、皮疹等。

3）心理护理：因疾病反复发作，且进行性加重，患者易出现焦虑、抑郁、恐惧等心理障碍，护士应加强与患者沟通，了解其心理状态，取得信赖，帮助患者树立战胜疾病的信心。

4）对症护理

（1）感染：患者出现高热、肺炎等并发症时，严密监测病情变化，采取降温措施，注意休息，保证足够的热量和液体摄入，必要时吸氧。

（2）排泄功能：保持患者大小便通畅。便秘患者，指导其进食富含纤维素的食物，适量增加饮水量，顺时针按摩腹部，促进肠蠕动，必要时遵医嘱给予缓泻剂或灌肠。评估患者有无排尿异常，尿失禁患者可遵医嘱给予留置导尿，尿潴留患者可采用听流水声、按摩腹部、热敷等方法促进排尿，若效果不佳，可遵医嘱给予留置导尿，观察并记录尿液的颜色、性质和量，严格无菌操作，加强会阴护理，预防感染。

（3）压疮：做好皮肤护理，保持皮肤清洁干燥，定时协助更换体位，强患者的全身营养状态。

（4）视力障碍：提供安静、方便的病室环境，灯光强度适宜，减少眼部刺激，生活用品放置于随手可及处。

（二）健康指导

1. 疾病知识指导　如下所述：

（1）流行病学：本病好发于北半球的温带和寒带地区，多发于青壮年，女性稍多，与西方国家相比我国急性多发性硬化较多。

（2）主要原因：病因目前尚不完全清楚，目前认为可能与免疫反应、病毒感染、遗传因素及环境因素等有关。

（3）主要症状：病程中症状发作与缓解是本病的重要特点，复发次数可达数十次，每次复发后易残留部分症状和体征，病情逐渐加重。部分患者为进展型，无明显缓解期。病变累及视神经、脊髓、脑干、小脑或大脑半球白质时，可出现多样的临床症状，如运动障碍、感觉障碍、视觉障碍、膀胱功能障碍、构音障碍、疼痛、精神症状等。核间性眼肌麻痹和旋转性眼球震颤为高度提示本病的体征。

（4）常用检查项目：脑脊液检查、电生理检查、头 CT 检查、头 MRI 检查。

（5）治疗：在急性期首选皮质类固醇治疗，进展型多发性硬化可使用免疫抑制剂。缓解期为预防复发和治疗残留症状，可采用 β - 干扰素疗法和免疫球蛋白输注。出现运动障碍、尿便异常、精神障碍等症状时对症治疗。

（6）预后：多数患者呈缓解 - 复发病程，在数月或数年内死亡；部分患者复发次数不多或在首次发作后完全缓解，预后较好；个别患者病情发展快，初次发病即死亡。

2. 日常生活指导　鼓励患者做力所能及的事情，适当进行体育锻炼，通过良好的膳食增进营养，避免疲劳、感冒、感染、发热、妊娠、分娩、拔牙、冷热刺激等因素引起复发。

3. 饮食指导　如下所述：

（1）改变不良的饮食习惯：进食高蛋白、低糖、低脂、易消化吸收的清淡食物，保障液体的摄入。多食新鲜的蔬菜、水果及富含维生素的食物，促进肠蠕动，预防便秘发生。

（2）吞咽障碍的患者给予半流食或流食：预防呛咳及窒息的发生，必要时遵医嘱给予留置胃管，保障营养的摄入，并做好相关护理。

4. 用药指导　如下所述：

（1）应用皮质类固醇药物时显效较快：常见的不良反应有电解质紊乱、向心性肥胖、胃肠道不适、骨质疏松等。定期测量血压、监测血糖、离子变化，做好皮肤及口腔护理。应用免疫抑制剂时，常见白细胞减少、胃肠道反应、肝肾功能损害、出血性膀胱炎等不良反应。

（2）按时服用口服药：皮质类固醇药物不能突然减药、加药，擅自停药，防止发生"反跳现象"，引起病情波动。

（3）静脉输液时根据病情和药物性质调节滴速，密切观察患者的病情变化，如有异常及时报告医生，并做好相关记录。

5. 照顾者指导　与家属做好沟通，因患者的病情反复发作，容易出现焦虑、抑郁、厌世等情绪，家属应配合医务人员，共同给予关爱和支持。

6. 预防复发　如下所述：

（1）避免感冒、疲劳、手术、感染、体温升高、拔牙等诱因。

（2）遵医嘱正确用药，定期复诊。

（3）生活规律、适当进行体育锻炼，注意营养均衡，增强抵抗力。

（4）女性患者首次发作后 2 年内避免妊娠。

（三）循证护理

由于多发性硬化的主要临床特点呈时间上的多发性和空间上的多发性，临床中尚没有行之有效的方法可以治愈。多发性硬化的护理与康复治疗是神经科护理研究的重点。通过对多发性硬化患者的护理与康复治疗进行研究，结果表明多发性硬化患者在系统性的整体护理下可以大大提高生活质量及独立能力。将一般护理、心理护理与健康教育相结合，对患者的功能障碍给予及时、积极的康复治疗，可以减轻患者疾病导致的痛苦并增强康复效果，提高其生存质量。护士是与患者及其家庭的直接接触者，在患者及其家庭、医生及相关医疗工作者之间起着至关重要的纽带作用。多发性硬化的护理需要通过患者及其家庭和护士之间的合作，来提高患者自我护理的能力。

二、视神经脊髓炎患者的护理

视神经脊髓炎（NMO）是一种视神经和脊髓同时或相继受累的急性或亚急性起病的炎性脱髓鞘疾病。表现为视神经炎以及脊髓炎，该病由 Devic 首次描述，又称 Devic 病或 Devic 综合征，有学者认为视神经脊髓炎是多发性硬化的一个变异型。本病多发于青壮年，男女均可罹患。

（一）专科护理

1. 护理要点　急性期注意观察患者的视力变化，做好眼部的护理，防止用眼过度，满足患者的基本生活需要，做好安全防护。脊髓损害时根据病变部位的不同，观察患者有无肢体瘫痪、麻木、痉挛、皮肤营养障碍、膀胱功能障碍等。患者出现截瘫时密切观察病变平面的变化，保持患者呼吸道通畅，患者出现呼吸困难、吞咽困难时及时给予相应的护理措施。

2. 主要护理问题　如下所述：

（1）生活自理缺陷：与视力丧失或截瘫等有关。

（2）感知改变：与视觉和视神经损伤有关。

（3）有受伤害的危险：与短时间内失明或截瘫有关。

（4）知识缺乏：缺乏本病的相关知识。

3. 护理措施　如下所述：

1）一般护理

（1）环境：病室环境安静，光线明暗适宜，床铺设有床档，地面无障碍物，去除门槛。床单位清洁、干燥、无渣屑，生活必需品置于伸手可及处。

（2）生活护理：满足患者的基本需要，协助患者清洁卫生，预防感染。卧床的患者给予气垫床保护皮肤，指导或协助患者取舒适体位，保持肢体功能位，定时更换体位，防止压疮的发生。协助患者被动运动，防止肌肉萎缩。视力部分或全部丧失时做好眼部保护，防止并发症。

（3）饮食护理：给予高蛋白、高维生素、易消化吸收的饮食，多食蔬菜、水果及富含纤维素的食物，保证热量与水分的摄入，预防便秘的发生。

（4）病情观察：急性起病时视力可在数小时或数日内丧失，注意评估患者的视力变化，有无疼痛、视神经盘水肿、视神经萎缩。出现截瘫时，病变平面是否上升，有无尿潴留、尿失禁等自主神经症状。

2）用药护理：指导患者了解常用药物、用法、不良反应及注意事项等。首选药物为大剂量皮质类固醇，如甲泼尼龙或地塞米松冲击疗法，使用时严密观察不良反应，如继发感染，血压、血糖、尿糖的变化等。

3）心理护理：因视力部分或全部丧失，可出现焦虑、急躁等情绪，告知患者本病多数患者视力在数日或数周后可恢复，要积极配合治疗；出现运动、感觉及自主神经功能损害时，应稳定患者的情绪，帮助患者树立战胜疾病的信心。

4）康复护理

（1）急性期康复：保持良好的肢体功能位置，协助被动运动和按摩，促进血液循环，防止关节畸形和肌肉萎缩，定时更换体位，预防压疮的发生。

（2）恢复期康复：根据患者的病情，制订恢复期康复计划，由易入难，循序渐进，如翻身训练、坐起训练、转移训练、站立训练、步行训练等。

（二）健康指导

1. 疾病知识指导　如下所述：

1）流行病学：本病在我国多见，男女均可发病，女性稍多，多见于 20～40 岁，一般急性或亚急性起病。

2）形成的主要原因：病因及发病机制目前尚不完全清楚，可能是多发性硬化的一种临床亚型或临床上的一个阶段。

3）主要症状：起病前可有上呼吸道或消化道的感染史，少数患者有低热、头痛、咽痛、周身不适等前驱症状，同时或相继出现视神经损害及脊髓损害。在短时间内连续出现较严重的视神经炎和脊髓炎预示为单相病程，也可有缓解－复发，多数复发病程间隔期为5个月左右。

（1）视神经损害表现：为视神经炎及球后视神经炎，双眼同时或先后受累。急性起病时，受累侧眼数小时或数日内视力部分或完全丧失，伴眼球胀痛。视神经炎眼底检查可见早期有视神经盘水肿，晚期有视神经萎缩；球后视神经炎眼底检查可见早期眼底正常，晚期视神经萎缩。大部分患者视力可在数日或数周后有显著恢复。

（2）脊髓损害表现：临床常表现为播散性脊髓炎，体征呈不对称和不完全性。首发症状为肢体麻木、肩痛或背痛，继而出现截瘫或四肢瘫，感觉障碍等。自主神经损害时可出现尿便异常、皮肤营养障碍等。

4）常用检查项目：脑脊液检查、诱发电位、MRI检查等。

5）治疗：首选皮质类固醇治疗，大剂量冲击疗法，再改为口服逐渐减量至停药。皮质类固醇治疗无效时，可用血浆置换来改善症状。出现运动、感觉和自主神经功能障碍时对症治疗。

6）预后：多因连续发作而加剧，预后与脊髓炎的严重程度及并发症有关。

2. 日常生活指导　进行功能锻炼的同时，保证足够的休息，劳逸结合。鼓励患者保持情绪平稳，防止感冒、外伤、疲劳等诱发因素，加强营养，增强机体抵抗力。

3. 用药指导　对药物的使用进行详细的指导，做好药物不良反应与病情变化的区分。应用皮质类固醇药物时注意观察药物效果及不良反应。口服给药时，按时服用，不能擅自减量、加量，甚至停药，防止"反跳现象"的发生。

4. 饮食指导　保持营养均衡，保证热量与水分的摄入，多食新鲜的蔬菜和水果，减少并发症的发生。

5. 预防复发　遵医嘱正确用药，定期门诊复查，预防各类诱发因素的发生，适量运动，如出现病情变化及时就诊。

三、急性播散性脑脊髓炎患者的护理

急性播散性脑脊髓炎（ADEM）是一种广泛累及中枢神经系统白质的急性炎症性脱髓鞘疾病，通常发生在感染、出疹或疫苗接种后，故又被称为感染后、出疹后、疫苗接种后脑脊髓炎，主要病理特点为多灶性或弥漫性脱髓鞘。好发于儿童及青壮年，无季节性，散发病例多见，通常为单项病程。

急性出血性白质脑炎（AHLE）被认为是急性播散性脑脊髓炎的暴发型，起病急骤，病情凶险，死亡率较高。

（一）专科护理

1. 护理要点　监测患者的生命体征，密切观察患者瞳孔、意识的变化，患者有无痫性发作、脑膜刺激征、脑疝等的发生。急性期特别关注患者有无呼吸肌麻痹，保持呼吸道通畅，维持生命功能，加强安全护理，避免患者受伤。

2. 主要护理问题　如下所述：

（1）急性意识障碍：与大脑功能受损有关。

（2）体温过高：与感染、免疫反应等有关。

（3）低效性呼吸型态：与呼吸肌麻痹有关。

（4）有皮肤完整性受损的危险：与脊髓受累所致瘫痪有关。

（5）躯体活动障碍：与脊髓受累所致瘫痪有关。

3. 护理措施　如下所述：

1）一般护理

（1）生活护理：急性期指导患者卧床休息，保持病室安静。满足患者的生理需要，做好各项清洁卫生工作，如皮肤的护理、头发的护理、口腔护理、会阴护理等。

（2）饮食护理：给予高蛋白、高维生素，易消化吸收的食物，保证水分的摄入。患者不能经口进食时，给予肠外营养或留置胃管，并做好相关护理工作。

（3）病情观察：密切观察患者的意识、瞳孔及生命体征变化并详细记录。出现病情变化时及时报告医生，并配合抢救。

2）发热的护理

（1）针对病因进行药物治疗。

（2）物理降温：给予酒精、温水擦浴等，局部使用冰帽、冰袋、冰槽等降温，小心谨慎，防止冻伤发生。

（3）适量增加液体摄入。

（4）注意保暖。

（5）监测体温。

3）用药护理

（1）使用肾上腺皮质类固醇药物时，早期、足量、短程、合理使用，注意观察用药效果及不良反应。

（2）使用免疫抑制剂时易出现白细胞减少、胃肠道反应、肝肾功能损害等不良反应。用药期间需严密观察，监测血常规及肝肾功能。

（3）保持水、电解质及酸碱平衡。

4）心理护理：及时了解患者的心理状况，关心体贴患者，树立信心，取得患者的信任与配合。

5）安全护理

（1）意识障碍或躯体移动障碍的患者给予床档保护。

（2）患者出现痫性发作时要尽快控制发作，遵医嘱正确用药，保持呼吸道通畅，维持生命功能，预防外伤及其他并发症的发生。

6）呼吸肌麻痹的护理：给予持续吸氧。保持呼吸道通畅，勤翻身、叩背，及时清理口鼻分泌物，鼓励患者深呼吸及有效咳嗽。出现呼吸困难、动脉血氧饱和度下降或血气分析指标改变时要及时报告医生，必要时遵医嘱给予机械通气，根据患者的病情实施面罩吸氧、气管插管、气管切开等措施。

（二）健康指导

1. 疾病知识指导　如下所述：

（1）流行病学：本病好发于儿童及青壮年，散发病例多见，四季均可发病，男女发病率差异不大。

（2）形成的主要原因：发病机制尚不清楚，可能与感染、疫苗接种或某些药物所引起的免疫反应有关。

（3）主要症状：多在感染或疫苗接种后 1~2 周急性起病，突然出现高热、头痛、呕吐、癫痫发作、意识障碍等，脊髓受损平面以下的截瘫或四肢瘫；急性出血性白质脑炎起病呈暴发式，表现为高热、头痛、意识障碍进行性加重、精神异常、瘫痪等，症状和体征迅速发展，死亡率高。

（4）常用检查项目：血常规、血沉、脑脊液、脑电图、肌电图、CT 检查、MRI 检查等。

（5）急性播散性脑脊髓炎的治疗：早期使用肾上腺皮质类固醇，抑制炎症脱髓鞘，减轻脑和脊髓的充血和水肿，保护血脑屏障。无效者考虑使用血浆置换和免疫球蛋白。部分治疗效果不明显的患者使用免疫抑制剂。

（6）急性播散性脊髓炎的预后：大多数患者可明显恢复，预后与发病诱因及病情的严重程度有关，部分患者遗留有功能障碍。急性出血性白质脑炎死亡率高。

2. 用药指导　如下所述:

(1) 使用肾上腺皮质类固醇药物时,早期、足量、短程治疗,合理用药,减少不良反应。密切观察药物效果,减量过程中,注意药物剂量的变化。

(2) 口服药按时服用:不要根据自己感受减药、加药,忘记服药或在下次服药时补上忘记的药量会导致病情波动;不能擅自停药,以免造成"反跳"现象。

3. 日常生活指导　指导患者自我护理的方法,提高患者的自理能力,满足患者的各项生理需求。定时更改体位,防止皮肤破损。深呼吸、有效咳嗽,勤翻身、叩背、吸痰,防止肺感染。保障营养摄入,促进疾病康复。

(三) 循证护理

急性脊髓炎发病急,病变水平以下的运动、感觉神经功能障碍,多伴有多种并发症。尤其以颈段性和上升性脊髓炎危害更严重,威胁青壮年的健康和生存质量。通过对 29 例急性脊髓炎患者的病情进行有针对性的观察并积极采取预见性的护理措施,能使并发症的发生明显降低,并提高抢救成功率。结论证明进行针对性的观察病情及采取预见性的护理措施在积极预防并发症,降低致残率、病死率,提高疗效,减轻疾病所致痛苦等方面有着至关重要的作用。

(姜　颖)

第三节　脑血管疾病

脑血管疾病 (cerebrovascular disease, CVD) 是指在脑血管病变或血流障碍的基础上发生的局限性或弥漫性脑功能障碍,依据神经功能缺失持续时间,将不足 24h 者称短暂性脑缺血发作,超过 24 小时者称脑卒中。脑卒中 (stroke) 是脑血管疾病的主要临床类型,以突然发病、迅速出现局限性或弥漫性脑功能缺损为临床特征。脑卒中可分为缺血性卒中和出血性卒中,前者又称为脑梗死,包括脑血栓形成和脑栓塞;后者包括脑出血和蛛网膜下腔出血。我国卒中发病率为 (120～180) /10 万,2008 年卫生部公布的全国死因调查,脑卒中已成为第一致死原因。

引起脑血管疾病的病因较多,有血管壁病变 (以动脉粥样硬化为最常见)、血液成分及血液流变学异常 (如血液黏滞度增高、凝血机制异常)、心脏病和血流动力学改变 (如血压的急骤波动、心瓣膜病、心房颤动) 等。脑血管疾病的危险因素分为两类:一类是无法干预的因素,如年龄、性别、种族和遗传因素等;另一类是可干预的因素,其中高血压是最重要的独立危险因素,糖尿病、吸烟、酗酒是脑血管疾病发病重要的危险因素,高脂血症、心脏病、肥胖、口服避孕药、饮食因素 (盐、含饱和脂肪酸动物油的食用量) 等也与脑血管疾病的发病有关。

一、短暂性脑缺血发作

短暂性脑缺血发作 (transient ischemic attack, TIA) 是由颅内动脉病变致脑动脉一过性供血不足引起的脑或视网膜短暂性、局灶性功能障碍。发作一般持续 10～15min,多在 1h 内恢复,最长不超过 24h。TIA 好发于中老年人,男性多于女性,其发病与高血压、动脉粥样硬化、糖尿病、血液成分改变及血流动力学变化等多种因素有关。

(一) 护理评估

1. 健康史　询问患者有无动脉粥样硬化、高血压、心脏病、糖尿病、高脂血症、颈椎病及严重贫血等病史;发病前有无血压明显升高、急性血压过低、急剧的头部转动和颈部伸屈及严重失水等血流动力学改变的情况。

2. 身体状况　多突然起病,迅速出现局灶性脑或视网膜功能障碍。历时短暂,多在 1h 内恢复,最长不超过 24h。可反复发作,每次发作症状相似,不留后遗症。

(1) 颈内动脉系统短暂性脑缺血发作:常见症状为病变对侧发作性单瘫、轻偏瘫、对侧面部轻瘫,可伴有对侧偏身感觉障碍和对侧同向性偏盲。颈内动脉分支眼动脉缺血时，病变侧单眼一过性黑矇或失明，为特征性症状。优势半球缺血时可有失语和失用。

（2）椎-基底动脉系统短暂性脑缺血发作：常见症状有眩晕、呕吐及平衡障碍，眼球运动异常和复视。特征性症状为跌倒发作（患者转头或仰头时下肢突然失去张力而跌倒，无意识丧失，可很快自行站起）、短暂性全面性遗忘（发作性短时间记忆丧失，持续数分钟至数十分钟）和双眼视力障碍发作。还可出现吞咽困难、构音障碍、共济失调、交叉性瘫痪等。

3. 心理-社会状况　因突然发病或反复发作，常使患者产生紧张、焦虑和恐惧；部分患者因缺乏相关知识而麻痹大意。

4. 辅助检查　头颅 CT 或 MRI 检查多正常；数字减影血管造影（DSA）及彩色经颅多普勒（TCD）可见动脉狭窄；血脂、血液流变学检查，可发现血黏度增高及血小板聚集性增加。

5. 治疗要点　治疗原则是去除病因和诱因，减少及预防复发，保护脑功能。药物治疗多采用抗血小板聚集药：阿司匹林、氯吡格雷和双嘧达莫；抗凝药物：肝素、低分子肝素和华法林等；可根据患者病情选用扩容、溶栓、降纤酶治疗或应用活血化瘀性中药制剂。必要时行颈动脉内膜切除术（CEA）或颈动脉血管成形和支架植入术（CAS）。

（二）常见护理诊断/问题

1. 有跌倒的危险　与突发眩晕、平衡失调及一过性失明等有关。
2. 潜在并发症　脑卒中。
3. 知识缺乏　缺乏疾病的防治知识。

（三）护理措施

1. 一般护理　发作时卧床休息，枕头不宜太高（以 15°～20°为宜），以免影响头部的血液供应；头部转动时应缓慢且幅度不要太大；频繁发作的患者应避免重体力劳动，必要时如厕、沐浴及外出活动时应有家人陪伴。

2. 病情观察　频繁发作的患者应注意观察和记录每次发作的持续时间、间隔时间和伴随症状，警惕缺血性脑卒中的发生。

3. 用药护理　遵医嘱应用抗血小板聚集药阿司匹林或氯吡格雷，主要不良反应有恶心、腹痛、腹泻和皮疹，偶可出现可逆性粒细胞减少，应定期监测血常规与凝血机制。抗凝药首选肝素，用药过程中应观察有无出血倾向，有消化性溃疡和严重高血压者禁用。

4. 心理护理　安慰患者，向患者解释病情，使其了解本病治疗与预后的关系，消除患者紧张和恐惧心理；又要强调本病的危害性，帮助患者建立良好的生活习惯，积极配合治疗与护理。

5. 健康指导　如下所述。

（1）疾病知识指导：说明积极治疗病因，避免危险因素的重要性；介绍吸烟、酗酒、肥胖及饮食因素与脑血管病的关系；对频繁发作的患者应尽量减少独处时间，避免发生意外。

（2）饮食指导：选择低盐、低糖、低脂、丰富维生素及少刺激性食物，少摄入糖类及甜食，忌食辛辣、油炸食物，戒烟限酒。

（3）用药指导：告知患者按医嘱坚持长期服用抗血小板聚集药物，定期复查凝血常规。

二、脑梗死

脑梗死（cerebral infarction，CI）是指因脑部血液循环障碍，缺血、缺氧所致的局限性脑组织的缺血性坏死或软化，又称缺血性脑卒中。临床最常见的类型为脑血栓形成（cerebral thrombosis，CT）和脑栓塞（cerebral embolism）。

脑血栓形成是脑血管疾病中最常见的一种，是在脑动脉主干或分支发生动脉粥样硬化的基础上，管腔狭窄、闭塞，形成血栓，引起局部脑组织血流中断，导致脑组织缺血、缺血性坏死，出现相应的神经系统症状和体征。脑血栓可形成于颈内动脉和椎-基底动脉系统的任何部位，以动脉分叉处多见。最常见最基本的病因为脑动脉粥样硬化，常伴高血压。高血压与动脉粥样硬化互为因果，糖尿病和高脂血症等也可加速动脉粥样硬化进程。在睡眠、失水、心力衰竭、心律失常等情况下，心排血量减少、血压下降、血流缓慢及血液黏稠度增加，易致血栓形成。

脑栓塞是指血液中的各种栓子随血流进入颅内动脉系统，使血管腔急性闭塞，引起相应供血区的脑组织缺血坏死，出现局灶性神经功能缺损的症状。脑栓塞栓子来源可分为心源性（心房颤动时附壁血栓脱落多见）、非心源性（动脉粥样硬化斑块脱落多见）和来源不明性栓子三大类，最常见的原因是心源性栓子，占脑栓塞的60%～75%。

（一）护理评估

1. 健康史　了解患者有无动脉粥样硬化、高血压、高脂血症、糖尿病及短暂性脑缺血发作病史；有无风湿性心脏瓣膜病、感染性心内膜炎及心肌梗死等病史；有无心脏手术、长骨骨折、血管内介入治疗等病史；发病前有无失水、大出血、心力衰竭及心律失常等诱因；是否长期摄入高钠、高脂饮食，有无烟酒嗜好；有无脑卒中家族史。

2. 身体状况　如下所述：

1）脑血栓形成

（1）好发于中老年人，发病前可有头昏、头痛、肢体麻木无力等前驱症状，部分患者发病前有短暂性脑缺血发作病史。

（2）常在安静状态下或睡眠中发病，次日早晨醒来时可发现一侧肢体瘫痪、失语、偏身感觉障碍；多数患者意识清楚，少数患者可有不同程度的意识障碍；起病缓慢，病情多在几小时或1～2d内发展达到高峰；病情轻者经治疗在短期内缓解，重者病情进展快，可出现昏迷、颅内压增高等并发症，甚至死亡。

（3）神经系统表现：视病变部位和病变范围而定，常为各种类型的瘫痪、感觉障碍、吞咽困难及失语等。

2）脑栓塞：可发生于任何年龄，以青壮年多见。多在活动中急骤发病，无前驱症状，为脑血管病中起病最快的一种。意识障碍常较轻且很快恢复，神经系统局灶表现与脑血栓形成相似，严重者可突然昏迷、全身抽搐，可因脑水肿或颅内压增高，继发脑疝而死亡。部分患者可伴有肾、脾、肠、肢体及视网膜等血管栓塞的表现。

3. 心理－社会状况　发病后患者由于瘫痪、生活自理缺陷影响工作及生活；家庭、社会支持不足，影响患者的心理状况，常出现自卑、消极或急躁心理。

4. 辅助检查　如下所述：

（1）实验室检查：血常规、血糖、血脂及血液流变学检查有助于明确病因。

（2）腰椎穿刺脑脊液检查：脑脊液检查正常。

（3）影像学检查：头颅CT是最常用的检查，多数病例于发病24h后逐渐显示低密度梗死灶；头颅MRI可显示早期（发病2h内）的小梗死灶；数字减影血管造影（DSA）及经颅多普勒（TCD）可见动脉狭窄、闭塞，其中DSA是脑血管病变检查的金标准；TCD可发现颈动脉及颈内动脉的狭窄、动脉硬化斑块或血栓形成；部分患者超声心动图检查可发现心腔内附壁血栓。

5. 治疗要点　如下所述。

（1）脑血栓形成：急性期治疗原则为超早期、个体化及整体化治疗。急性期治疗以溶栓治疗为主，结合抗血小板聚集、抗凝及脑细胞保护，酌情进行防治脑水肿、调整血压、降低颅内压等对症治疗；必要时紧急进行血管内取栓、颈动脉血管成形和支架植入术（CAS）等血管内治疗。溶栓治疗应在发病后6h内进行，尽快恢复缺血区的血液供应。急性期患者血压应维持于较平时稍高水平，以保证脑部灌注，病后、24～48h血压过高（收缩压＞200mmHg（26.6kPa）、舒张压＞110mmHg（14.63kPa））时，首选对脑血管影响较小的药物。恢复期治疗原则为促进神经功能恢复。

（2）脑栓塞：原则上与脑血栓形成相同。积极治疗原发病，消除栓子来源，防止复发，是防治脑栓塞的重要环节。感染性栓塞应用抗生素，禁用溶栓抗凝治疗；脂肪栓塞采用肝素、5%碳酸氢钠及脂溶剂；心律失常者予以纠正；空气栓塞者指导患者头低左侧卧位，进行高压氧舱治疗。

（二）常见护理诊断，问题

1. 躯体活动障碍 与脑细胞或锥体束缺血、软化及坏死导致偏瘫有关。
2. 语言沟通障碍 与语言中枢损害有关。
3. 吞咽障碍 与意识不清或延髓麻痹有关。
4. 有失用综合征的危险 与意识障碍、偏瘫所致长期卧床有关。
5. 焦虑 与肢体瘫痪、感觉障碍、语言沟通困难等影响工作和生活，或家庭照顾不周及社会支持差有关。

（三）护理目标

患者掌握康复训练方法，躯体活动能力逐渐增强；能采取各种沟通方式表达自己的需要；能安全进食，保证营养成分的摄入；无压疮、感染、肢体失用性萎缩和关节挛缩畸形等发生；情绪稳定，能积极配合治疗和护理。

（四）护理措施

1. 一般护理 急性期患者卧床休息，取平卧位，保持肢体良好位置，抑制患肢痉挛。遵医嘱给予氧气吸入。头部禁用冷敷，以免脑血管收缩导致血流缓慢，而使脑血流量减少。为患者提供低盐、低糖、低脂、丰富维生素及足量纤维素的无刺激性饮食，防止误吸发生。保持大便通畅。病情稳定后指导并协助患者用健肢穿脱衣服、洗漱、进食及大小便等生活自理活动。

2. 病情观察 定时监测患者生命体征、意识状态及瞳孔变化，注意是否出现血压过高或过低的情况；观察患者神经系统表现，及时发现有无脑缺血加重征象及颅内压增高的症状，发现异常及时报告医生并协助处理。

3. 对症护理 如下所述：

（1）偏瘫、感觉障碍：注意保持瘫痪肢体功能位，防止关节变形，及早开始肢体功能锻炼，避免损伤并给予其他相应护理。

（2）吞咽障碍：①观察患者能否自口腔进食，饮水有无呛咳，了解患者进食不同稠度食物的吞咽情况，进食量及速度。②鼓励能吞咽的患者自行进食，选择营养丰富易消化的食物，将食物调成糊状使其易于形成食团便于吞咽，避免粗糙、干硬及辛辣的刺激性食物，少量多餐。③进食时患者取坐位或健侧卧位，将食物送至口腔健侧的舌根部，以利于吞咽；吞咽困难患者避免使用吸水管；进食后应保持坐位 30~60min。④床旁备齐吸引装置，一旦发生误吸应立即清除口鼻分泌物和呕吐物，保持呼吸道通畅。⑤不能进食的患者，遵医嘱鼻饲，告知患者或家属鼻饲饮食的原则、方法及注意事项。

4. 用药护理 如下所述：

（1）溶栓抗凝药物：严格掌握用药剂量，用药前后监测出凝血时间、凝血酶原时间；密切观察患者意识、血压变化，有无牙龈出血、黑粪等出血征象。如患者原有症状加重，或出现严重头痛、恶心呕吐、血压增高、脉搏减慢等应考虑继发颅内出血。应立即报告医生，遵医嘱立即停用溶栓和抗凝药物，积极协助头颅 CT 检查。

（2）低分子右旋糖酐：用药前做皮试，部分患者用后可出现发热、皮疹甚至过敏性休克等，应密切观察。

（3）脱水剂：20% 甘露醇快速静脉滴注，记录 24h 出入液量，定期复查尿常规、肾功能及电解质。肾功能不全者可改用呋塞米静脉推注，注意监测电解质。

（4）钙通道阻滞剂：可有头部胀痛、颜面部发红、血压下降等不良反应，应调整输液速度，监测血压变化。

5. 心理护理 向患者解释病情，帮助患者正视现实，说明积极配合治疗和护理有助于病情恢复和改善预后；鼓励患者主动获取维持健康的知识，积极参与生活自理；充分利用家庭和社会的力量关心患者，消除患者思想顾虑，树立战胜疾病的信心。

6. 健康指导　如下所述：

（1）疾病知识指导：向患者和家属介绍本病的基本知识，告知本病的早期症状及就诊时机，说明积极治疗原发病、去除诱因是防止脑梗死的重要环节。教会患者康复训练的基本方法，通过感觉、运动及言语功能等训练，促进神经功能恢复，重视心理康复，逐步达到职业康复和社会康复。遵医嘱正确服用降压、降糖和降血脂药物，定期复查，若出现头晕、肢体麻木等脑血栓前驱症状或短暂性脑缺血发作表现，应及时就诊。

（2）生活方式指导：指导患者选择低盐、低脂、充足蛋白质和丰富维生素的饮食，多食新鲜蔬菜、水果、豆类及鱼类，少吃甜食，限制动物油和钠盐摄入，忌辛辣油炸食品，戒烟限酒。生活起居要有规律，平时保持适量体力活动。告知老年人晨醒后不要急于起床，最好安静平卧 10min 后缓慢起床，改变体位动作要慢，转头不宜过猛，洗澡时间不要过长、水温不要过高，以防发生体位性低血压。

（五）护理评价

患者能否掌握康复训练方法，躯体活动能力是否逐渐增强；是否能主动与人交谈，语言、沟通能力是否改善；能否安全进食，进食过程中有无呛咳，营养状况是否得到改善；基本生活是否能自理；焦虑是否减轻或消失。

三、脑出血

脑出血（intracerebral hemorrhage，ICH）系指非外伤性脑实质内出血，多在活动状态下突然发病，发病前多无先兆。脑出血占全部脑卒中的 20%～30%，急性期病死率为 30%～40%。好发于 50 岁以上的人群，男性多于女性。

脑出血最常见的病因是高血压合并细小动脉硬化，其他还可见于动-静脉血管畸形、脑淀粉样血管病变、血液病、抗凝或溶栓治疗，常因用力活动、情绪激动等而诱发。高血压性脑出血好发部位为大脑基底节区（又称内囊区出血），此处豆纹动脉自大脑中动脉近端呈直角分出，受高压血流冲击最大，故此动脉最易破裂出血。

（一）护理评估

1. 健康史　询问患者既往有无高血压、动脉粥样硬化、先天性动脉瘤、颅内血管畸形及血液病等病史；有无家族史；是否进行降压、抗凝等治疗，目前用药情况及治疗效果；发病前有无情绪激动、精神紧张、酗酒、用力活动及排便等诱发因素；了解患者的性格特点、生活习惯和饮食结构等。

2. 身体状况　发病前多无先兆，少数有头昏、头痛、肢体麻木和口齿不清等前驱症状。多在情绪激动和活动时突然起病，常于数分钟至数小时内病情发展至高峰。发病后血压常明显升高，出现剧烈头痛，伴呕吐、偏瘫、失语、意识障碍及大小便失禁。呼吸深沉带有鼾音，重者呈潮式呼吸或不规则呼吸，临床表现因出血量及出血部位不同而异。

（1）基底节区出血：是最常见的脑出血。因病变累及内囊，患者出现典型"三偏综合征"，即病灶对侧偏瘫、偏身感觉减退和双眼对侧同向偏盲。如果出血累及优势半球常伴失语；累及下丘脑可伴持续高热、消化道出血等。出血量较大时，临床表现重，可并发脑疝，甚至死亡。

（2）脑桥出血：小量出血无意识障碍，表现为交叉性瘫痪，头和双眼转向非出血侧，呈"凝视瘫肢"状。大量出血迅速波及两侧脑桥后，患者立即昏迷，出现双侧面部和肢体瘫痪，两侧瞳孔缩小呈"针尖样"（脑桥出血的特征性表现）、中枢性高热、呼吸衰竭，多数在 24～48h 内死亡。

（3）小脑出血：少量出血常表现为一侧后枕部头痛、眩晕及呕吐，病侧肢体共济失调等，无肢体瘫痪。出血量较多者发病后 12～24h 内出现昏迷、双侧瞳孔缩小如针尖样、呼吸不规则等脑干受压征象，形成枕骨大孔疝而死亡。

3. 心理-社会状况　患者面对运动障碍、感觉障碍及言语障碍等残酷现实，而又不能表达自己的情感，常会出现情绪沮丧、悲观失望心理；家庭环境及经济状况欠佳，家属对患者的关心、支持程度差，患者会产生苦闷、急躁心理，对自己的生活能力和生存价值丧失信心。

4. 辅助检查

（1）影像学检查：CT检查，显示均匀高密度影像，对脑出血有确诊价值；MRI和脑血管造影能检出更细微病变。

（2）脑脊液检查：只在无CT检查条件，且临床无明显颅内压增高表现时进行。脑脊液压力常增高，多为血性脑脊液。

5. 治疗要点 脑出血急性期的治疗原则是脱水降颅压、调整血压、防治再出血、加强护理防止并发症。①一般治疗：卧床休息、吸氧、观察病情、对症治疗。②脱水降颅压：常选用20%甘露醇快速静脉滴注或呋塞米静脉注射。③调整血压：如果血压明显升高，收缩压大于200mmHg（26.6kPa）或平均动脉压大于150mmHg（19.95kPa），可选用温和降压药物，如硫酸镁等。④根据具体病情选用止血药物，如并发消化道出血可用奥美拉唑；伴凝血障碍者可用6-氨基己酸；应用肝素并发的脑出血可选用鱼精蛋白。⑤必要时采用经皮钻孔血肿穿刺抽吸、脑室引流或开颅清除血肿等手术疗法。

（二）常见护理诊断/问题

1. 有受伤的危险 与脑出血导致脑功能损害、意识障碍有关。
2. 自理缺陷 与脑出血所致偏瘫、共济失调或医源性限制（绝对卧床）有关。
3. 有失用综合征的危险 与脑出血致意识障碍、运动障碍或长期卧床有关。
4. 潜在并发症 脑疝、消化道出血。

（三）护理目标

患者不因意识障碍而发生误吸、窒息、感染和压疮；能积极进行日常生活能力的训练，自理能力是否增加；无肢体失用性萎缩和关节挛缩畸形等发生；并发症得到有效防治。

（四）护理措施

1. 一般护理 如下所述。

（1）休息与安全：绝对卧床休息2~4周，抬高床头15°~30°以减轻脑水肿，发病后24~48h内避免搬动。取平卧位头偏向一侧或侧卧位，若患者有面瘫，可取面瘫侧朝上侧卧位，有利于口腔分泌物的引流。瘫痪肢体置于功能位，每2~3h协助患者变换体位，尽量减小头部摆动幅度，以免加重出血。病室保持安静，严格限制探视，各项护理操作应集中进行，动作轻柔。对谵妄躁动患者加保护性床栏，由专人陪护，必要时给予约束带。避免打喷嚏、屏气、剧烈咳嗽、用力排便、大量快速输液和躁动不安等导致颅内压增高的因素，必要时遵医嘱应用镇静剂，但禁用吗啡与哌替啶，以免抑制呼吸或降低血压。

（2）饮食护理：急性脑出血患者在发病24h内应暂禁食，患者生命体征平稳、无颅内压增高症状及严重消化道出血时，可进食高蛋白质、丰富维生素、低盐、低脂及富含纤维素的半流质食物，并且要保证进食安全；有进食障碍者可鼻饲流质饮食并做好鼻饲管的护理；有消化道出血不能鼻饲者改为静脉营养支持。

（3）保持大便通畅：避免用力排便，可进行腹部按摩，为患者提供安全而隐蔽的排便环境，遵医嘱应用导泻药物，但禁止灌肠。

2. 病情观察 密切观察并记录患者的生命体征、意识状态、瞳孔变化，及时判断患者有无病情加重及并发症的发生。若患者出现剧烈头痛、喷射性呕吐、血压升高、脉搏洪大、呼吸不规则、意识障碍进行性加重及两侧瞳孔不等大等情况，常为脑疝先兆表现。若患者出现呕血、黑粪或从胃管抽出咖啡色液体，伴面色苍白、呼吸急促、皮肤湿冷、血压下降和少尿等，应考虑上消化道出血和出血性休克。

3. 对症护理 对头痛、意识障碍、语言障碍、感觉障碍及运动障碍等给予相应的护理。

4. 用药护理 遵医嘱用药，观察药物疗效和不良反应。①硫酸镁：观察呼吸、循环情况及昏迷程度，药液不可漏出血管外，以免发生组织坏死；静脉注射速度不可过快，以免导致一过性头晕、头痛和视物模糊。②甘露醇：应在15~30min内快速滴完。长期大量应用易出现肾损害、水电解质紊乱等，应记录24h出入液量，定期复查尿常规、肾功能及电解质。③6-氨基己酸：持续给药，保持有效血药浓度，观察患者有无消化道反应、体位性低血压等。

5. 脑疝的护理　如下所述：

（1）诱因预防：避免用力排便、烦躁、剧烈咳嗽、快速输液、脱水剂滴注速度过慢等诱发因素。

（2）病情观察：严密观察患者有无脑疝先兆表现，一旦出现立即报告医生。

（3）配合抢救：保持呼吸道通畅，防止舌根后坠和窒息，及时清除呕吐物和口鼻分泌物，迅速给予高流量吸氧。迅速建立静脉通道，遵医嘱快速给予脱水、降颅压药物，如静脉滴注20%甘露醇或静脉注射呋塞米等。备好气管切开包、脑室穿刺引流包、监护仪、呼吸机和抢救药物。

6. 心理护理　随时向患者通报疾病好转的消息，请康复效果理想的患者介绍康复成功经验；鼓励患者做自己力所能及的事情，减少患者的依赖性；指导家属充分理解患者，给予各方面的支持，从而纠正患者心理障碍，树立战胜疾病的信心。

7. 健康指导　如下所述：

（1）疾病知识指导：向患者和家属介绍脑出血的基本知识，明确积极治疗原发病对防止再次发病的重要性；尽量避免情绪激动及血压骤升骤降等诱发因素；指导患者注意病情，每日定时测血压，定期随诊，发现血压异常波动，或有头痛、头晕及其他不适及时就诊。

（2）康复训练指导：向患者和家属说明康复训练越早疗效越好，强调坚持长期康复训练的重要性，并介绍和指导康复训练的具体方法，使患者尽可能恢复生活自理能力。

（3）生活指导：指导患者建立健康的生活方式，戒烟酒，保持大便通畅，保证睡眠充足，适当运动，避免过度劳累。

（五）护理评价

患者意识障碍程度是否减轻，有无误吸、窒息、感染和压疮发生；能否积极进行日常生活能力的训练，自理能力是否增加；有无肢体失用性萎缩和关节挛缩畸形等发生；并发症是否得到有效防治。

四、蛛网膜下腔出血

蛛网膜下腔出血（subarachnoid hemorrhage，SAH）通常为脑底部动脉瘤或脑动静脉畸形破裂，血液直接流入蛛网膜下腔所致，又称自发性蛛网膜下腔出血。最常见病因为颅内动脉瘤，其次为脑血管畸形。蛛网膜下腔出血约占急性脑卒中的10%，各年龄组均可发病，青壮年多见。

（一）护理评估

1. 健康史　询问患者有无先天性动脉瘤、颅内血管畸形和高血压及动脉粥样硬化等病史；有无血液病、糖尿病、颅内肿瘤及抗凝治疗史；了解发病前有无突然用力、情绪激动、用力排便及酗酒等诱发因素；了解患者过去有无类似发作及诊治情况。

2. 身体状况　起病急骤，多有剧烈运动、情绪激动、用力排便等诱因。典型表现是突发异常剧烈的全头痛，可持续数日不变，2周后缓慢减轻，头痛再发常提示再次出血。可伴有呕吐、面色苍白、出冷汗，半数患者有不同程度的意识障碍。可出现脑膜刺激征，表现为颈项强直、凯尔尼格征及布鲁津斯基征阳性，是蛛网膜下腔出血最具有特征性的体征。少数患者可有短暂性或持久的局限性神经体征，如偏瘫、偏盲或失语。严重颅内压增高的患者可出现脑疝。

3. 心理-社会状况　因剧烈头痛、呕吐可使患者焦虑、紧张，甚至恐惧。因担心肢体瘫痪、失语等生活不便，给家人和社会带来负担而出现自卑心理。

4. 辅助检查　如下所述：

（1）头颅CT：是确诊蛛网膜下腔出血的首选检查，表现为蛛网膜下腔高密度影像。

（2）数字减影血管造影：是确诊蛛网膜下腔出血病因的最有价值的检查。宜在出血3d内或3周后进行，以避开脑血管痉挛和再出血的高峰期。

（3）脑脊液检查：脑脊液压力增高，肉眼呈均匀一致血性脑脊液。如CT检查已明确诊断者，此项不作为临床常规检查。

5. 治疗要点　治疗原则是防治继续出血，降低颅内压、防治血管痉挛，减少并发症，降低死亡率，必要时手术治疗。急性期处理与脑出血基本相同，但主张使用大剂量止血剂，以避免早期再出血，常用 6－氨基己酸、氨甲苯酸等；解除脑血管痉挛，可选用钙通道阻滞剂尼莫地平。

（二）常见护理诊断/问题

1. 疼痛：头痛　与脑血管破裂、脑动脉痉挛、颅内压增高有关。
2. 自理缺陷　与长期卧床（医源性限制）有关。
3. 恐惧　与突然发病及损伤性检查、治疗有关。
4. 潜在并发症　再出血。

（三）护理措施

1. 急性期护理　绝对卧床休息4～6周，抬高床头15°～20°告知患者在改变体位时动作应缓慢，头部勿过度活动，避免导致血压和颅内压增高的各种因素，遵医嘱应用镇静剂、缓泻剂。

2. 病情观察　密切观察病情变化，注意患者意识、瞳孔、生命体征、头痛及肢体活动情况，24h心电监护。若患者病情稳定后，突然再次出现剧烈头痛、恶心、呕吐、意识障碍加重，或原有局灶性神经系统表现重新出现等，应考虑有再出血可能。应及时报告医生，协助处理。

3. 对症护理　指导患者采用缓解头痛的方法，具体护理措施详见"头痛"。

4. 健康指导　如下所述：

（1）饮食指导：指导患者选择低盐、低脂、充足蛋白质和丰富维生素的饮食，戒烟酒，控制食物热量。

（2）疾病知识：向患者和家属介绍本病知识，指导患者避免使血压骤然升高的各种因素，如保持情绪稳定和心态平衡；保证充足睡眠，适当运动；避免体力和脑力的过度劳累和突然用力；保持大便通畅，避免用力排便。告知患者再出血的表现，发现再出血征象及时就诊。女性患者在1～2年内应避孕。

（3）检查指导：应告知患者脑血管造影的相关知识，指导患者积极配合检查。

（姜　颖）

第四节　瘫痪

瘫痪（paralysis）是指肌肉的肌力减低、随意运动功能减弱或消失。自发出随意运动冲动的大脑皮质运动区至效应器（骨骼肌），传导通路上任何部位的病变都可引起瘫痪。

一、概述

（一）分型

临床上常按病变发生的不同部位，将瘫痪分为上运动神经元性、下运动神经元性和肌源性3种类型。

（二）性质及病因

1. 上运动神经元性瘫痪　又称中枢性瘫痪。因瘫痪肢体肌张力增高，亦称痉挛性瘫痪或硬瘫。是由于上运动神经元，即中央前回运动区大锥体细胞及下行锥体束（皮质脊髓侧束、皮质脊髓侧束）病变所致。

（1）上运动神经元瘫痪特点：由于皮质运动区及下行的锥体束较集中地支配肌群，故病损常导致整个肢体瘫痪（单瘫）或一侧肢体瘫痪（偏瘫），双侧病变可引起双下肢瘫痪（截瘫）或四肢瘫。由于锥体束病变时对前角细胞的抑制作用减弱或消失，而出现前角细胞的释放现象，表现为瘫痪肢体肌张力增高、腱反射亢进，出现病理反射，长期瘫痪可见失用性萎缩。

（2）常见疾病：①脊髓病变：急性脊髓炎，脊髓蛛网膜炎，脊髓转移瘤和原发性肿瘤，脊髓外伤，原发性侧索硬化，脊髓血管性疾病，脊柱骨折等。②脑干病变：脑干肿瘤，脑干脑炎，脑桥出血，脑干梗死等。③大脑病变：短暂性脑缺血发作、脑血栓形成、脑栓塞、脑出血等，脑肿瘤、脑炎，脱髓鞘疾病、变性病、颅脑外伤及中毒性疾病等。

2. 下运动神经元性瘫痪 又称周围性瘫痪、弛缓性瘫痪。是由于下运动神经元，即脊髓前角细胞或脑干脑神经运动核及其发出的神经纤维病变所致。

（1）下运动神经元性瘫痪特点：下运动神经元性病变多由一个或数个相邻脊神经根、周围神经或神经丛病变所致，常仅侵犯某一肌群，引起部分肌肉瘫痪或单肢瘫；多发性神经根或神经病变也可引起四肢瘫。瘫痪肢体肌张力降低，腱反射减弱或消失（下运动神经元损伤使单突触牵张反射中断），无病理反射，肌肉萎缩早期（约数周）出现（前角细胞的肌营养作用障碍），常有肌纤维颤动与肌束颤动（束颤）。

（2）常见疾病：①周围神经细胞体病变：运动神经元病或延髓空洞症所致的进行性延髓麻痹；②脊髓前角病变：急性脊髓灰质炎，进行性脊肌萎缩症。③前根病变：吉兰－巴雷综合征（急性感染性多发性神经根神经炎）。④周围神经干病变：如臂丛神经损伤，臂丛神经炎，单神经病变，多发性神经炎、脑神经病变（如面神经麻痹）等。⑤神经末梢病变：如末梢神经炎、POEMS综合征等。

3. 肌源性瘫痪 肌源性瘫痪是指肌纤维本身病变影响肌肉收缩，从而引起不等程度的瘫痪。重症肌无力是神经－肌肉接头疾病，呈现弛缓性瘫痪表现，但瘫痪有晨轻暮重的特点；与肌膜功能失调有关的是周期性瘫痪，多属低钾性，常见疾病有肌营养不良症、多发性肌炎、先天性良性肌病、药物性肌病与代谢性肌病、周期性瘫痪等。

肌源性瘫痪具有下运动神经元性瘫痪的特征，但是肌肉萎缩或肌肉无力多在肢体的近端，通常呈对称性分布，并不出现束颤，一般无感觉障碍。

三种瘫痪的临床特征比较，见表6-1。

表6-1 瘫痪的临床特点

临床特点	上运动神经元性瘫痪	下运动神经元性瘫痪	肌源性瘫痪
瘫痪分布范围	较广，以整个肢体瘫痪为主（偏瘫、单瘫、截瘫、四肢瘫）	多局限，以肌群为主，或四肢瘫	相对全身性或局部分布、多对称、不符合神经解剖规律
肌张力	增高（呈折刀样）	降低	下降
腱反射	增强	减退或消失	减退或消失
病理反射	有	无	无
肌萎缩	无，或轻度失用性肌萎缩	显著，早期出现	多有
肌束震颤	无	有	通常不见
肌电图	无明显改变	神经传导速度减低，有失神经电位	肌源性损害
血肌酶谱	正常	正常或轻度增高	升高
肌肉活检	正常，后期呈失用性肌萎缩	失神经性变	特征性肌病性变

（三）类型及定位

瘫痪分为偏瘫、截瘫、四肢瘫和单瘫等。临床上常根据瘫痪的类型，推断病变的部位，确定病变的性质。锥体束不同水平病损的瘫痪分布，见图6-1。

1. 偏瘫 一侧面肌及肢体瘫痪，常伴有瘫痪侧肢体肌张力增高，腱反射亢进和锥体束征阳性等体征。多为对侧内囊至大脑皮质运动区受损的表现，若内囊部病灶同时累及内囊后肢与视放射，则伴瘫侧偏身感觉障碍与偏盲，为典型三偏征，有高度定位意义，多见于急性脑卒中，其次为该区的肿瘤、炎症或脑外伤等。

2. 截瘫 由脊髓横贯性损害引起的双下肢瘫痪。常见于脊柱外伤、脊髓肿瘤、脊髓胸腰段炎症等。病变损及两侧皮质脊髓束，表现痉挛性瘫痪，而脊髓休克时为弛缓瘫，且常伴有传导束型感觉障碍与括约肌功能不全。

3. 四肢瘫 四肢不能运动或肌力减退。高位颈髓病变可引起四肢上运动神经元性瘫痪。常见病因有外伤、肿瘤、炎症等。急性感染性多发性神经根炎引起的四肢瘫，具有下运动神经元性瘫痪特征，有时可合并感觉障碍。

4. 单瘫　单个肢体的运动不能或运动无力，皮质运动区局限破坏性病损可引起对侧单肢瘫。也可见于周围神经病变、神经根病变、脊髓前角病变、脊髓前角灰质炎等。其瘫肌分布符合周围神经、脊神经根或脊髓节段支配规律。除脊髓前角病变外，常伴有相应的感觉障碍。

5. 交叉性瘫痪　病损侧颅神经损害和对侧肢体瘫痪。中脑病变时出现病侧动眼神经麻痹，对侧肢体瘫痪；脑桥病变时出现病侧外展、面神经麻痹和对侧肢体瘫痪；延髓病变时出现病侧舌下神经麻痹和对侧肢体瘫痪。

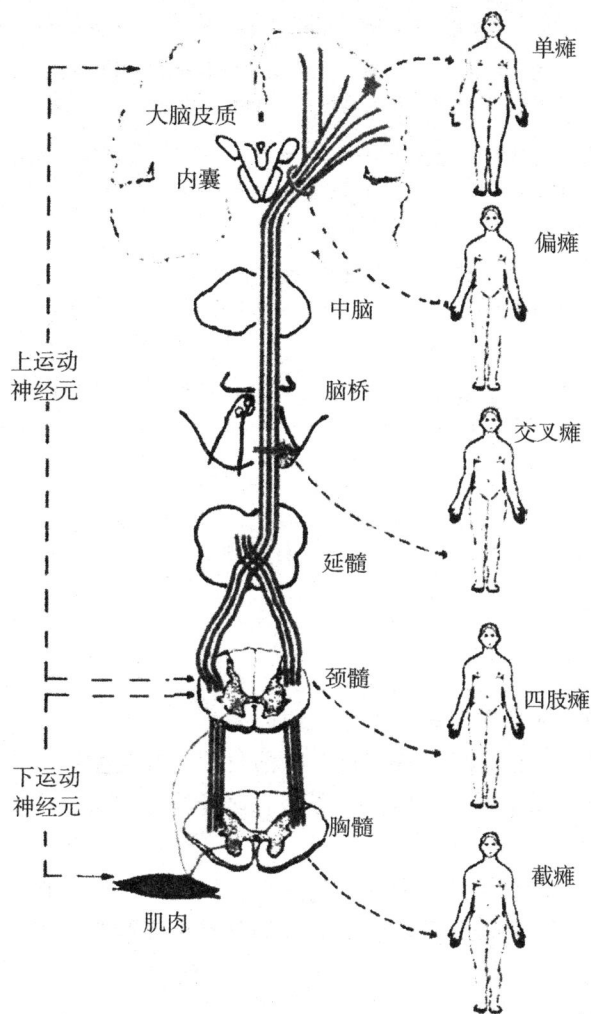

图6-1　锥体束不同水平病损的瘫痪分布

（四）常见疾病特点　见表6-2。

表6-2　常见疾病的瘫痪特点

动脉硬化性脑梗死	多发于老年人，起病较急，以单瘫、偏瘫或交叉瘫多见
脑出血	有高血压及动脉硬化史，中老年多见，常在用力或兴奋状态下骤然发生偏瘫
脑肿瘤	生长于大脑皮质中央前、后回肿瘤多可引起病灶对侧肢体轻瘫、单瘫及锥体束征
急性脊髓炎	发病急剧，迅速出现横断性脊髓损害三大特征：截瘫、损害平面以下感觉减退或缺失、大小便潴留或失禁

脊髓空洞症	发病缓慢，病程绵长，典型的分离性感觉障碍，即痛、温觉缺失，晚期病变可波及脊髓前角及锥体束，出现不同程度运动障碍、肌肉萎缩、锥体束征阳性
急性脊髓灰质炎	多见于小儿。高热消退后迅速出现肢体瘫痪，呈弛缓性，瘫痪程度不一致，分布不对称，以单肢受累多见，近侧端肌群尤为明显，肌肉萎缩在早期即可出现，瘫痪肌肉多有压痛及触痛
急性感染性多发性神经根神经炎	急性、对称性、弛缓性肢体瘫痪，腱反射消失，肌肉萎缩以及手套袜套样感觉障碍，瘫痪以肢体远端明显。1/4～1/3 病例由于呼吸肌麻痹和延髓性麻痹，在病后第 3～12d 出现呼吸困难
多发性神经炎	病因多，共同特征为肢体远端对称性弛缓性瘫痪、手套袜套样感觉障碍和自主神经功能障碍
重症肌无力	病隐匿，进展缓慢，主要症状为各组织肌群的易疲劳性与无力状态。常于每日清晨或休息后减轻，午后或过劳后加重（晨轻暮重），不出现肌萎缩及感觉障碍
周期性瘫痪	有短时性周期性发作的肢体瘫痪史，瘫痪多在睡眠或清晨发生，发作时瘫痪肢体肌肉松弛，肌张力降低，腱反射消失；发作后逐渐恢复，大部分病例于发作时血清钾含量降低，心电图有典型的低血钾改变，服用氯化钾有效
进行性肌营养不良症	儿童多见。主要特点为缓慢发生的进行性四肢肌肉无力及萎缩。多从近端开始，两侧对称，由于萎缩肌肉的特征性分布而表现翼状肩胛及"鸭步"，肌肉萎缩常与假性肥大并存，腱反射减弱或消失
癔症性瘫痪	为功能性瘫痪，发生多有明显精神因素，瘫痪的性质既非上运动神经元性，也非下运动神经元性，感觉缺失区与神经解剖特点不相吻合。病人易接受暗示，症状可因暗示而加重或减轻。病人多为女性，既往多有类似发作史

二、护理

（一）常规护理

1. 护理重点　如下所述：

（1）保持患肢呈功能位，防止关节挛缩变形、肌肉萎缩。

（2）系统进行患肢运动和功能训练，逐步恢复生活自理，提高生活质量。

（3）预防并发症：肺炎、压疮、尿路感染、深静脉血栓等。

2. 观察要点　如下所述：

（1）生命体征的变化：发病急性期，密切观察意识、瞳孔、呼吸、血压、脉搏、体温等。

（2）瘫痪的分布及其程度，有无伴随症状。瘫痪的轻重可反映运动神经系统或随意肌的病损程度，临床将肌力分为 0～5 级。

3. 一般护理　如下所述：

（1）心理护理：瘫痪患者终日卧床，部分患者伴有大小便潴留或失禁，容易产生精神苦闷及悲观失望。护士要对患者关心体贴，尽量做到细致、热情地满足患者的合理要求。同时注意观察情绪变化，鼓励患者解除思想顾虑，树立战胜疾病的信心。

（2）饮食护理：由于长期卧床和精神忧虑。给予高热量、高蛋白、富含维生素饮食，对进食困难者，给予鼻饲，以维持热量和电解质平衡。

（3）病室环境：应将患者安置在清洁、干燥、通风、空气新鲜、阳光充足的病室。偏瘫者宜选用海绵床、气垫床，被褥宜轻软。

4. 预防并发症　如下所述：

（1）加强皮肤护理，防治压疮：由于躯体感觉运动消失，即失去自我保护能力，局部的皮肤受压过久，即可发生缺血性坏死。防止压疮唯一有效办法是避免局部皮肤过久的压迫，定时翻动体位每2h 1次，受压部位做按摩并保持干燥清洁，或在骨隆突处贴压疮贴予以保护，垫以海绵软枕。有条件者可用自动翻身气垫床。

（2）加强大小便护理，防治尿路感染或便秘：截瘫患者发生尿潴留时，先采用诱导排尿：用温水敷小腹部，听流水声，以引起反射排尿；必要时留置导尿定时排尿，并逐步训练其自动排尿功能；指导患者自己做膀胱按摩。嘱患者多饮水，以利稀释尿液冲洗尿道。患者出现便秘时，应合理调节饮食，必要时可服药物润肠、排便。

（3）加强呼吸道管理，防治肺部并发症：保持室内空气流通，冬季注意保暖，夏季避免直接吹风，防止感冒。意识清醒者，应鼓励深呼吸，尽量将痰咳出。昏迷患者，应将其头偏向一侧，及时吸痰，防止痰液、呕吐物误吸，引起窒息或坠积性肺炎。定时协助患者翻身和拍背，帮助痰液的排除。痰液黏稠时，给予雾化吸入，每4h 1次。

（二）瘫痪肢体的康复护理

康复护理的目的是预防残疾的发生，并帮助和加快受损功能的恢复；主动地再训练能使患者更好地利用个人和环境资源，以实施其各种日常生活活动，最大限度地减轻残疾的影响；使患者在精神心理和社会上再适应，以恢复其自立能力、社会活动和人际间的关系，提高患者的生存质量。

瘫痪患者具体训练方法如下。

1. 被动运动　是指全靠外力来帮助完成的运动，可帮助保持肌肉和软组织的弹性，从而保持关节活动度完整、预防关节粘连和挛缩的形成，方法如下：

（1）肢体关节被动活动：患者本人健侧肢体带动患侧肢体做功能训练，或者由护士或家属给予被动训练，如肩关节的外展运动、前臂的旋转运动、掌指关节的伸展屈曲运动等。

（2）床上肢体摆放及定时变换体位，见图6-2。

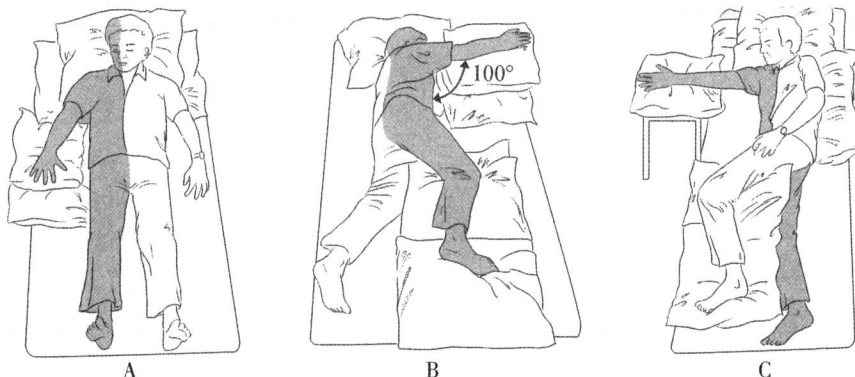

图6-2　床上肢体摆放
A. 仰卧位；B. 健侧卧位；C. 患侧卧位

仰卧：头颈垫高约15cm，患肢肩臂呈敬礼状（展肩50°，内旋15°，屈肘约90°），其下垫枕，手指轻度屈曲，握一直径约5cm的纱布卷；患肢膝关节下方和外侧垫软枕，屈膝30°，踝关节呈0°，足下垫脚托板或沙袋。健肢自然伸直。可防止肩关节粘连、半脱位，肘、指、膝关节僵直、挛缩；腕关节屈曲拘挛；足垂内翻，髋关节外旋偏歪。

侧卧，患侧在上，后背与床面呈约100°；患侧腋下及胸前垫枕；屈肘约90°；轻度伸腕；屈指，手握一纱布卷放在枕上；屈髋约30°；轻度屈膝；踝关节呈0°，置于垫在健侧小腿上的棉枕上，以保持水平位。健肢自然放置，以舒适为度。可防止发生压疮；肩关节半脱位；髋、膝关节僵直。

患侧卧位，患侧在下，后背与床面呈约120°；患侧轻度屈肩、屈肘；手握一纱布卷置于枕上，掌心向上，轻度屈髋、膝；踝关节呈0°，健侧屈肩约45°；轻度屈肘，手置于枕上，掌心向上，支撑体重；屈髋、膝均呈90°。其下垫枕，支撑体重。可增加患侧颈、肩、胸、腰背、臂及下肢肌群的肌力；防止健侧因久卧而发生压疮。

2. 主动运动　是指患者依靠自身的能力完成的运动，其目的是通过运动恢复肌力、增加关节的活动范围、改善肢体和肌肉，常用方法如下（图6-3）。①Bobath握手（图6-3A）：对肩关节有效活动，抑制上肢屈肌痉挛。②桥式运动（图6-3B）：提高骨盆对下肢的控制能力。③坐位练习（图6-3C）。

④患侧扶持行走训练（图6－3D）等。

（1）Bobath握手：患者双手掌心相对，十指交叉地握手，病拇指在健拇指的上方，此种形式的握手称为Bobath式握手，其作用是防止病臂旋前，使病指在掌指关节处伸展。使病拇指有较大的外展，从而对抗腕、指的屈曲，促进腕、指的伸展。

（2）桥式运动：上肢伸直放于体侧，下肢屈髋屈膝，足平踏于床上，用力将臀抬起，尽可能充分伸髋，保持2～3s，勿憋气。在能自然完成后可适当给予阻力，再用单足支撑，做单桥运动。桥式体位是一个良好的抗痉挛体位，是自理训练的第一步。如果不能做好桥式运动，就很难达到充分的伸髋，会影响正常的行走。

（3）床上正确坐位练习：髋关节屈曲近于直角，脊柱挺直，用足够的枕头牢固地叠起支撑背部，帮助患者达到直立坐位。用一高度可调节的桌子，横过床上，放于患者上肢的下面，可抵抗躯干前屈。

患侧扶持行走练习：康复护理人员站在偏瘫侧，一手握住患者患手，掌心向前，另一手从患侧腋下穿出置胸前，手背靠在胸前处，与患者一起缓缓向前步行，训练时按照正常的步行动作走。

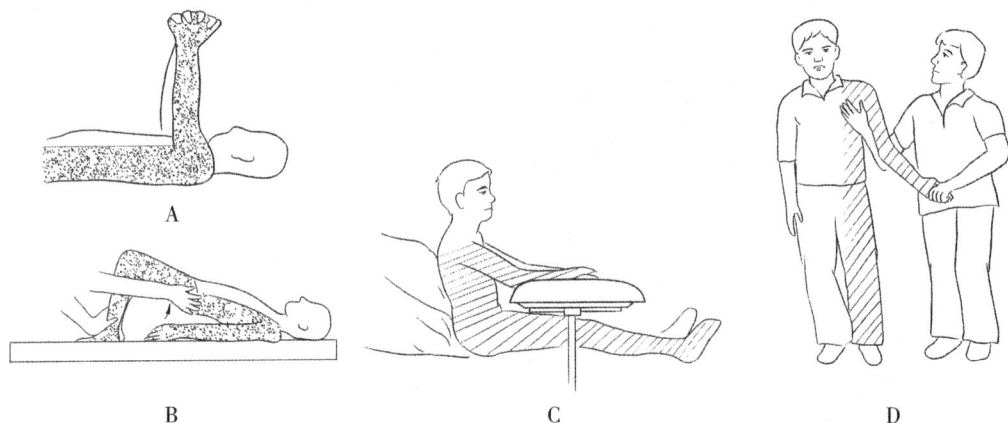

图6－3 主动运动
A. Bobath握手；B. 桥式运动；C. 床上正确坐位练习；D. 患侧扶持行走训练

3. 日常生活活动（ADL）训练 偏瘫康复的最终目的是提高患者的生活自理能力，ADL训练必须贯穿康复训练的始终，特别是当功能活动训练后要及时利用所获得的功能，如站立平衡功能改善后可让患者练习自己穿脱裤子、如厕等日常活动，确保功能活动与ADL两者才能相得益彰，加速康复过程。训练方法包括更衣训练（穿、脱衣服）、转移能力（从床上到轮椅及返回动作训练）、下楼梯、讲食训练、梳洗训练、跌倒训练等。

（胡光瑞）

第五节 痴呆

痴呆（dementin）是由于脑功能障碍而产生的一种以认知功能缺损为核心症状的获得性和持续性临床综合征。发病率及患病率随年龄而增加。国外调查显示，其患病率在60岁以上人群为1%，85岁以上达40%及以上。我国60岁以上人群痴呆患病率为0.75%～4.69%。痴呆病因包括变性病和非变性病，前者包括阿尔茨海默病（Alzheimer disease，AD）、额颞痴呆、Pick病和路易体痴呆等，后者包括血管性痴呆（vascular dementia，VD）、感染性痴呆、代谢性或中毒性脑病所致痴呆等。AD是最常见的病因，占全部痴呆的50%；VD是指脑血管病变引起的脑损害所致的痴呆，是在AD之后第二常见的痴呆，占全部痴呆的20%。本节主要介绍AD。

一、病因及发病机制

AD 65岁以上患病率5%，85岁以上20%，约5%AD患者有明确家族史。AD迄今原因未明，可能与遗传、环境、病毒感染、胆碱能神经能缺陷、神经营养因子缺乏等有关。代谢异常和 β - 淀粉样蛋白（β - amyloid，Aβ）沉积与发病有关，AD 患者海马和新皮质胆碱乙酰转移酶及乙酰胆碱水平显著减少，皮质胆碱能神经元递质功能紊乱可能是记忆障碍和认知功能障碍原因之一。遗传因素也可改变 AD 易感性，但并不直接致病。流行病学研究提示，AD 发生也受环境因素影响，文化程度低、吸烟、脑外伤和重金属接触史等可增加患病风险。

二、临床表现

1. 早期表现 如下所述：

（1）记忆障碍：是 AD 典型首发征象，也是诊断痴呆的必备条件。主要是近记忆障碍：新近学习的知识很难回忆，事件记忆容易受损。

（2）认知障碍：表现掌握新知识、熟练运用语言及社交能力下降，不能讲完整语句，口语量减少，找词困难，命名障碍，交谈能力减退，阅读理解受损，最后完全失语。

（3）失计算：表现算错账，付错钱。

（4）视空间定向障碍：表现穿外套时手不能伸进袖子，铺台布偏斜、不能正常工作或家庭理财。常见原始反射，出现额叶步态障碍如小步、缓慢和拖曳步态，屈曲姿势，起步困难。

2. 晚期表现 患者丧失以往的社交风度，如坐立不安、不修边幅和卫生不佳。精神症状如抑郁、淡漠、焦躁或欣快、精神病性症状伴偏执等突出；主动性减少，自言自语，害怕单独留在家里；出现片断妄想和古怪行为，如怀疑子女偷自己钱财，把不值钱东西当做财宝藏匿；忽略进食或贪食，常见失眠或夜间谵妄。部分病例出现癫痫发作。检查可见锥体外系肌强直和运动迟缓。

三、辅助检查

1. 目前尚无确诊 AD 的特殊检查 ①CT 和 MRI 检查常显示脑皮质萎缩及侧脑室扩张，但也见于非痴呆老年患者。②ELISA 检测脑脊液 tau 蛋白和 Aβ 可升高。③认知功能测试如简易精神状态检查（mini - mental state examination，MMSE）量表（表 6 - 3）、长谷川痴呆量表（astgawa dementia scale，HDS）（表 6 - 4）、Hachinski 缺血积分（HIS）（表 6 - 5）等。

2. 痴呆的神经心理检查

（1）痴呆的认知测量表：①简易精神状态检查（mini - mental state examination，MMSE）为国内外最普及、最常用的老年痴呆筛查量表（表 6 - 3），包括时间与地点定向、语言（复述、命名、理解指令）、心算、即刻与短时听觉词语记忆、结构模仿等项目，满分 30 分，痴呆诊断的敏感性 80% ~ 90%，特异性 70% ~ 80%。②长谷川痴呆量表（Hastgawa dementia scale，HDS），包括定向、记忆、常识、计算、物品命名回忆（表 6 - 4）。

表 6 - 3 （MMSE）痴呆量表

项目	分数	得分
（1）现在是__月__日，星期__，__季（春 夏 秋 冬）	5	
（2）我们现在是在__省__市__区__医院__病房	5	
（3）念下面三样物品，苹果，雨伞，铅笔。	3	
（4）计算题：100 - 7 系列□93□86□79□72□65	5	
（5）现在请你说出我刚才让你记住的那些东西。	3	
（6）（出示手表）这个东西叫什么？（出示铅笔）这个东西叫什么？	2	
（7）请你跟我说"老四找老师"。	1	
（8）我给您一张纸，请按我说的去做，现在开始：	3	
"用右手拿着这张纸，用两只手把它对折起来，放在您的左腿上"。		
（9）请您看到下面的句子并按照上面的去做："请你闭上眼睛"	1	

项目	分数	得分
（10）请您给我写一个完整的句子（不可以写名字）	1	
（11）请您照着下面的图形；尽可能地在旁边画一个一样的图形	1	
总计30分		

注：评定总分共30分，划分痴呆标准：文盲≤17分，小学程度≤20分，中学程度（包括中专）≤22分，大学程度（包括大专）≤23分。

表6-4 长谷川痴呆量表（HDS）

评价项目	分数	得分
（1）现在是__年__月__日，星期	3	
（2）我们现在是在什么地方	2.5	
（3）您多大年纪了	2	
（4）您在这里住了多久了	2.5	
（5）您在什么地方出生的	2	
（6）中华人民共和国哪年成立的	3.5	
（7）一年有多少天	3.5	
（8）中国现任总理是谁	3.5	
（9）请计算100－7＝? 93－7＝?	对1次得2	
（10）先说几个数字，在我说完后，请您将它们的顺序倒过来说，如我说"1－2"，您就说"2－1"，当患者理解后就可以开始	每1次得2	
（11）现在我出示5种东西，看完后记住，然后回忆它们（看过后将东西盖起来，再让患者回忆，此五种东西为火柴、勺子、手表、钥匙和硬币）	见注1	

注：11题回忆对5种得3.5，4种得2.5，3种得1.5，2种得0.5；回忆一种或不能回忆、回忆错误得0分，全部正确满分为32.5分

评分：31分以上为正常，30.5~22.0分为低于正常，21.5~10.5分为痴呆前期，10分以下为痴呆。

表6-5 Hachinski 缺血量表

项目	评分表	
	否	是
急性起病	0	2
病情逐步恶化	0	1
波动性病情	0	2
夜间意识保持完整	0	1
人格相对保持完整	0	1
情绪低落	0	1
躯体性不适的主庇护所	0	1
情感控制力减弱	0	1
高血压病史	0	1
有脑卒中病史	0	2
伴有动脉硬化	0	1
神经系统局灶性症状	0	2
神经系统局灶性体征	0	2

注：Hachinski 法总分评定：满分18分；4分或<4分疑为 Alzheimers 病；4~7分疑为边界、混合性痴呆；7分或>7分疑为血管性痴呆。

（2）痴呆程度分级量表：①日常生活量表（activity of daily living scale，ADL），包括躯体自理量表（physical self maintenance scale，PSMS）及工具性日常生活能力量表（instrumental activitiesof daily living，IADL）。②临床痴呆量表（ClinicalDementia Rating，CDR），包括记忆力、定向力、解决问题能力、社会事物、家庭生活、业余爱好、个人照顾，共分 5 级（0 健康，0.5 可疑痴呆，1 轻度痴呆，2 中度痴呆，3 重度痴呆）。

（3）痴呆鉴别诊断量表：①Hamilton 抑郁量表，包括 17 种症状，按 5 级 4 分法，主要与抑郁症相鉴别。②Hachinski 缺血量表，可用于 AD 与 VD 的鉴别。

四、诊断

依据病史、临床症状、精神量表检查及相关基因突变检测等符合痴呆的诊断标准，缓慢进行性发展的特征，结合 CT、MRI 等辅助证据综合分析，诊断准确性为 85%～90%。

五、治疗

1. 胆碱酯酶（AChE）抑制药 针对 AD 脑胆碱能神经元通路变性和 AChE 损耗，可轻微改善认知功能。①多奈哌齐：5mg 睡前口服，4～6 周加至 10mg。②雷司替明：1.5～6.0mg 口服，每日 2 次。

2. 抗精神病药 控制 AD 伴发的行为异常有作用。如利培酮（维思通）每日 2～4mg 口服。

3. 谷氨酸盐受体拮抗药 美金刚能增强正常的突触递质传递，同时起到神经保护作用。口服吸收迅速而完全，初始剂量为 5mg/d，1 周后加到每日 10mg，第 3 周用量为每日 15mg，第 4 周加到维持剂量每日 20mg，疗程 4 个月。

4. 抗抑郁及抗焦虑药 对抗抑郁药，如氟西汀 10～20mg，早餐时口服。

5. 银杏叶提取物 通过扩张脑动、静脉，改善脑循环；具有抗血小板活化因子，抑制血小板聚集，减少自由基的形成作用；增加海马突触体对胆碱摄取的亲和力。口服易于吸收。

6. 抗氧化剂和神经保护剂 如维生素 E 等。

六、护理

1. 心理护理与情感支持 AD 患者对触觉的感受比语言文字好，可利用肢体语言，如微笑、拍一拍患者的肩、拉一拉患者的手、把手放在患者肩上或握着他的手谈话，可适时地抚摸，使其感受到护理者时时在关爱着他。尊重患者的人格和自尊，不能对他斥责、讥笑，使之受到心理伤害，产生低落情绪，甚至发生攻击性行为。对患者精神上要鼓励、安慰，生活上要关心，以减缓痴呆的进展。

2. 安全护理 护士对患者潜在的健康状况要有所警觉，及时发现身体或心理方面的异常，保证患者的安全。应把患者放在离护士台近的病房。加强巡视，始终置患者活动于护士的视线内。

（1）防走失：不可让患者单独外出，必要时可将写有患者详细信息的布条带在患者身上，以便走失后能及时找回。

（2）环境设施安全：房间布置简单，墙壁拐角为圆形；房间内最好不挂镜子，以免引起幻觉；行走时应有人扶持，以防跌倒；门窗应有安全护栏，以防其不慎坠楼；洗澡时注意防烫伤。

（3）生活安全：进食时必须有人照看，进食宜慢，以免窒息。不知道饥饱者，三餐应定时定量。不应让患者单独承担家务，以免发生煤气中毒、火灾等意外。家里的药品、电源、剪刀等危险品应保管好，随时有专人陪护。

（4）服药：患者服药后，应认真仔细检查，以防积存药物，引起错服、误服。要做到送药到口。

3. 培养和训练生活自理能力 对轻度患者，应督促患者自己料理生活，如买菜做饭、收拾房间等。鼓励患者参加社会活动，安排一定时间看报纸、电视，保持与社会的接触。对中、重度患者，家属要帮助和训练其的生活自理能力，如梳洗、进食、叠衣被、如厕等。

4. 注意预防和治疗躯体疾病 AD 患者反应迟钝，不知冷暖及危险，很容易发生躯体疾病，患病后不能主诉身体不适。所以应注意其饮食起居、排尿、排便的变化等，及时发现异常，送医院进行诊治。

5. 日落综合征（睡眠障碍）的护理　患者往往是在每日太阳落山或者夜晚十分易激惹，昼夜颠倒，吵闹的现象，这就是日落综合征。可以日间安排丰富多彩的活动，增加日光照射，减少日间睡眠，改善睡眠节律紊乱。在晚间睡觉前不要多喝水，减少患者半夜醒来的次数。

七、健康教育

1. 生活起居　起居应有规律，保证充足、高质量的睡眠，特别是精神兴奋型患者。失眠者可给予小剂量的安眠药。抑郁型大多喜卧多寐，应调整睡眠，白天多给一些刺激，鼓励患者做一些有益、有趣的活动及适当的体育锻炼。

2. 饮食　可给予清淡营养丰富的食物，如桂圆大枣汤、瘦肉、鸡蛋、鱼等。要常吃富含胆碱、维生素 B_{12} 的食物，因为乙酰胆碱有增强记忆力的作用，如豆制品、蛋类、花生、核桃、鱼类、肉类、燕麦、小米等；富含维生素 B_{12} 的食物，主要包括海带、大白菜、萝卜、香菇、鸡蛋、牛奶、动物肾脏以及各种发酵的豆制品等；叶酸丰富的食物是：绿叶蔬菜、柑橘、西红柿、菜花、西瓜、菌类、牛肉等。

3. 积极防治便秘　便秘是引发痴呆的重要原因之一。因为经常便秘的人，其肠道会产生氨、硫化氢、组胺、硫醇和吲哚等多种有毒物质，这些有毒物质会随着血液循环进入大脑，从而诱发痴呆。

4. 功能锻炼　AD 患者有不同程度的语言功能障碍，护理人员要有足够的耐心，主动与患者交流。经常按摩头部的穴位，以提神醒脑。经常活动手指，如手工艺、雕刻、制图、剪纸、打字，或用双手伸展握拳运动，能使大脑血液流动面扩大，促进血液循环。

（胡光瑞）

第六节　脑卒中

脑卒中（stroke）是指一组由脑血管病变引起的突然发作性疾病，故又称脑血管病（cerebrovascuar disease，CVD），或称脑血管意外（cerebrovascuar accident，CVA）。这类疾病可以是由于脑血管破裂出血所致（如脑出血和蛛网膜下腔出血），也可以是由于脑血管阻塞后局灶性脑缺血所致（如脑梗死和脑血栓）。由于它们在病理和临床上的表现具有许多共同点，且都属于上运动神经元的损害，所以学术界统称为脑卒中。脑卒中具有高发病率、高致残率、高病死率、高复发率的特点。在我国，其已成为当今严重危害中老年生命与健康的主要公共卫生问题。调查显示，我国城市居民脑卒中死亡居首位，农村居于第 2 位。全国脑卒中发病率为（120～180）/10 万，每年新发病例 250 万以上，其中 150 万人以上死亡，国家每年花费在脑卒中患者的支出大约在 100 亿以上，给家庭和社会带来巨大的负担。随着人们生活水平的提高和生活方式的改变，该病的发病率仍有上升趋势。

脑卒中分型，见图 6-4。

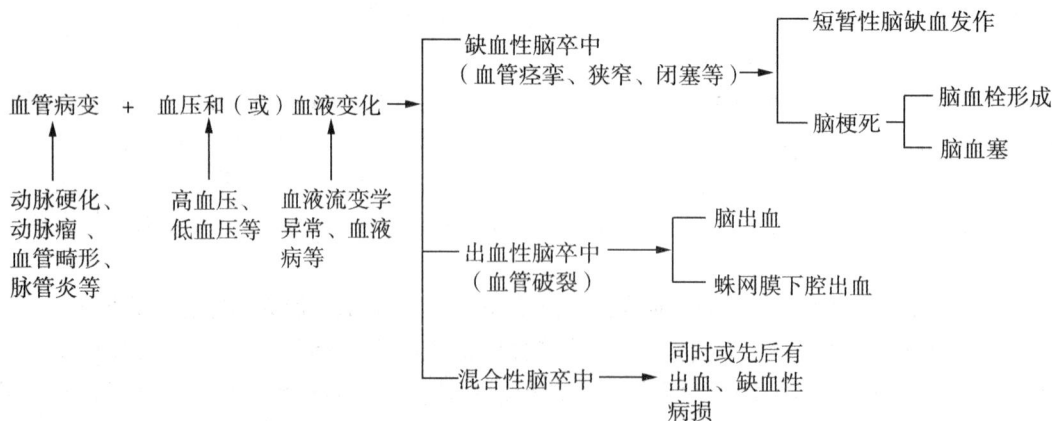

图 6-4　脑卒中分型

一、临床表现及诊断

（一）缺血性脑卒中

1. 短暂性脑缺血发作（transient ischemlc attacks，TIA）　　系指颈内动脉系统或椎－基底动脉系统的短暂性血液供应不足，表现为突然发作的局限性神经功能缺失，持续数分钟至数十分钟，在24h内缓解，不留有任何后遗症。一般认为 TIA 是脑卒中的重要危险因素和报警信号，需引起高度重视。

（1）病因和发病机制：本病多与高血压动脉硬化有关。有微栓子学说和脑血管痉挛学说。

（2）临床表现：60 岁以上老年人多见，男多于女。多在体位改变、活动过度、颈部突然转动或屈伸等情况下发病。突然发作，症状常在 5min 内即达高峰，一般持续时间不超过 15min，个别达 2h。发作停止后神经症状 24h 内完全消失。①颈内动脉系统 TIA：常见症状为对侧单肢无力或轻偏瘫，可伴对侧面部轻瘫，为大脑中动脉供血区或大脑中动脉－前动脉皮质支分水岭区缺血表现；特征性症状为：眼动脉交叉瘫（病变侧单眼一过性黑矇、对侧偏瘫及感觉障碍）和 Homner 征（病变侧 Homner 征、对侧偏瘫）。②椎－基底动脉系统 TIA：常见症状有眩晕、平衡障碍，伴发视野缺损和复视；特征性症状有跌倒发作和短暂性全面遗忘症。

2. 脑梗死（cerebral infarction，CI）　　约占全部脑卒中的70%，是由于血管狭窄或闭塞、血液供应不足引起缺血、缺氧，导致局部性脑组织缺血性坏死或脑软化，包括脑血栓形成、腔隙性梗死、脑栓塞。

（1）脑血栓形成（cerebral thrombosis，CT）：为最常见的类型，是脑动脉主干或皮质支动脉粥样硬化导致血管壁增厚、管腔狭窄闭塞和血栓形成，引起脑局部血流减少或供血中断，脑组织缺血、缺氧导致软化坏死，出现局灶性神经系统症状体征。脑动脉粥样硬化是本病基本病因，常伴高血压病、糖尿病和高脂血症可加速动脉粥样硬化的进程。

一般发生于老年人，常在休息或睡眠中发生，意识障碍少见。脑脊液压力升高，头颅 CT 见低密度梗死区。按症状和体征演变的进程可分以下几种。①完全性卒中：指发病后神经功能缺失症状较重且完全，常于数小时内（<6h）达到高峰。②进展性卒中：指发病后神经功能缺失症状在 48h 内逐渐进展或呈阶梯式加重。③可逆性缺血性神经功能缺失：指发病后神经功能缺失症状较轻，持续 24h 以上，但可于 3 周内恢复。

颈动脉系统脑血栓的共同特点是一侧大脑半球受累，出现对侧中枢性偏瘫、面瘫和舌瘫，对侧感觉减退。椎－基底动脉系统脑血栓的共同特点是脑干和小脑受累，出现交叉性瘫痪、多数脑神经麻痹、交叉性感觉障碍和共济失调等症状。

（2）腔隙性梗死（lacunar infarct）：是长期高血压引起脑深部白质及脑干穿通动脉病变和闭塞，导致缺血性微梗死，缺血、坏死和液化脑组织由吞噬细胞移走形成腔隙，一般直径 2cm 以下，约占脑梗死的 20%。病变常见于大脑深部，如基底节区、内囊、丘脑、脑桥基底部或侧脑室体旁区。

本病常见于中老年人，男性较多，多患高血压，通常在白天活动中急性起病。①纯运动性：通常为对侧内囊后肢或脑桥病变，表现为面部及上下肢相同程度轻偏瘫，多在 2 周内开始恢复。②纯感觉性：特点为偏身感觉缺失，伴有感觉异常，如麻木、烧灼、刺痛减退或消失，病灶为脑腹核区。③感觉运动性：多以偏身感觉障碍，继而出现轻偏瘫，动作笨拙，病灶为内囊。④构音不全手笨拙综合征：突起构音不全，吞咽困难，一侧中枢性面舌瘫，该侧手轻度无力伴有动作缓慢，笨拙（尤以精细动作如书写更为困难），病灶位于脑桥。⑤共济失调性轻偏瘫：突起下肢的轻偏瘫，伴同侧肢体共济失调，病灶在放射冠或脑桥。

（3）脑栓塞（cerebral embolism）：是指脑动脉被异常的栓子阻塞，使脑动脉血流中断，脑组织发生缺血性坏死，出现相应的神经功能障碍。栓塞部位以大脑中动脉最常见。根据栓子的来源可分为：①心源性栓子（60%～80%），常见于风湿性心脏病、感染性心内膜炎、心肌梗死等。②非心源性栓子：如感染性栓子、空气栓子、转移癌栓、寄生虫栓、羊水等。

临床特征：①起病急骤，常无任何前驱脑症状，多数症状迅速达高峰（稳定型卒中），偶有呈阶梯式进展加重者（进展型卒中）。②多有心脏病史或肺部手术、骨折、分娩等病史。③脑部症状：多数表现为大脑中动脉闭塞症状，为突起偏瘫、失语、偏盲，局限性癫痫发作，或偏身感觉障碍等。④脑脊液压力升高，CT 可见低密度梗死区或脑水肿和脑占位效应。⑤后遗症：康复后的患者多留有不同程度的运动、言语、智能障碍等后遗症。

（二）出血性脑血管病

1. **脑出血**（intracerebral hemorrhage，ICH）　是指非外伤性脑实质出血，占全部脑卒中的 10% ~ 30%，高血压是最常见的病因。患者通常在剧烈活动、情绪激动、气候骤变、排便、咳嗽时发病，因中枢神经系统损害严重或合并多种并发症而病情严重、病情多变，其病死率和致残率较高。高血压与脑动脉硬化同时存在，相互促进，构成脑出血最主要的病因，称为高血压动脉硬化性脑出血。

好发于 55 岁以上中老年人，男女相近。大多有高血压、头晕、头痛病史。常在情绪激动、活动用力时突然起病，早期患者自觉恶心、呕吐、头痛，继之出现偏瘫、意识障碍、抽搐、大小便失禁、呼吸抑制。按出血部位将其分为：①内囊 – 基底节区出血，最为常见。急性期 3 ~ 4 周，血压明显升高，收缩压达 180mmHg（23.94kPa）以上。患者意识不清，瞳孔缩小或不等，双眼凝视病灶侧。②脑桥出血：一侧少量的桥脑出血表现为昏迷、偏瘫。但多数出血累及脑桥双侧，病情危重，除深度昏迷，还呈现中枢性高热，双瞳孔针尖样缩小和四肢瘫痪三种特征性体征，预后多不良。③小脑出血：轻者常诉突起枕部头痛、眩晕，有频繁呕吐，而无瘫痪。重症小脑出血在起病早期可见上述症状和体征，常因血肿增大或破入第 4 脑室，引起急性枕骨大孔疝，患者很快昏迷，呼吸不规则或突然停止，导致死亡，但如能及时明确诊断，手术清除血肿，常能转危为安。

多数患者有脑脊液压力增高和血性脑脊液，CT 早期可见出血部位的高密度区和脑室的占位效应。

2. **蛛网膜下隙出血**（subarachnoid hemorrhage，SAH）　是指颅内血管破裂，血液直接流入蛛网膜下腔所致。常因先天性脑动脉瘤、脑动静脉畸形、脑动脉粥样硬化等所致。多发生于青壮年，突然出现剧烈的头痛（典型表现为枕部及颈项部疼痛并伴有腰痛）、恶心、呕吐、一过性意识障碍或精神症状，重者可迅速进入昏迷状态，甚至死亡。诊断主要依靠临床表现和腰椎穿刺检查，如突然发病、剧烈头痛、呕吐，伴颈项强直和克尼格（Kerning）征，腰椎穿刺见脑脊液压力明显增高和均匀血性脑脊液，即可诊断。

二、治疗

（一）缺血性脑卒中

1. **短暂性脑缺血发作的治疗**　治疗目的是消除病因、减少及预防复发、保护脑功能，对短时间内反复发作的病例应采取有效治疗，防止脑梗死。

（1）抗血小板聚集药物：可减少微栓子及 TIA 复发。肠溶阿司匹林，每日 75 ~ 150mg，空腹服用。

（2）扩溶治疗：右旋糖酐 – 40 500ml 静脉滴注，可扩充血容量、稀释血液和改善微循环。

（3）抗凝血治疗：用于心源性栓子引起的 TIA、预防 TIA 复发和一过性黑矇发展为卒中。现临床常用速碧凝 4 000U，皮下注射，每日 1 次。

（4）活血化瘀中药：丹参、川芎、红花等，有活血化瘀、改善微循环、降低血液黏度的作用。

（5）脑血管造影或多普勒证实有颅内动脉狭窄者，药物治疗无效时、狭窄大于 75% ，可考虑手术治疗（颈动脉内膜剥离术，颈内外血管吻合术）。

2. **脑梗死的治疗**　如下所述：

（1）脑血栓形成。①维持生命功能和处理并发症：切忌过度降压使脑灌注降低，导致脑缺血加剧，维持血压在 170 ~ 180/95 ~ 100mmHg（22.6 ~ 23.94/12.6 ~ 13.3kPa）水平；选用抗生素控制感染，预防肺部感染、尿路感染等；应用 20% 甘露醇 250ml，静脉滴注，每 6 ~ 8h 1 次，降低颅内压、减轻脑水肿。②超早期溶栓治疗：发病 6h 内给药，恢复梗死区血流灌注，减轻神经元损伤，挽救缺血半暗带。静脉溶栓疗法：尿激酶 50 ~ 150 万 U 加入生理盐水 250ml，1h 内静脉滴注；动脉溶栓疗法：在 DSA 直视下进行超选择介入动脉溶栓。③脑保护剂：使用自由基清除剂（维生素E、依达拉奉等），保护细胞膜，限制脑梗死区的扩展，使闭塞的血管再通。

（2）脑腔隙梗死：由于腔隙梗死大都终末出血阻塞引起，一旦梗死已形成，没有侧支循环。药物作用不大，故重在预防，控制高血压，必要时服用小剂量阿司匹林。

（3）脑栓塞：改善微循环，减少脑栓塞范围，扩张血管，防止血小板聚集等，基本同脑血栓治疗。

（二）出血性脑卒中

1. 脑出血 如下所述。

（1）保持安静，绝对卧床休息。持续吸氧，保持呼吸道通畅，防止脑缺氧加重。保持营养和水电解质平衡，记24h出入量，静脉补液量24h控制在1 500~2 000ml。

（2）控制脑水肿，降低颅内压：脑出血后48h脑水肿达高峰，可使颅内压增高和导致脑疝，是脑出血主要死因。头部抬高20°~30°，应用甘露醇、甘油果糖、七叶皂苷钠等脱水药；纠正水电解质紊乱；同时避免补液过多或过快，以防止脑水肿加重。

（3）血压的紧急处理：急性脑出血时血压升高是颅内压增高情况下保持正常脑血流量的脑血管自动调节机制，降压可影响脑血流量，导致低灌注或脑梗死，但持续高血压可使脑水肿恶化。因此控制高血压应慎重，维持舒张压100mmHg（13.3kPa）水平比较合理。

（4）手术治疗：经以上内科处理，病情未稳定、好转，或有脑疝形成趋势，应把握时机进行外科手术，清除血肿。

2. 蛛网膜下隙出血 如下所述：

（1）急性期患者应入住重症监护病房，绝对卧床4周，避免用力和情绪激动造成颅内压和血压升高，保持排便通畅，保持安静，头痛、烦躁时给予镇痛、镇静药。

（2）降压宜缓慢，要求血压逐渐降至出血前原有水平。

（3）预防再出血，应用酚磺乙胺、氨甲苯酸、巴曲本酶等。

（4）尽早病因治疗，如开颅动脉瘤夹闭、动静脉畸形或脑肿瘤切除等。

（5）预防性应用钙通道拮抗药。尼莫地平20~40mg口服，每日3次。可减少动脉瘤破裂后迟发性血管痉挛导致缺血并发症。

三、护理

（一）病情观察

1. 意识的观察 一般脑梗死出现意识障碍的较少见，但是大面积梗死可出现意识障碍，甚至因颅内压增高出现脑疝而死亡。意识的改变往往能提示病情的轻重，应观察昏迷程度的变化，是由深转浅，还是由浅入深。

2. 生命体征的观察 如下所述：

（1）体温：高热应考虑感染性、中枢性或两者均有。当脑出血波及丘脑时，散热机制被破坏，可引起持续性中枢性高热，体温常为40℃及以上，如不及时处理，患者数小时可死亡。中枢性高热特点：①高热。②体温、脉搏分离。③高热而无出汗。④躯干热而四肢凉。⑤一般解热药无效，应使用物理降温。感染性发热，在2~3d继发的，但需物理降温，超过39℃必须药物降温。

（2）脉搏：缓脉是颅内压增高的表现，需及时处理。脉搏的强弱决定于动脉的充盈度和脉压的大小，脉强有血压升高的可能；脉细弱，有循环衰竭趋势。

（3）呼吸：观察呼吸的频率、节律和深浅。呼吸变化的可能原因有肺炎；脑桥及中脑受损时，可出现中枢过度呼吸，呼吸可快至70~80次/min；呼吸慢可能为颅内压升高；呼吸不规则或出现叹息样呼吸、潮式呼吸，提示病情危重。

（4）血压：急性颅内压增高时，常引起血压增高。其特点是收缩压明显增高，而舒张压不增高或增高不明显。血压增高的机制可能是延髓受压缺血引起血管舒缩中枢之调节而使血压增高，以改善延髓的缺血及缺氧状态，因此及时控制血压使之维持在适当水平很重要的。

3. 瞳孔观察　观察瞳孔是否等大、等圆，对光反射是否存在，敏感还是迟钝。瞳孔一大一小，说明有颅内压增高的可能，或可能是霍纳综合征；若两侧瞳孔缩小呈针尖样，为脑桥出血的特征。脑缺氧时瞳孔可扩大，如果持续扩大，提示预后不良。

（二）一般护理

1. 出血性脑卒中　绝对卧床，避免不必要的搬动，抬高头部 15°~30°，以促进静脉回流，减轻脑水肿，降低颅内压。头偏向一侧，保持呼吸道通畅。保持床铺平整、柔软、干燥，会阴部清洁，排便通畅，预防便秘。高热时给予物理降温。定时翻身与拍背，预防压疮发生。

2. 缺血性脑卒中　为防止脑血流量减少，患者取平卧位。急性期患者需卧床休息，避免活动量过大。做好大、小便护理。预防压疮和呼吸道感染，注意观察生命体征及肢体瘫痪的进展程度。

呼吸道护理　保持呼吸道通畅。给予持续吸氧，氧流量以每分钟 2~4L 为宜。患者恶心、呕吐时，防止呕吐物堵塞呼吸道并预防因误吸而引起肺部并发症，及时吸出气管、口腔分泌物及呕吐物，必要时给予气管插管或切开。如有肺炎时，应及时做痰培养及抗生素敏感试验。

（三）饮食护理

1. 暂时禁食　患者在发病 24h 内，由于脑血液循环障碍，致使消化功能减退，食后会引起胃扩张、食物滞留，压迫腹腔静脉使回心血量减少。加之患者常伴有呕吐，易造成吸入性肺炎。因此，应给予暂时禁食。

2. 观察脱水状态　脑卒中引起的延髓外侧综合征和大脑半球病变所致的假性延髓麻痹，常导致较严重的吞咽困难，患者往往出现脱水状态。可通过观察颈动脉搏动的强弱、周围静脉的充盈度和末梢体温，来判断患者是否出现脱水状态。

3. 营养支持　吞咽困难患者补充营养最好的方法是鼻饲法，做好留置胃管鼻饲的护理。应尽量避免静脉输液，以免增加缺血性脑水肿的蓄积作用。有消化道出血者应暂停鼻饲，改用胃肠外营养。经口进食者，给予高蛋白质、高维生素、低盐、低脂、富有纤维素的饮食。

（四）并发症观察及护理

1. 脑疝　当患者出现剧烈头痛或极度烦躁不安、频繁呕吐或抽搐、呼吸及心率变慢、血压升高，意识障碍逐渐加重，双侧瞳孔不等大，则提示颅内压明显增高，或再出血，有脑疝形成的可能，应立即报告医生，给予积极脱水治疗。

2. 脑心综合征　当脑出血病变波及丘脑下部，导致神经体液障碍时，常引起心脑功能或器质性改变，称为脑心综合征。若患者出现胸闷、气短、发绀、肺底部有湿啰音、心音低钝及心动过速等异常现象时，应进行心电监护，及时通知医生处理。

3. 膀胱及直肠功能障碍　危重患者当病变波及半球运动中枢时，如第三脑室受到刺激出现直肠活动性增强，患者排便亢进，便意频繁。注意会阴部皮肤的保护，用温水擦洗，并涂以保护剂；便秘者给予甘油灌肠剂通便；尿失禁或尿潴留者及时给予留置导尿，会阴护理，每日 2 次。

4. 肾衰竭及电解质紊乱　脑出血患者常因频繁呕吐、发热、出汗、脱水剂的应用和补液不足而造成失水、电解质紊乱及肾衰竭。遵医嘱给予抽血查电解质及肝肾功能，给予经口或静脉补充电解质。嘱患者多饮水或经胃管注入温开水。

5. 消化道出血　由于丘脑下部损伤使迷走神经兴奋，胃肠道功能亢进及发生痉挛性收缩而引起溃疡及出血，是脑出血最常见的严重并发症之一。患者突然出现面色苍白、出汗、脉速、血压骤降、呕血、便血、粪便颜色为柏油样便或从胃管中抽出咖啡色内容物时，应立即通知医生，积极采取措施。暂禁食，建立静脉通道，给予止血药物。严密观察生命体征尤其是血压的变化。

6. 肺部感染护理　①口腔护理，每日 2 次。②翻身拍背，每 2h 1 次，做好体位引流，鼓励患者咳嗽。③保持呼吸道通畅，及时吸痰吸氧以防窒息，必要时考虑气管切开。④给予足量有效抗生素。⑤做痰培养及过敏试验，为使用抗生素提供依据。

7. 压疮护理　保持床单清洁、干燥、平整，定时翻身，观察受压部位皮肤情况。按摩骨骼隆起受压处，并垫以海绵垫、软枕或气圈。有水疱者，用无菌注射器抽出疱内溶液后，涂消毒剂，盖无菌纱布。

8. 发热　详见上文体温的观察。

（五）康复护理

1. 心理护理　患者起病急、重，且有肢体功能障碍，神志清醒患者大都存有恐惧和焦虑心理，表现出抑郁和悲观。了解患者的社会、生理、心理状况，多与患者倾心交谈，帮助排解不良情绪，树立战胜疾病的信心。

2. 肢体功能康复　参见瘫痪的护理。

（六）健康教育

1. 不可改变的危险因素　如下所述：

（1）年龄：是主要的危险因素，发病随年龄的升高而增高。

（2）性别：男性比女性的发生率大约高30%。随着目前人口老龄化，女性寿命普遍长于男性，老年期女性发病率增加，发病率有接近男性的倾向。

（3）家族史：父母双方直系亲属发生脑卒中或心脏病时年龄小于60岁，即为有家族史。

（4）种族：不同种族的卒中发病率不同，可能与遗传因素有关。社会因素如生活方式和环境，也可能起一部分作用，我国北方各少数民族的卒中发生率高于南方。

2. 可以改变的危险因素及其干预建议　如下所述：

（1）高血压：主要危险因素，90%的脑卒中归因于高血压。其治疗应以收缩压小于等于140mmHg（18.6kPa）、舒张压小于等于90mmHg（11.97kPa）为目标。对于患有糖尿病的患者，建议血压小于130/85mmHg（17.29/11.3kPa）。

（2）吸烟：是缺血性脑卒中的独立危险因素，长期吸烟者发生卒中的危险性增加6倍。可采取咨询专家、烟碱替代治疗及正规的戒烟计划等戒烟措施。

（3）糖尿病：是缺血性脑卒中的独立危险因素，非胰岛素依赖型糖尿病患者发生卒中的危险性增加2倍。建议禁食状态下的血糖水平低于7.0mmol/L。

（4）心房颤动：随着年龄的增长，心房颤动患者栓塞性卒中的发生率迅速增长。对于冠心病、心房颤动及心脏瓣膜并应早期进行积极的治疗。

（5）高脂血症：降低血清胆固醇水平有利于减少脑卒中的危险性，且可以预防颈动脉粥样硬化。限制食物中的胆固醇量；减少饱和脂肪酸，增加多烯脂肪酸；适当增加食物中的混合糖类，降低总热量，维持理想体重并进行规律的体育活动。

（6）无症状颈动脉狭窄：颅外颈内动脉狭窄存在明显的血流动力学改变，血管狭窄程度越重，脑卒中的发生率越高。

3. 可能的危险因素及其干预建议　肥胖、过度饮酒、凝血异常、体力活动少及激素替代治疗和口服替代治疗。应禁止过量的酒精摄入，建议实施正规的戒酒计划。

（胡光瑞）

第七节　运动障碍性疾病

运动障碍性疾病又称锥体外系疾病，是以运动迟缓、不自主运动、步态及肌张力异常为主要临床表现的神经系统疾病，多与基底核（又称基底节）功能紊乱有关。基底核由壳核、尾状核、苍白球、丘脑底核及黑质组成，这些结构通过广泛的联系综合调节运动功能。临床常见的运动障碍性疾病有帕金森病、肝豆状核变性等。

一、帕金森病患者的护理

帕金森病（PD），又称震颤麻痹，是一种常见于中老年的神经变性疾病。该病男女均可发病，女性发病率低于男性，随着年龄的增长，发病率增高。主要临床特征为静止性震颤、肌强直、运动迟缓、步态异常等。

（一）专科护理

1. 护理要点　患者需要充足的休息，保证生活环境、设施的安全性，给予患者每日充足的营养摄入。严密观察患者的症状及服药后的缓解程度；督促患者按时按量遵照医嘱服用药物。

2. 主要护理问题　如下所述：

（1）躯体活动障碍：与疾病所致震颤、异常运动有关。

（2）有受伤害的危险：与疾病所致运动障碍有关。

（3）营养失调——低于机体需要量：与疾病所致吞咽障碍及震颤等机体消耗量增加有关。

（4）便秘：与活动量减少或胃肠功能减退有关。

3. 护理措施　如下所述：

1）一般护理

（1）为患者准备辅助行走的工具，如拐杖；患者下床活动前做好准备工作，如给予双下肢按摩。

（2）选用质地柔软、宽松、易穿脱的衣服，如拉链式或粘贴式衣服。病室增加扶手，调整室内座椅及卫生间设施的高度，有助于患者在室内活动。避免使用易碎物品，防止患者受伤。日常生活用品置于患者易于取拿的位置。床旁设置呼叫器。

（3）保证患者每日有足够的营养摄入，以满足患者机体消耗。

（4）鼓励患者规律排便排尿，根据个人排便习惯，选择固定时间及舒适体位进行尝试性排便，同时，可顺时针按摩腹部，促进排便。

2）病情观察及护理

（1）观察患者用药后的效果及是否出现药物不良反应：用药应从小剂量开始，逐渐增加，直到可以控制疾病症状的剂量，且用药需严格遵照服药时间。因此，该病患者的用药必须专人管理，定时定量遵照医嘱给患者服药，切勿擅自更改药量、漏服或停药，如长期如此，会导致各器官严重受损。长期服药时，患者会出现药物不良反应，如恶心、呕吐、心律失常、"开－关"现象、异动症、剂末现象甚至精神症状，因此，应严密观察患者用药后的反应。

（2）观察患者是否出现关节僵直、肌肉萎缩，尽早开始肢体功能锻炼。早期鼓励患者下床活动，例如大踏步、起坐练习、太极拳等，常规功能锻炼后适当增加具有针对性的锻炼，如深呼吸、提肛运动等。晚期不能进行自主功能锻炼的患者可给予肢体被动功能锻炼。

（3）观察患者的心理变化：护士及家属应变换角色，做一名良好的听众，由于患病后，患者的生活会受到很大的影响，严重者需长期卧床，生活完全不能自理，因此会产生自卑心理，不愿与他人交流，甚至有轻生的想法，所以作为一名听众，应理解患者所想，给予心理支持，讲解疾病的相关知识和以往成功病例，树立战胜疾病的信心。定时给患者及家属举办座谈会，介绍疾病相关的最新信息，鼓励患者之间相互交流，彼此给予信心，这样不仅使患者对疾病有更深入的了解，也可以让家属更了解患者，更好地进行家庭照顾。

（二）健康指导

1. 疾病知识指导　如下所述：

1）概念：帕金森病又称震颤麻痹，是中老年常见的神经系统变性疾病，主要临床体征为静止性震颤、运动迟缓、肌强直和姿势步态不稳。主要病理改变是黑质多巴胺能神经元变性和路易小体形成。

2）病因

（1）年龄老化：帕金森病患者常见于中老年人，说明该疾病与年龄老化有关。

（2）环境因素：长期接触杀虫剂或除草剂等工业化学品等可能是本病的危险因素。

（3）遗传因素：据报道10%的患者有家族史。

3）主要症状：常见于中老年人，女性发病率略低于男性。起病缓慢，进行性加重，先发症状多为震颤，其次为步行障碍、肌强直和运动迟缓。

4）常用检查项目：头CT或MRI，功能性脑影像PET或SPECT等。

5）治疗：包括药物治疗、外科手术治疗及康复治疗。药物治疗应从小剂量开始，逐渐加量，目的是以最小剂量达到满意效果。

6）预后：此病为慢性进展性疾病，不可治愈。部分患者早期可继续工作，逐渐丧失工作能力。也有疾病迅速发展者，多死于感染、肺炎等并发症。

2. 饮食指导　如下所述：

（1）鼓励患者进食高热量、高维生素、高纤维素且容易咀嚼的食物，例如蔬菜、水果、奶类等，也可进食适量优质蛋白及营养素，用以补充机体需要。指导患者多选择粗纤维食物，如芹菜等，多饮水，预防便秘的发生。

（2）患者发病后，胃肠功能、咀嚼功能均有减退，营养摄入不足，加之肢体震颤会消耗大量的能量。因此，为满足患者的机体消耗，宜少食多餐，必要时可将食物切成小块状，便于咀嚼。

（3）为患者提供安静的进餐环境，充足的进餐时间，如进餐时川过长，可将食物再次加热后食用。餐具尽量使用钢制材料，不易破碎；选择汤匙或叉子等进食，以方便患者使用。

3. 用药指导　帕金森病患者需长期服药，甚至终身服药，药量及服药时间必须严格遵守医嘱，药物剂量不可随意增减，甚至擅自停药，以免加快病情进展。服药后如发生不良反应，应及时告知医生，给予对症处理。

（1）左旋多巴制剂：早期会出现恶心、呕吐、食欲减退、腹痛、直立性低血压等不良反应，此时可遵照医嘱减少药物剂量或更改服药时间，以缓解症状。当出现严重的精神症状如欣快、幻觉、精神错乱、意识模糊等，立即告知医生，给予处理。长期服用左旋多巴制剂，患者会出现异常运动和症状波动的不良反应。异常运动是肌张力障碍样不随意运动，表现为摇头，以及双臂、双腿和躯干的各种异常运动。波动症状包括"开－关现象"和"剂末恶化"两种。开－关现象指每天多次波动于运动减少和缓解两种状态之间，同时伴有异常运动。出现开－关现象，可遵照医嘱适当减少每次口服剂量，增加每日口服次数，但每日服药总量不变或加用多巴胺受体激动剂，减少左旋多巴的剂量，以预防和缓解发生。"剂末恶化"指每次用药后，药物的作用时间逐渐缩短，表现为症状有规律性的波动。当出现剂末症状时，可增加单日总剂量，分多次服用。服药期间应避免使用维生素B_6、氯丙嗪、利舍平、氯氮等药物，防止出现直立性低血压或降低药效。为延长左旋多巴的使用时间、减少左旋多巴的使用剂量及药物不良反应，左旋多巴常配合盐酸普拉克索和（或）恩他卡朋联合口服，但盐酸普拉克索会出现低血压的不良反应，因此在应用此类药物前和服药中应监测患者血压，如血压偏低，及时告知医生，给予调整药物剂量，甚至停药。

（2）抗胆碱能药物：常出现口干、眼花、视物模糊、便秘、排尿困难，甚至影响智能，严重者会出现幻觉等精神症状。此药物较适用于年轻患者，老年患者应慎用，前列腺肥大及闭角型青光眼患者禁用此药。

（3）金刚烷胺：不良反应有口渴、心绪不宁、踝部水肿、视力障碍等，但均少见。哺乳期妇女及严重肾衰竭患者禁用。忌与酒同服。避免睡前服用，以免影响睡眠质量。

（4）多巴胺受体激动剂：常见不良反应与左旋多巴相近，区别在于直立性低血压及精神症状的发生率偏高，异动症的发生率偏低。

4. 日常生活指导　如下所述：

（1）指导家属多了解患者在生活、心理等方面的需要，鼓励患者做力所能及的事，鼓励患者进行自我照顾。生活不能自理的患者，应做好安全防护。由于患者病程较长，因此，指导家属进行协同护理，掌握相关生活护理方法，以保证患者出院后得到较高质量的生活照顾。

（2）起病初期，轻度运动障碍患者能够做到基本的生活自理，因此只需协助及保证患者安全。

（3）肢体震颤患者，应更为重视安全，避免发生烫伤、烧伤，割伤等。给予使用钢制碗筷及大把手的汤匙进食。

（4）对于有精神症状或智能障碍的患者，安排专人进行护理，24h监管，保证患者正常治疗及生活安全。

（5）卧床、完全不能自理的患者，保证衣物及床单整洁，定时给予翻身及皮肤护理，必要时也可给予泡沫贴或气圈保护骨隆突处。生活用品摆放在病床附近，以便拿取。呼叫器设置在床旁墙壁，触手可及，随时呼叫。

（6）协助患者进食或喂食，进食后及时清理口腔。口角有分泌物时及时给予擦拭，保持衣物及个人卫生清洁，从而保证患者形象良好，避免产生自卑心理。

（7）与患者沟通需诚恳、和善，耐心倾听，充分了解患者心理及生活需要。如患者语言沟通障碍，可为患者准备纸笔进行书面沟通或进行手势沟通。

（8）患者外出需有人陪伴，随时佩戴腕带或患者信息卡（注明患者姓名，住址，联系方式，病史，就诊医院、科室），防止走失或出现突发情况。

5. 管道维护　如下所述：

（1）患者病情严重时会出现进食、饮水呛咳，甚至吞咽障碍，为保证患者进食量充足及避免误吸发生，应评估患者有无食管、胃底静脉曲张，对于食管癌和食管梗阻者，可建议给予鼻饲管置管，讲解置管的配合方法、注意事项。

（2）部分患者长期服用药物，会出现排尿困难的不良反应，必要时可给予留置导尿。尿管及尿袋明确标记留置日期；妥善固定尿管，避免牵拉、打折；尿袋勿高于患者膀胱，避免尿液回流，继发感染；医用聚氯乙烯尿袋每7d更换一次，硅胶尿管14d更换一次，注明更换日期。每日给予2次会阴护理，观察尿液的颜色、量和性状，避免尿路感染，必要时可遵照医嘱给予膀胱冲洗。

6. 康复指导　如下所述：

（1）疾病初期，鼓励患者参加各项社交活动，坚持适当的锻炼，如太极拳、散步等，确保身体各关节及肌肉得到适当的活动。

（2）疾病中期，患者会出现运动障碍或某些特定动作困难，所以，可有计划、有针对性地进行功能锻炼。如患者坐起困难，可反复练习此动作。患者处于疾病中期时仍可完成基本的生活自理，因此，可通过完成日常生活自理进行功能训练，如穿脱衣服、拖地等。鼓励患者大踏步、双臂自然摆动进行锻炼，如出现突然僵直，指导患者放松，不可强行牵拉。

（3）疾病晚期，患者卧床，不能完成主动功能锻炼，需要给予被动功能锻炼，活动关节，按摩四肢肌肉，切勿过度用力，以保持关节功能，防止肌肉萎缩发生。

（4）对于言语障碍及吞咽困难的患者，进行鼓腮、伸舌、龇牙、紧闭口唇等动作锻炼面部肌肉功能。言语障碍者，指导患者练习读单字、词汇等，以锻炼患者协调发音。

（三）循证护理

由于帕金森病患者的治疗方法目前绝大部分为药物治疗，仅可缓解患者的不适症状，而非可以完全治愈，因此，患者很容易会产生抑郁心理，研究表明帕金森病患者抑郁症发生率近30%，因此，帕金森病患者的护理中，关心患者心理变化，给予针对性的心理疏导极为重要。

多项研究表明，帕金森患者的疾病症状及不良心理变化严重影响患者的生活质量及社交能力，因此常规药物治疗同时，给予患者相应的护理干预，有助于提高患者的生活质量，避免抑郁症的发生。通过对患者进行护理干预，以汉密尔顿抑郁量表为衡量标准进行对照实验，得出结论：护理干预能明显改善帕金森患者的抑郁状态。

二、肝豆状核变性患者的护理

肝豆状核变性（HLD），又称 Wilson 病，是一种遗传性铜代谢障碍所致的肝硬化和以基底节为主的脑部变性疾病。儿童、青少年期起病，也可有少数推迟至成年发病，欧美国家较为罕见，我国较多见。临床多表现为精神症状、肝功能损害、肝硬化及角膜色素环（K－F环）等。

（一）专科护理

1. 护理要点　为患者提供安静、设施安全的病室，以保证正常生活。选择低铜或无铜食物，严格控制铜的摄入。严密观察患者的病情变化，如电解质的变化、是否出现黄疸等。增进与患者的沟通，发现心理问题，及时解决。

2. 主要护理问题　如下所述：

（1）有受伤害的危险：与肢体活动障碍，精神、智能障碍有关。

（2）营养失调——低于机体需要量：与疾病所致吞咽困难及不自主运动导致机体消耗量增加有关。

（3）知识缺乏：缺乏疾病知识。

（4）有个人尊严受损的危险：与疾病所致个人形象改变有关。

3. 护理措施　如下所述：

1）一般护理

（1）选择安静、整洁的病室。病室内、走廊及卫生间设置扶手，方便患者扶住行走；病室地面清洁、平坦；日常生活用品放置在患者触手可及的位置；患者下床活动时，专人陪伴，确保患者安全。疾病早期，未影响患者正常生活，如患者正在上学，应指导家属与学校相互沟通，随时监测患者生活状态及是否出现病情变化。出现严重肝功能损害表现时，指导患者卧床休息，选择舒适、安静的病房。出现神经及精神症状时，应专人护理，佩戴腕带，必要时在家属的同意下使用约束带，保证患者安全，满足患者生活需要。

（2）限制铜的摄入，选择低铜或不含铜的食物，避免进食贝类，动物内脏、巧克力等含铜量较高的食物，避免使用铜质餐具。指导患者进食低铜、低脂、高热量、高蛋白质、高维生素、易于消化的食物，如水果、蔬菜、面条等。

（3）保持床单位整洁，干净无渣屑，保持患者皮肤完整。指导患者避免情绪过度紧张，鼓励其参加适当的运动，如散步。

2）病情观察及护理

（1）监测患者尿铜及血清电解质的变化，如有异常，应及时通知医生，遵照医嘱给予对症处置。

（2）监测患者是否出现肝损害表现，如黄疸、肝脾增大、腹腔积液甚至意识障碍；是否有眼部变化，如K－F环（铜在角膜弹力层沉积产生的角膜色素环）。

（3）观察患者是否出现牙龈出血、皮下出血甚至鼻腔及消化道出血等，如出现病情变化，应及时通知医生。

（4）患者多是青少年起病，病因多为遗传，因此可能在一个家族中会有多人患病，患者容易产生很大压力，出现自卑心理，与人沟通减少等。护士应担当倾听者的角色，耐心听取患者的倾诉，同时在此过程中，了解患者的心理变化，发现患者的心理问题，给予有针对性的心理支持。向患者讲解疾病相关知识，帮助患者树立战胜疾病的信心。

（二）健康指导

1. 疾病知识指导　如下所述：

（1）概念：肝豆状核变性是一种铜代谢障碍导致基底节变性和肝功能损害的疾病。

（2）病因：遗传因素。

（3）主要症状：主要有进行性加重的锥体外系症状、神经系统症状、肝脏症状及眼部损害。

（4）常用检查项目：血清铜蓝蛋白及铜氧化酶测定，肝功能检查，头CT和MRI。

（5）治疗：控制铜摄入，药物控制铜的吸收（例如锌剂、四硫铜酸铵等），促进铜的排泄（例如D－青霉胺、三乙基四胺等），手术治疗。

（6）预后：早期发现，早期治疗，一般较少影响生存质量及生存期。少数病例死于急性肝衰竭及晚期并发感染。

2. 用药指导　指导患者严格遵医嘱长期服用药物，观察用药后不良反应，及时告知医生，予以处置。

1）常用抑制铜吸收药物：锌剂，减少铜在肠道中的吸收，可增加尿铜和粪铜的排泄量，不良反应常出现消化道症状。例如恶心、呕吐等，出现以上症状，应及时告知医生。

2）常用促进铜排泄药物

（1）D-青霉胺，是首选药物。应用此药前先进行青霉素皮试，皮试结果为阴性方可使用D-青霉胺。当出现发热、皮疹等过敏症状时，要及时告知医生，遵医嘱停药。服用D-青霉胺，可以出现消化道症状、皮肤变脆容易破损等，长期服用时可出现免疫系统症状，如狼疮综合征、再生障碍性贫血、肾病综合征等。长期服用D-青霉胺患者，医生建议同时服用维生素B_6，防止继发视神经炎。

（2）二硫丁二钠，不良反应较轻，可出现鼻腔或牙龈出血。

3. 日常生活指导　如下所述：

（1）规范生活习惯，保证充足睡眠。如需要，可协助患者完成日常生活，日常用品放置在易于拿取的位置。

（2）指导患者调整情绪，避免过度紧张和情绪激动。

（3）轻者鼓励参加各项社交活动，坚持锻炼。

（4）卧床患者保持病床整洁，定时翻身叩背，按摩骨隆突处，避免皮肤完整性受损。

（三）循证护理

肝豆状核变性患者多为青少年起病，多数患者为学生，每天忙于学习，因此，不但对疾病了解较少，而且对疾病的重视程度低，饮食和生活多不规律，以上都会严重影响疾病的康复。通过对患者的护理，相关学者总结体会得出：健康宣教、用药指导、饮食护理、心理支持同等重要。多位学者通过大量的临床研究及实验，充分证明了对肝豆状核变性患者进行全面护理，对提高患者生活质量，确保治疗效果有很大的益处。

（王　瑞）

第八节　癫痫

癫痫是多种原因导致的脑部神经元高度同步化异常放电的临床综合征。此病具有反复性、短暂性及突然发作的特点。由于所累及的部位不同，临床表现也不尽相同，主要表现为意识、感觉、运动、自主神经功能障碍。癫痫是神经系统疾病中第二大疾病，仅次于脑血管疾病，流行病学资料显示普通人群癫痫的年发病率为（50～70）/10万，患病率约为0.5%，其死亡率是普通人群的2～3倍，为（1.3～3.6）/10万。我国的癫痫患者在900万以上，每年有65万～70万新发癫痫患者，难治性癫痫约为25%，数量至少在150万以上。

（一）专科护理

1. 护理要点　癫痫发作时，应立即取卧位，解开领口、腰带，头偏向一侧，保持呼吸道通畅，必要时吸痰。静脉注射安定，速度宜缓慢，因安定有抑制呼吸的作用。密切监测患者意识、瞳孔、呼吸、血氧饱和度的变化。

2. 主要护理问题　如下所述：

（1）有窒息的危险：与癫痫发作时分泌物增多及喉头痉挛有关。

（2）有受伤害的危险：与癫痫发作突然出现意识障碍有关。

（3）气体交换障碍：与癫痫发作喉头痉挛有关。

（4）排尿障碍：与意识障碍有关。

（5）有个人尊严受损的危险：与意识障碍引起尿失禁有关。

3. 护理措施 如下所述：

（1）一般护理

1）病房安静、整洁，避免声光刺激，床旁备压舌板。易碎危险品放置在远离患者的位置，避免癫痫发作时，患者受到伤害。为患者佩戴腕带及信息卡，指导患者及家属出现前驱症状时立即卧床或在安全的地方躺下，同时向身边的人呼救。

（2）选择宽松、质地柔软衣物。

（3）癫痫发作时，立即为患者取卧位，头偏向一侧，松解腰带、领口，清除口腔内分泌物，保持呼吸道通畅，上、下臼齿之间放入压舌板，防舌咬伤，同时给予氧气吸入。

2）病情观察及护理

（1）观察癫痫发作的前驱症状。

（2）监测患者的生命体征和瞳孔的变化，保持呼吸道通畅。

（3）监测癫痫发作频次、癫痫发作时的表现、发作持续时间、是否发生自伤或他伤以及发作结束后的恢复程度等，给予及时、准确、完整记录，并告知医生。

（二）健康指导

1. 疾病知识指导 如下所述：

1）概念：是各种原因引起的脑部神经元高度同步化异常放电的临床综合征，以短暂性、发作性、重复性及刻板性为主要临床特点。

2）病因及诱因

（1）遗传因素及先天性疾病因素。

（2）产伤及孕期母体病症因素。

（3）颅内疾病，如肿瘤、脑囊虫等。

（4）脑血管疾病。

（5）营养代谢性疾病，如甲状腺功能亢进、糖尿病等。

（6）既往史诱发癫痫发作的病因，如神经系统疾病、用药史、高热惊厥史。

（7）精神因素，过度兴奋或紧张等。

3）主要症状

（1）部分性发作

a. 单纯部分发作：部分运动性发作，即肢体局部抽搐；体觉性发作，即肢体麻木感或针刺感；自主神经性发作，即面色潮红、多汗、呕吐等症状；精神性发作，遗忘症。

b. 复杂部分性发作：以意识障碍为主要特征。

c. 部分件发作：继发全面性强直-阵挛发作。

（2）全身性发作：肌痉挛、失神发作、阵挛发作、强直发作等。

4）常用检查项目：脑电图，视频脑电图，血常规，血寄生虫检查，血糖测定，头 CT、MRI、DSA 等。

5）预后：预后较好，大部分患者需终身服药。由于癫痫类型有所不同，因此预后也不尽相同。癫痫持续状态患者多因高热、神经元兴奋毒性损伤及循环衰竭而死亡。

2. 饮食指导 进食无刺激、营养丰富的食物，切勿暴饮暴食，同时勿过度饥饿；避免选择咖啡、酒等刺激性食物。

3. 用药指导 如下所述：

（1）癫痫患者的用药要求严格，必须遵照医嘱按时、按量服药，切忌漏服、自行调量或忽然停药，这样可诱发癫痫持续状态或难治性癫痫。

（2）常见抗癫痫药物及不良反应：丙戊酸钠、苯巴比妥、卡马西平、水合氯醛等。服用丙戊酸钠的患者中可有少量出现胃肠道不良反应，例如：恶心、呕吐、消化不良等。苯巴比妥不良反应主要表现为嗜睡，其他可以出现记忆力减退、共济失调、肌张力障碍及胃肠道不良反应等。由于苯巴比妥具有强碱性，应指导患者饭后服用。卡马西平可加重失神和肌痉挛发作，部分患者服卡马西平可出现药疹。水合氯醛保留灌肠，应在患者排便后进行，避免灌肠后将药物排出。

4. 日常生活指导　如下所述：

（1）指导患者选择舒适、柔软、易于穿脱的病服，病室环境安静，避免过度嘈杂，严格限制人员探视，危险易碎物品应远离患者放置。

（2）癫痫患者应保证足够的休息，避免情绪过度激动和紧张，避免出入嘈杂及声光刺激较强的场所。

（3）部分患者发病前有前驱症状，指导患者此时应立即采取安全舒适体位；如癫痫发作时，指导家属应立即将患者抱住，慢慢将小者放置在床上，通知医护人员，将压舌板置于患者上、下臼齿之间，以防舌咬伤，切忌用力按压患者肢体，以免发生骨折。

5. 康复指导　如下所述：

（1）癫痫患者可遗留言语笨拙，鼓励患者进行语言训练，先锻炼单字发音，逐渐锻炼词语表达，最后为整句。

（2）帮助患者树立信心，鼓励患者多说多练。

（3）指导家属可以通过聊天的方式锻炼患者的语言能力，沟通时不可表现出厌烦，要耐心与之沟通。

（三）循证护理

癫痫患者的用药时间较长，服药时间及服药剂量均有严格要求，告知患者服用药物的重要性、自行更改药量的危害性等，此类用药护理尤为重要。因此为了提高患者的疾病治愈程度，应做好用药指导，以保证患者服药的依从性。

癫痫患者住院治疗是短期的，更多的时间是在院外进行正常的生活，因此，患者出院后进行良好的康复，避免诱发因素，遵医嘱用药至关重要。研究显示，影响癫痫患者不遵医行为的因素有：对疾病知识认识理解差；健康意识薄弱，不易接受理解健康教育；疾病反复，丧失治疗的信心；担心、恐惧药物的不良反应等，因此健康教育与用药指导至关重要，应引起医护人员的重视。

（王　瑞）

第九节　脊髓疾病

脊髓为中枢神经系统的重要组成部分之一，是脑干向下的延伸部分，上端与延髓相接，下端止于第一尾椎的骨膜。脊髓全长粗细不同，具有颈膨大和腰膨大两部分。脊髓由上而下共有 31 对脊神经：颈神经 8 对，胸神经 12 对，腰神经 5 对，骶神经 5 对，尾神经 1 对，脊髓同样分为 31 个节段，但表面无明显界限。

一、急性脊髓炎患者的护理

急性脊髓炎是指各种感染后引起自身免疫反应所致的急性横贯性脊髓炎性病变，是常见的脊髓疾病之一。发病年龄无特异性，男女均可发病。主要临床表现为运动障碍、感觉障碍、自主神经功能障碍。

（一）专科护理

1. 护理要点　观察患者是否出现运动障碍及感觉障碍水平面的上升，观察患者是否出现呼吸困难。做好截瘫的护理，排尿障碍者应留置导尿，保持皮肤清洁，按时翻身、拍背，预防压疮。因患者有运动障碍的同时伴有感觉障碍，因此要预防烫伤和冻伤的发生。

2. 主要护理问题　如下所述：

（1）躯体活动障碍：与脊髓病变所导致的截瘫有关。

（2）尿潴留：与脊髓病变导致自主神经功能障碍有关。

（3）有便秘的危险：与脊髓病变导致自主神经功能障碍有关。

（4）感知觉紊乱：与脊髓病变水平以下感觉缺失有关。

（5）气体交换障碍：与高位脊髓病变导致呼吸肌麻痹有关。

（6）知识缺乏：缺乏疾病相关知识。

3. 护理措施 如下所述：

1）一般护理

（1）保持床单位整洁、无渣屑，每日擦洗皮肤1次，每2h给予翻身叩背1次，床两侧设置扶手，以便患者自行翻身时，起到辅助作用。

（2）鼓励患者进食易消化食物，多饮水。

（3）出现尿潴留时，立即遵医嘱给予留置导尿。

（4）每次翻身后将瘫痪肢体置于功能位，做关节和肌肉的被动运动。

2）病情观察及护理

（1）观察患者的呼吸频率和深度，是否出现呼吸困难，监测血氧饱和度指标。

（2）观察患者是否出现病变水平面上升，并及时告知医生。

（3）严密观察患者皮肤完整性，备班次要交接患者的皮肤情况，避免因运动及感觉障碍导致皮肤长时间受压而出现压疮。与此同时，部分患者可能会出现尿便失禁，增加了形成压疮和皮肤破溃的危险。

（4）监测用药后的疗效及不良反应。

（二）健康指导

1. 疾病知识指导 如下所述：

1）概念：急性脊髓炎是指各种感染后引起自身免疫反应所致的急性横贯性脊髓炎性病变。

2）病因：尚不明确，多数患者在出现脊髓症状前1~4周有发热、上呼吸道感染或腹泻等病毒感染症状。

3）主要症状

（1）感觉障碍：病变水平以下肢体感觉丧失，恢复较慢。

（2）运动障碍：急性起病，常表现为双下肢截瘫，早期为脊髓休克期，呈弛缓性瘫痪，肌张力减低、腱反射减弱或消失、病理反射阴性。

（3）自主神经功能障碍：早期表现为尿潴留，病变水平以下肢体无汗或少汗，易水肿等。

4）常用检查项目：脑脊液检查，下肢体感诱发电位及MRI。

5）预后：若无较严重并发症，可于3~6个月内基本恢复至生活自理。若出现压疮、泌尿系统感染或肺部感染等并发症时，会有后遗症。急性上升性脊髓炎和高颈段脊髓炎预后不良，多因呼吸循环衰竭而在短期内死亡。

2. 饮食指导 指导患者进食高蛋白、高维生素、高纤维素及易于消化的食物，鼓励患者多饮水，供给身体足够的水分及热量，同时刺激肠蠕动，以减轻或避免便秘和肠胀气。

3. 用药指导 如下所述：

（1）急性期可采用甲泼尼龙短程冲击疗法，应用此药物注意现用现配，并配合生理激素分泌特点，上午应用。在应用激素的同时注意补钙，避免发生股骨头坏死。

（2）大剂量免疫球蛋白治疗前查肝炎系列、梅毒和艾滋病。此外，此药物价格较高，应用前应取得家属的知情同意。

（3）讲解皮质类固醇激素类药物应用的必要性，此类药物所需治疗时间相对较长，需逐渐减量。

4. 日常生活指导

（1）保持床单位清洁、无渣屑。配合使用气垫床，给予定时翻身叩背，翻身时，指导患者扶床两侧扶手协助翻身。

（2）保持肛周及会阴部清洁干燥。

（3）鼓励患者自行咳嗽排痰，如无法咳出，给予叩背，如痰液黏稠，可遵照医嘱给予雾化吸入，必要时给予吸痰。

（三）循证护理

急性脊髓炎起病急，大部分疾病发展快，造成机体不同程度的功能损害，同时也会引起患者的心理变化，因此给予患者进行整体的护理是必要的。整体护理既能保证患者的正常治疗，机体功能得以最大限度的恢复，又可保证患者以良好的心理状态接受并配合治疗，促进患者身心健康。

整体护理能够促进患者身心健康，但患者较为重视的还是受损功能能否恢复，以及恢复的程度，因此急性脊髓炎，患者的康复训练格外重要。通过随机分组进行的对照试验表明，早期康复护理可提高患者日常生活活动能力，所以应鼓励及指导患者进行早期康复。

二、脊髓压迫症患者的护理

脊髓压迫症是一组椎管内或椎骨占位性病变引起的脊髓受压综合征。随着疾病的不断发展，可出现不同程度的椎管梗阻、横贯性损害，同时会出现脊神经根和血管受累。分为急性脊髓压迫症和慢性脊髓压迫症。急性脊髓压迫症表现为起病急，发展迅速，病变水平以下呈弛缓性瘫痪，各种感觉丧失，尿便潴留。慢性脊髓压迫症表现为神经根痛、运动和感觉障碍、尿便潴留等。

（一）专科护理

1. 护理要点　指导患者减少突然用力的动作，以减轻或避免引起疼痛，评估患者是否出现尿潴留，做好皮肤护理，预防压疮、烫伤或冻伤。

2. 主要护理问题　如下所述：

（1）慢性疼痛：与脊髓压迫引起的神经根痛有关。

（2）躯体活动障碍：与脊髓病变所导致的截瘫有关。

（3）有皮肤完整性受损的危险：与双下肢运动、感觉障碍有关。

（4）便秘：与疾病导致自主神经功能障碍有关。

（5）睡眠型态紊乱：与脊髓压迫导致疼痛有关。

（6）焦虑：与疼痛及突然出现的双下肢瘫痪有关。

3. 护理措施　如下所述：

1）一般护理

（1）保持床单位整洁，协助患者翻身，保持瘫痪肢体功能位。每 1～2h 给予更换体位一次，每个班次要交接皮肤情况。

（2）鼓励患者多饮水，进食含粗纤维食物，以促进排便。如出现尿潴留，立即遵医嘱给予留置导尿管。

（3）避免在病变节段以下肢体使用热水袋、冰袋等，以防发生烫伤或冻伤。静脉输液选健侧、上肢，避免选择患肢，以免引起肢体肿胀。

2）病情观察及护理

（1）监测患者生命体征及血氧饱和度。

（2）观察患者呼吸频率、幅度，排尿、排便情况及肢体活动能力。

（3）监测用药后的疗效及不良反应。

（4）观察患者术前和术后症状是否有缓解。

（二）健康指导

1. 疾病知识指导　如下所述：

1）概念：脊髓压迫症是一组椎管内或椎骨占位性病变引起的脊髓受压综合征。

2）病因

（1）肿瘤：较常见。

（2）炎症：结核性脑脊髓膜炎、脊髓非特异性炎症等。

（3）脊柱外伤：如骨折、椎管内血肿等。

（4）先天性疾病：如颈椎融合畸形、脊髓血管畸形、颅底凹陷症等。

（5）血液系统疾病：凝血机制障碍患者，腰椎穿刺术后硬膜外形成血肿，可使脊髓受压。

（6）脊柱退行性病变。

3）主要症状

（1）急性脊髓压迫症：急性起病，发展迅速，常于几小时至几日内脊髓功能完全丧失，表现为病变水平以下呈弛缓性瘫痪，各种感觉障碍，尿便潴留。

（2）慢性脊髓压迫症

a. 神经根症状：多在疾病早期出现，表现为局部针刺样、电击样、火烙样疼痛，甚至局部皮肤感觉减退或消失。咳嗽、用力等可使疼痛加剧。

b. 运动障碍：病变水平以下呈弛缓性瘫痪。

c. 感觉障碍：病变水平以下痛温觉减退或消失。

d. 自主神经功能障碍：可出现尿、便失禁，受损肢体无汗、少汗等。

e. 反射异常：受压迫部位不同，会出现不同的异常反射，如锥体束损害时，损害水平以下同侧腱反射亢进。

f. 脊膜刺激症状：多由于硬膜外病变所引起，主要表现为脊柱局部叩击痛、局部自发痛、活动受限等。

4）常用检查项目：脑脊髓检查（脑脊液常规、生化及动力学改变），脊柱 X 线、CT 及 MRI，椎管造影，核素扫描等。

5）预后：取决于压迫时间、病变程度、解压程度及功能障碍程度，一般压迫解除越快、受压时间越短，脊髓功能损害也就越小，预后越好。急性脊髓压迫由于不能充分发挥代偿功能，因此预后差。

2. 日常生活指导 如下所述：

（1）定时给予更换体位及皮肤护理，可使用多功能气垫床。术后严格进行轴位翻身。

（2）出现尿潴留时，可给予留置导尿，每日 2 次会阴护理，患者排便后应及时给予清洁擦拭及通风，避免发生皮肤破溃。

（3）出现感觉障碍的患者，病变水平以下肢体不可使用热水袋和冰块等，以免发生烫伤和冻伤。

（三）循证护理

脊髓压迫症所需治疗及康复训练时间相对较长，部分患者会产生极大的心理负担，产生消极的情绪，此时需要护士给予心理上的安慰，鼓励患者以积极的心态面对疾病，疾病可怕，心理疾病同样可怕，因此为了患者的身心健康，医护人员需重视对患者的心理护理，及时给予患者心理疏导。

脊髓压迫症的治疗方法主要以手术或介入治疗为主来消除压迫病因，手术切除压迫肿物，患者的脊髓压迫症状得以缓解。相关学者统计分析得出：在所统计的病例中术后感染的发生概率为 14%，护理中要密切关注预防感染、防止并发症。因此，在对患者进行全面护理时，术后护理应受到重视，同时，护士在进行各项操作时应严格遵守无菌操作原则，降低发生感染的概率，促进患者早日康复。

（王 瑞）

第七章

感染内科疾病护理

第一节　浅部软组织的化脓性感染

一、疖

疖（furuncle）俗称疖疮，是单个毛囊及其周围组织的急性化脓性感染。病菌以金黄色葡萄球菌为主，偶可由表皮葡萄球菌或其他病菌致病。常发生于毛囊和皮脂腺丰富的部位，如头、面、颈部、背部、腋部及会阴部等。

（一）护理诊断及医护合作性问题

1. 疼痛　与感染有关。

2. 潜在并发症　颅内化脓性感染。

（二）护理措施

（1）保持疖周围皮肤清洁，以防感染扩散。

（2）避免挤压未成熟的疖，尤其是"危险三角区"的疖，以免感染扩散引起颅内化脓性感染。

（3）疖化脓切开引流后，应及时更换敷料，注意无菌操作，促进创口愈合。

（4）疖伴有全身症状者，要注意休息。全身应用抗生素，加强营养，且不可随便手术，防止感染扩散。

二、痈

痈（carbuncle）指邻近多个毛囊及其周围组织的急性化脓性感染，也可由多个疖融合而成。中医称为"疽"，颈后痈俗称为"对口疮"，背部痈为"搭背"。

（一）护理诊断及医护合作性问题

1. 疼痛　与感染有关。

2. 潜在并发症　全身化脓性感染。

（二）护理措施

（1）保持痈周围皮肤清洁，避免挤压未成熟的痈或感染灶，以防止感染扩散。

（2）伴有全身反应的患者要注意休息，加强营养，摄入含丰富蛋白质、维生素及高能量的食物，以提高人体抵抗力，促进愈合。

（3）严格无菌操作，痈的创面应及时更换敷料、清除坏死组织和脓液。可敷生肌散，促进肉芽组织生长。

（4）脓肿切开引流者，应及时更换敷料、换药，促进切口愈合。

（5）注意个人日常卫生，尤其夏季，应做到勤洗澡、洗头、理发、剪指甲、注意消毒剃刀等；免疫力差的老年人及糖尿病患者尤应注意防护。

三、急性蜂窝织炎

急性蜂窝织炎（acute cellulitis）指皮下、筋膜下、肌间隙或深部疏松结缔组织的急性弥漫性化脓性感染。

（一）护理诊断及医护合作性问题

1. 体温过高　与感染有关。
2. 潜在并发症　呼吸困难。

（二）护理措施

1. 一般护理　患者患处制动，应注意休息，加强营养。摄入含丰富蛋白质、维生素及高能量的食物，以增加人体抵抗力，促进愈合。

2. 病情观察

（1）对体温较高者，给予物理降温，如冰囊、冰袋、温水或乙醇擦浴，同时鼓励患者饮水，必要时静脉补液并监测 24h 出入的水量。

（2）特殊部位如口底、颌下、颈部等的蜂窝织炎可能影响患者呼吸。因此，应严密观察患者的呼吸情况，注意患者有无呼吸费力、困难，甚至窒息等症状，以便及时发现和处理，警惕突发喉头痉挛，做好气管插管等急救准备。

3. 合理应用抗生素　酌情对创面分泌物进行细菌培养和药物敏感试验，确定抗生素的合理使用。

4. 其他　厌氧菌感染者，注意观察 3% 过氧化氢溶液冲洗创面和湿敷的效果。

四、丹毒

丹毒（erysipelas）是皮肤淋巴管网的急性炎症感染，好发部位是下肢与面部。

（一）护理诊断及医护合作性问题

疼痛可能与感染有关。

（二）护理措施

（1）做好床边隔离，防止接触性传染。

（2）观察局部及全身症状，及时应用抗生素，加强营养，提高抵抗力。

（3）注意卧床休息，抬高患肢。

五、急性淋巴管炎和淋巴结炎

急性淋巴管炎（acute lymphangitis）指致病菌经破损的皮肤、黏膜或其他感染病灶侵入淋巴流，引起淋巴管与淋巴结的急性炎症。

（一）护理诊断及医护合作性问题

1. 疼痛　与感染有关。
2. 潜在并发症　血栓性静脉炎。

（二）护理措施

（1）肢体感染者，应卧床休息，抬高患股，适当被动活动关节。鼓励患者经常翻身，预防血栓性静脉炎。

（2）注意保持个人卫生，积极预防和处理原发病灶，如扁桃体炎、龋齿、手癣及足癣等感染。

六、脓肿

脓肿是身体各部位发生急性感染后，病灶局部的组织发生坏死、液化而形成的脓液积聚，周围有一完整的脓腔壁将其包绕。

（一）护理诊断及医护合作性问题

1. 体温过高　与感染有关。

2. 营养不良：低于机体需要量　与消耗增加有关。

3. 潜在并发症　坠积性肺炎、血栓性静脉炎。

（二）护理措施

（1）密切观察患者的局部和全身症状，熟悉脓肿波动征，注意面部、颈部感染的发展，尽早发现并控制颅内化脓性感染等严重并发症的发生。监测体温变化，体温过高时，应限制患者活动，保持安静状态，减少产热。当体温超过38.5℃时应采取物理降温，同时鼓励患者多饮水，必要时可静脉输液，补充机体所需的液体量和热量，纠正水、电解质和酸碱失衡，并监测24h出入水量。

（2）加增营养，增强机体抵抗力，鼓励患者进高蛋白、高热量、含丰富维生素的饮食，多饮水，以增强机体的代谢促进毒素的排泄。

（3）感染初起时，可局部使用物理透热法、热敷法和硫酸镁湿敷法，使脓肿消退，限制感染扩散；感染较重时，可根据细菌培养和药物敏感试验结果应用有效的抗生素。如用药2～3d后疗效不明显，应更换抗生素的种类，以提高治疗效果。对于严重感染者可考虑应用肾上腺皮质激素，以减轻中毒症状，改善患者的自身状况。

（4）脓肿切开引流者，要保持创面干燥、清洁，及时更换敷料，注意无菌操作，防止或减少感染发生。对于疼痛不缓解者可给予止痛剂和镇静剂，以保证患者有充分休息和睡眠。

（5）对感染较重或肢体感染者，应嘱患者卧床休息，患肢制动抬高，并协助作患肢运动，以免病愈后患肢活动障碍。卧床期间，要鼓励患者经常做深呼吸、咳痰、翻身等活动，必要时可给患者雾化吸入，并协助翻身、叩背、排痰，以预防坠积性肺炎及血栓性静脉炎的发生。

（闫　虹）

第二节　特异性感染

一、破伤风

破伤风（tetanus）是指破伤风杆菌侵入人体伤口并生长繁殖、产生毒素而引起的一种特异性感染。常继发于各种创伤后，亦可发生于不洁条件下分娩的产妇和新生儿。

（一）护理评估

1. 健康史　了解患者的发病经过，不能忽视任何轻微的受伤史。尤其注意发病前的创伤史、深部组织感染史、近期人工流产及分娩史。

2. 身体状况　了解患者发病的前驱症状及持续时间；观察患者强烈肌痉挛发作的次数、持续时间和间隔时间，以及伴随的症状；评估患者呼吸形态，呼吸困难程度；观察患者有无血压升高、心率加快、体温升高、出汗等症状；了解患者排尿情况以及其他器官功能状态等。

3. 心理社会状况　破伤风患者面对痉挛的反复发作和隔离治疗，常会产生焦虑、紧张、恐惧和孤独的感觉，故应了解患者紧张、焦虑和恐惧表现和程度。了解患者家属对本病的认识程度和心理承受能力，患者对医院环境的适应情况。

（二）护理诊断及医护合作性问题

1. 有窒息的危险　与持续性喉头痉挛及气道堵塞有关。

2. 有体液不足的危险　与痉挛性消耗和大量出汗有关。

3. 有受伤危险　与强烈肌痉挛抽搐，造成肌撕裂或骨折有关。

4. 尿潴留　与膀胱括约肌痉挛有关。

5. 营养失调：低于机体需要量　与痉挛消耗和不能进食有关。

（三）护理目标

（1）患者呼吸道通畅。

（2）体液维持平衡。

（3）未发生舌咬伤、坠床、骨折等伤害。

（4）能正常排尿。

（5）营养的摄取增加，以适应机体的需求量。

（四）护理措施

1. 一般护理

（1）环境要求：将患者置于隔离病室，室内遮光、安静、室温15～20℃、湿度约60%。病室内急救药品和物品准备齐全。处于应急状态。

（2）减少外界刺激：医护人员要做到走路轻，语声低，操作稳，避免光、声、寒冷及精神刺激；使用器具无噪音；护理治疗安排集中有序，尽量在痉挛发作控制的一段时间内完成，减少探视，尽量不要搬动患者。

（3）严格隔离消毒：严格执行无菌技术；医护人员进入病房穿隔离衣，戴口罩、帽子、手套，身体有伤口时不要进入病室内工作；患者的用品和排泄物应严格消毒处理，伤口处更换的敷料应立即焚烧。尽可能使用一次性材料物品。

（4）保持静脉输液通畅：在每次发作后检查静脉通路，防止因抽搐使静脉通路堵塞、脱落而影响治疗。

（5）加强营养：轻症患者，应争取在痉挛发作间歇期，鼓励患者进高热量、高蛋白、高维生素饮食，进食应少量多次，以免引起呛咳、误吸。重症不能进食的患者，可通过胃管进行鼻饲，但时间不宜过长。也可根据机体需要由静脉补充或给予全胃肠外营养。

2. 病情观察　遵医嘱测量体温、脉搏、呼吸、血压，常规吸氧，使氧饱和度在95%左右。观察患者痉挛、抽搐发作次数，持续时间及有无伴随症状，并做好记录，发现异常及时报告医生，并协助处理。

3. 呼吸道管理

（1）保持呼吸道通畅：对抽搐频繁、持续时间长、药物不易控制的严重患者，应尽早行气管切开，以便改善通气；及时清除呼吸道分泌物，必要时进行人工辅助呼吸。

（2）在痉挛发作控制后的一段时间内，协助患者翻身、叩背，以利排痰，必要时用吸痰器，防止痰液堵塞；给予雾化吸入，稀释痰液，便于痰咳出或吸出。气管切开患者应给予气道湿化。

（3）患者进食时注意避免呛咳、误吸，引起窒息。

4. 维持水、电解质平衡，纠正酸中毒　由于肌痉挛大量出汗，体力消耗极大以及不能进食，均可引起患者水和电解质代谢失调，所以应及时补充纠正，记录24h出入水量。

5. 保护患者，防止受伤　使用带护栏的病床，必要时使用约束带，防止痉挛发作时患者坠床和自我伤害；应用合适的牙垫，以防舌咬伤；剧烈抽搐时勿强行按压肢体，关节部位放置软垫，以防止肌腱断裂、骨折及关节脱位；床上置治疗气垫，防止褥疮。

6. 人工冬眠的护理　应用人工冬眠过程中，应密切观察病情变化，做好各项监测，随时调整冬眠药物的剂量，使患者无痉挛和抽搐的发作。

7. 留置导尿　保持持续导尿，每天会阴护理2次，防止发生泌尿系统感染。

8. 基础护理　患者生活多不能自理，应加强基础护理。对于不能进食患者要加强口腔护理，防止发生口腔炎和口腔溃疡；抽搐发作时，患者常大汗淋漓，护士应及时轻轻擦汗，病情允许情况下应给患者勤换衣服、床单、被褥；按时翻身，预防压疮发生；高热是病情危急的标志，体温超过38.5℃，应行头部枕冰袋和温水或乙醇擦浴等物理降温。

（五）健康教育

（1）加强宣传教育：增强人们对破伤风的认识，加大宣传力度，可用黑板报、宣传小册子、印制各种图片、授课等形式开展健康教育。

（2）加强劳动保护，防止外伤：不可忽视任何小伤口，如木刺伤、锈钉刺伤，要正确处理深部感染如化脓性中耳炎等，伤后及时就诊和注射破伤风抗毒素。

（3）避免不洁接产，以防止新生儿破伤风及产妇产后破伤风等。

（六）护理评价

（1）患者呼吸道是否通畅，血氧饱和度是否维持在正常范围。

（2）生命体征是否正常，如尿量是否正常，有无脱水、电解质和酸碱失衡等现象。

（3）是否发生伤害，如舌咬伤、坠床或骨折等，强直痉挛和抽搐有无缓解。

（4）是否尿潴留，膀胱括约肌痉挛是否缓解，是否恢复自行排尿。

（5）营养摄入能否满足机体代谢需要，是否恢复经口饮食。

二、气性坏疽

气性坏疽（gas gangrene）通常指由梭状芽孢杆菌所致的以肌坏死或肌炎为特征的急性特异性感染。此类感染因其发展急剧，预后严重。

（一）护理诊断及医护合作性问题

1. 疼痛　与创伤、感染及局部肿胀有关。

2. 组织完整性受损　与组织感染坏死有关。

3. 自我形象紊乱　与失去部分组织和肢体而致形体改变有关。

（二）护理措施

1. 严格隔离消毒　立即执行接触隔离制度，患者住隔离室。医护人员进入病室要穿隔离衣、戴帽子、口罩、手套等，身体有伤口者不能进入室内工作；患者的一切用品和排泄物都要严格隔离消毒，患者的敷料应予焚烧；尽可能应用一次性物品及器具，室内的物品未经处理不得带出隔离间。

2. 监测病情变化　对严重创伤患者，尤其伤口肿胀明显者，应严密监测伤口肿痛情况，特别是突然发作的伤口"胀裂样"剧痛；准确记录疼痛的性质、特点及与发作相关的情况。对高热、烦躁、昏迷患者应密切观察生命体征变化，警惕感染性休克的发生。如已发生感染性休克，按休克护理。

3. 疼痛护理　及时应用止痛剂，必要时给予麻醉止痛剂。亦可应用非药物治疗技巧，如谈话、娱乐活动及精神放松等方法，以缓解疼痛。对截肢后出现幻觉疼痛者，应给予耐心解释，解除其忧虑和恐惧。对扩大清创或截肢者，应协助患者变换体位，以减轻因外部压力和肢体疲劳引起的疼痛。伤口愈合过程，对伤肢实施理疗、按摩及功能锻炼，以减轻疼痛，恢复患肢功能。

4. 心理护理　对患者应以关心、同情、热情的态度，帮助患者进行生活护理。对需要截肢的患者，截肢前，向患者及家属解释手术的必要性和可能出现的并发症等情况，使患者及家属能够了解、面对并接受截肢的现实；截肢后，耐心倾听患者诉说，安慰并鼓励患者正视现实；指导患者掌握自我护理技巧，但绝不勉强患者，避免增加其痛苦和心理压力；介绍一些已经截肢的患者与之交谈，使其逐渐适应自身形体变化和日常活动；指导患者应用假肢，使其接受并做适应性训练。

（三）健康教育

（1）指导患者对患肢进行自我按摩及功能锻炼，以便尽快恢复患肢的功能。

（2）对伤残者，指导其正确使用假肢和适当训练。帮助其制定出院后的康复计划，使之逐渐恢复自理能力。

（闫　虹）

第三节　尿路感染的护理

尿路感染（urinary tract infection）是指尿路内有大量微生物繁殖而引起的尿路炎症，可以有或没有临床症状。

根据不同的分类方法，尿路感染可分为多种。根据致病微生物不同，可分为细菌性和真菌性尿路感染，其中以细菌性最为常见；根据感染发生的部位，可分为上尿路感染和下尿路感染，前者为肾盂肾炎，又可分为急性和慢性，后者为膀胱炎；根据有无尿路功能上或解剖上的异常，尿路感染又可分为复杂性尿路感染和非复杂性尿路感染。复杂性尿路感染指伴有尿路梗阻、尿流不畅、结石、尿路先天畸形等解剖和功能上的异常，或在慢性肾实质疾病基础上发生的尿路感染。

本节的尿路感染主要讲肾盂肾炎（pyelonephritis）。

一、体温过高

（一）相关因素

与泌尿系感染有关。

（二）护理措施

（1）密切观察患者的体温变化，体温在38.5℃以下时可采用物理降温措施，如冰袋或酒精擦浴，但体温在38.5℃以上时物理降温效果不佳，可选用药物降温。

（2）注意休息，尤其是急性期患者有发热、血尿时，应卧床休息。待体温恢复正常，症状明显减轻后可下床活动。慢性肾盂肾炎患者不需长期卧床休息，但要注意劳逸结合，避免过度劳累及受凉感冒，以免诱发慢性肾盂肾炎急性发作。

（3）进食营养丰富、清淡、易消化的食物，多饮水，每日饮水量在2 000ml以上，以增加尿量达到冲洗膀胱、尿道的目的，以减少细菌生长。

（4）留取中段尿行真细菌培养，根据药敏结果遵医嘱使用抗生素。告知患者留取中段尿的目的和意义，留取过程中应严格无菌操作，保证准确性。在使用抗生素的过程中，告知患者所用抗生素的作用、用法及疗程做好解释工作，使患者自觉配合。

二、疼痛

（一）相关因素

与膀胱刺激征、腰痛等泌尿系感染症状有关。

（二）护理措施

（1）告知患者引起膀胱刺激征的原因，指导患者多饮水，增加尿量以冲洗膀胱、尿道，缓解尿频、尿急、尿痛的症状。

（2）对于伴有腰痛的患者，观察腰痛的性质、部位、程度及有无伴随症状。急性肾盂肾炎若高热等全身症状加重或持续不缓解，且出现腰痛加剧等，应考虑是否出现肾周脓肿、肾乳头坏死等并发症，应及时通知医生处理。

（3）对肾区明显疼痛的患者应卧床休息，尽量不要弯腰、站立或坐直，以减少对肾包膜的牵拉力，利于缓解疼痛。

（4）转移患者对疼痛的注意力，如让患者进行阅读、看电视、听音乐等。必要时服用解痉镇痛药。

三、潜在并发症：慢性肾衰竭

（一）相关因素

与慢性肾盂、肾炎反复发作有关。

（二）护理措施

（1）预防慢性肾衰竭在于及时治疗急性肾盂肾炎，对于慢性肾盂肾炎的患者应做好解释工作，配合医生较长疗程的治疗，以期获得彻底治愈。同时应注意复查，定期做尿培养，以便及时发现病情变化，及早处理。

（2）避免慢性肾盂肾炎反复发作、劳累及使用肾毒性药物等可使肾功能恶化的因素。

四、焦虑

（一）相关因素

与疾病反复发作、久治不愈有关。

（二）护理措施

经常与患者及家属沟通，告知疾病治疗进展及影响因素，指导保健常识，使其配合治疗护理，同时树立战胜疾病的信心。

五、健康教育

（一）心理指导

部分肾盂肾炎为难治性反复发作性尿路感染，常由于患者的不规范治疗引起，因此做好患者的心理疏导，减轻对尿路感染的恐惧心理，积极配合治疗。

（二）饮食指导

（1）尿路感染未累及肾功能时，饮食上不受限制，每日应多饮水，促进尿液排泄，从而达到尿道冲洗目的。

（2）慢性肾盂肾炎引起慢性肾功能不全时，应以低盐优质低蛋白饮食为主，延缓肾功能的恶化。

（三）作息指导

尿路感染高热期应注意卧床休息，减少消耗，注意劳逸结合，避免过度劳累。

（四）用药指导

尿路感染使用抗生素治疗一般根据中段尿培养和药敏结果用药，而中段尿培养应在未使用抗生素治疗前或停止抗生素使用7d后进行，中段尿培养应连续留取3d，阳性结果可能性较大。使用抗生素治疗疗程为7～14d，用药过程总应复查尿常规白细胞的减少情况，必要时复查中段尿培养。

（五）出院指导

（1）避免诱发因素：保持个人卫生，尤其是会阴部及肛周皮肤的清洁，便后及时清洗，性生活前后注意个人卫生，性生活后注意饮水排尿。

（2）预防：日常生活中多饮水、勤排尿是最简便而有效的预防尿路感染的措施。

（3）遵医嘱服用抗生素治疗，定期随访尿常规，当出现尿频、尿急、尿痛症状时，应及时就诊，早期治疗。

（4）避免使用肾毒性药物，如四环素类、氨基糖苷类、磺胺类及止痛药等，用药时要认真看药物说明书，切莫滥用。

（闫　虹）

第四节　感染性腹泻

感染性腹泻（infectious diarrhea）是一常见病和多发病，是由病原微生物及其代谢产物或寄生虫所引起的以腹泻为主的一组肠道传染病。我国传染病防治法中，将霍乱列为甲类强制管理传染病，痢疾、伤寒列为乙类严格管理传染病，其他病原体引起的感染性腹泻列为丙类监测管理传染病。

一、病因与发病机制

（一）病原学

感染性腹泻是一组广泛存在并流行于世界各地的胃肠道传染病，也是当今全球性重要的公共卫生问题之一。其发病率仅次于上呼吸道感染。在我国感染性腹泻发病率居传染病之首位。引起感染性腹泻的病原体有细菌、病毒、寄生虫、真菌等。导致感染性腹泻的主要病原体见表7-1。

表7-1 感染性腹泻的主要病原体

1. 病毒
轮状病毒（RV、ARV）、诺瓦克病毒、肠腺病毒、嵌杯病毒、星状病毒
2. 细菌
志贺菌属（痢疾杆菌）、沙门菌属、大肠埃希菌属、空肠弯曲菌、耶尔森菌、弧菌属、气单胞菌属、邻单胞菌属、变形杆菌、
金黄色葡萄球菌、难辨梭状芽胞杆菌
3. 真菌
白色念珠菌
4. 原虫
溶组织内阿米巴、贾氏兰第鞭毛虫
5. 蠕虫
血吸虫、姜片虫、钩虫、蛔虫、鞭虫、绦虫

从全球看引起感染性腹泻的病原体以细菌和病毒最为主要，细菌中志贺菌、大肠埃希菌、沙门菌、O1群及O139群霍乱弧菌、副溶血弧菌及空肠弯曲菌等占有重要位置；病毒中最多见的是轮状病毒。从我国感染性腹泻的发病现状观察，位居前列的是由志贺菌或轮状病毒；其次为大肠埃希菌或空肠弯曲菌；沙门菌腹泻以食物中毒为主，一般居第3或第4；弧菌性腹泻多见于沿海各地；由寄生虫作为病原体的腹泻，仍以阿米巴痢疾较为多见。

（二）流行病学

1. 传染源　主要是受病原体感染的人或动物，包括患者、病原携带者及致病食物。

2. 传播途径　主要经粪-口途径传播。水、食物、生活接触及媒介昆虫均可单一或交错地传播疾病。

3. 人群易感性　普遍易感。多数无年龄、性别区别，但轮状病毒主要侵犯婴幼儿。病后免疫既短又不稳定，可多次感染或复发。

4. 流行特征　全年均可发病，一般有明显的夏秋季节发病高峰，流行与暴发也多发生在夏秋季节。但许多感染如轮状病毒、诺瓦克病毒腹泻主要发生在冬春季节。

近年来，国内外旅游事业迅猛发展，引发的旅行者腹泻（traveler's diarrhea）是指因个体初到一个新环境，机体内外环境改变而引起的短暂性腹泻。可分为肠道感染性和非感染性两类，仍以感染性腹泻为主。特殊感染性腹泻增多，表现在以下方面：①免疫功能低下患者发生的腹泻。②抗生素相关性腹泻。③耐药细菌的感染。④医院感染相关腹泻。

（三）发病机制

感染性腹泻病原体主要通过侵袭性或非侵袭性作用致病，主要发病机制为：

1. 肠毒素　病原体进入肠道后，并不侵入肠上皮细胞，仅在小肠繁殖，产生大量肠毒素，导致肠黏膜上皮细胞分泌功能亢进，产生水和电解质，临床表现以分泌性腹泻为主，常见病原体有霍乱弧菌、大肠埃希菌、沙门菌属等。

2. 侵袭和破坏上皮细胞　病原体通过其侵袭作用，直接侵入肠上皮细胞或分泌细胞毒素，引起肠黏膜炎性和溃疡病变，导致痢疾样症状及腹泻。常见病原体有志贺菌属、肠出血大肠埃希菌、肠侵袭性大肠埃希菌等。

3. 黏附作用　病原体黏附于肠黏膜上皮细胞后，导致细胞微绒毛结构消失和乳糖分泌减少，引起肠道对营养物质和电解质吸收减少和食糜渗透压升高，因而发生吸收不良和渗透性腹泻，表现为水样泻。常见病原体有轮状病毒、诺瓦克病毒、肠致病性大肠埃希菌等。

二、临床表现与诊断

（一）临床表现

1. 非侵袭性腹泻　由于病原体为非侵袭性，多无组织学变化，其感染主要在小肠，临床特征是全身中毒症状不明显，无发热或明显腹痛，腹泻为水样便、量多、不伴有里急后重，易导致失水与酸中毒，大便内无炎性细胞，病程一般短（1~3d）。霍乱、产毒素性大肠杆菌（ETEC）、病毒性腹泻及大多数细菌性食物中毒属此类型。

2. 侵袭性腹泻　侵袭性腹泻病原体多为侵袭性，肠道病变明显，可排出炎性渗出物，主要累及结肠。其临床特征是全身毒血症状较明显，有发热、腹痛和里急后重，腹泻多为黏液血便，或血性水样便，便次多而量少。大便镜检时有大量白细胞和红细胞。志贺菌属、肠出血大肠埃希菌、肠侵袭性大肠埃希菌、沙门菌、空肠弯曲菌等属此类型。

（二）诊断要点

1. 准确收集流行病学资料　当地流行情况、季节、进食不洁饮食史、接触史等。

2. 临床表现　每日3次或3次以上的稀便或水样便，食欲缺乏、呕吐或不呕吐，可伴有发热、腹痛及全身不适等症状。

3. 实验室检查

1）病原学诊断

（1）粪培养：对疑有细菌、真菌感染者，对粪便或肛拭子标本进行培养，大便培养应重复多次进行，并尽量在抗菌药物使用前留取标本，以提高阳性率。由于病原菌的多重耐药菌株不断增加，因此，对于培养出的阳性菌株应常规进行药物敏感试验，以便指导临床用药，提高治愈率。

（2）感染性腹泻病原菌的PCR检测：聚合酶链反应（PCR）是体外酶促合成特异DNA片段的一项新技术，近年在感染性腹泻的病原诊断方面得以运用，以便从标本中直接鉴定病原菌和分离菌株。

（3）核酸检测：以病毒基因、其体外转录的mRNA、用病毒基因克隆的cDNA、细菌DNA等，经放射性核素或生物素标记作为探针进行杂交，可对某些病原做出特异性诊断，此即核酸杂交技术。

2）粪便白细胞的检查：侵袭性病原体感染者大便中含有大量中性粒细胞，而致毒素性病原体、病毒和食物中毒造成水样便，粪便镜检只见少量有形成分。

三、治疗原则

针对腹泻类型，治疗有所侧重，分泌性腹泻以补液疗法为主，抗菌病因治疗为辅；侵袭性腹泻除补液外，尚需进行抗菌病因治疗；病毒性腹泻大都为自限性，对小儿与虚弱者应注意纠正脱水。

四、常见护理问题

（一）传染性

1. 相关因素　与病原体可通过粪-口途径传播有关。

2. 护理措施

1）收集流行病学资料、临床特征，通过病理生理学的分析对感染性腹泻患者作出假设的病因诊断（表7-2），协助尽早诊断出霍乱、菌痢、伤寒等甲类、乙类肠道传染病。

2）霍乱

（1）2h内传染病网络报告。

（2）按甲类传染病严密隔离，确诊患者和疑似患者应分别隔离。

（3）密切接触者，严格检疫5d，并预防性服药。

（4）排泄物消毒处理。

（5）症状消失6d后，连续3次粪便培养阴性后解除隔离。

3）细菌性痢疾（简称菌痢）或其他感染性腹泻

（1）按消化道隔离。

（2）菌痢接触者医学观察7d。

（3）服务行业（尤其饮食业）者定期检查，慢性带菌者调换工种，接受治疗。

（4）菌痢患者症状消失后，连续2次粪便培养阴性后解除隔离。

表7-2 腹泻的临床特征

特征	感染部位	
	小肠	大肠
病原体	霍乱弧菌	志贺菌
	大肠埃希菌珠（ETEC EPEC）	大肠埃希菌（EIEC EHEC）
	轮状病毒	
	诺瓦克病毒	
	贾氏兰第鞭毛虫	
疼痛部位	脐区	下腹部
大便量	多	少
大便类型	水样	黏冻
血便	少见	多见
大便中白细胞	少见	多见

（二）腹泻

1. 相关因素　与病原体产生促进肠道分泌的毒素或引起肠道炎症病变有关。

2. 临床表现

（1）菌痢：黏液脓血便伴发热、腹痛、里急后重者。

（2）霍乱：无痛性腹泻，米泔水样大便，伴喷射状呕吐。

（3）其他感染性腹泻：稀水样便，伴腹痛、呕吐。

3. 护理措施

1）病情观察：观察腹泻的次数、性状、伴随症状与体征；观察全身状况包括神志意识、血压、脉搏与皮肤弹性，判断脱水程度（表7-3）与治疗效果。

表7-3 脱水程度

	轻度	中度	重度
皮肤弹性	轻度减低	中度减低	明显减低
皮皱恢复时间	2s	2～5s	5s
眼窝	稍凹陷	明显下陷	深度凹陷
指纹	正常	皱瘪	干瘪
声音	正常	轻度嘶哑	嘶哑或失声
神志	正常	呆滞或烦躁	嗜睡或昏迷
尿量	正常	少	无尿
血压	正常	轻度下降	出现休克

2）休息：腹泻频繁者卧床休息，严重脱水、疲乏无力者应协助床上排便，以免增加体力消耗。

3）饮食

（1）严重腹泻伴呕吐者可暂时禁食6～8h，症状好转后少量进食。

（2）病情控制后，进食流质，适当补充糖盐水或口服补液盐（oral rehydration salts，ORS）。

（3）轻症患者鼓励进食，腹泻期间，消化、吸收能力下降，常常伴有乳糖酶缺乏，饮食以清淡、少渣流质或半流质，避免牛奶等含乳糖食物，以免肠胀气。

（4）恢复期：高热量、高蛋白、低纤维易消化半流质饮食，避免生冷（如水果）、多渣饮食。

4）保持水、电解质平衡：轻度、中度脱水者可口服 ORS，重度脱水者静脉补液，在补液过程中，观察血压及末梢循环，调整输液速度和液体的浓度。

5）皮肤护理

（1）腹泻频繁者，每次排便后清洗肛周。

（2）老年患者，肛门括约肌松弛，易大便失禁，每次便后清洗肛周，并涂上油膏，或用 1∶5 000 高锰酸钾溶液坐浴，防止皮肤糜烂。

（3）保持床单清洁、干燥，减少局部刺激。

（4）腹泻伴里急后重者，避免排便用力过度，以免脱肛，如发现脱肛，可带橡皮手套轻柔地助其回纳。

6）对症护理

（1）腹痛者，观察疼痛的范围、性质、与腹泻的关系、腹部体征。感染性腹泻的疼痛，主要是胃肠肌肉痉挛所致，常表现为左上腹、脐周或左下腹疼痛，便后缓解，应用解痉药后，一般在短时间（5 ~10min）可缓解。对持续腹痛者，应加强观察，注意与外科、妇科急腹症鉴别。

（2）呕吐者，协助坐起或头偏一侧，防止窒息及时漱口，保持口腔清洁。

7）标本采集：挑选新鲜粪便的脓血、黏液部分送细菌培养。直肠拭子标本可置于 Stuart 培养基中运送，以免标本干燥病原体死亡。临床怀疑有特殊病原体感染应注明，以便接种特殊培养基。标本可连续多次送检以提高阳性率。

（三）脱水

1. 相关因素　与细菌及其毒素作用于胃肠黏膜，导致呕吐、腹泻引起大量体液丢失有关。

2. 临床表现　面色苍白，四肢湿冷，血压下降，脉细速，尿少，烦躁等休克征象。

3. 护理措施

1）休息：急性期卧床休息，协助床旁排便，以减少体力消耗，有休克征象者，可卧或休克体位，注意保暖。

2）病情监测：记录呕吐物及排泄物的性质、颜色、量、次数。观察生命体征和神志的变化，根据皮肤的弹性、尿量、血压的变化等判断脱水的程度，并结合实验室生化检查为治疗提供依据。

3）输液护理

（1）原则：早期、迅速、足量补充液体和电解质。

（2）安排：先盐后糖、先快后慢、纠酸补钙、见尿补钾。

（3）输液量：轻度脱水者口服补液为主。呕吐不能口服者静脉补液 3 000 ~4 000mL/d，最初 1 ~2h 宜快速滴入，速度为 5 ~10ml/min。中度脱水者补液量 4 000 ~8 000ml/d，最初 1 ~2h 宜快速滴入，待血压、脉搏恢复正常后，再减慢速度为 5 ~10ml/min。重度脱水者补液 8 000 ~12 000ml/d，一般两条静脉管道同时输入，开始按 40 ~80ml/min 滴入，以后按 20 ~30ml/min 滴入，直至脱水纠正。

（4）快速补液液体应加温至 37 ~38℃。

（5）输液过程中观察有无呼吸困难、咳泡沫样痰及肺底湿啰音，防止肺水肿及左侧心力衰竭的发生。

（6）抗休克治疗有效的指征：面色转红、发绀消失，肢端转暖，血压渐上升。收缩压维持在 80mmHg（10.64kPa）以上，脉压大于 30mmHg。脉搏小于 100/min，充盈有力，尿量大于 30ml/h。

4）口服补液：感染性腹泻不损害肠黏膜对钾的吸收和葡萄糖 – 钠共同转运机制，摄入葡萄糖可促进钠的吸收。

（1）适应证：轻度、中度脱水。

（2）禁忌证：顽固性呕吐、严重腹胀或肠鸣音消失、心、肾功能不全、新生儿、糖尿病、严重高钠血症或低钠血症患者。

（3）方法：不能获得市售的 ORS，可采用替代品，如在每升饮用水中加入 1 平勺食盐和 4 满勺糖或 500ml 米汤中加 1.5～2.0g 食盐。ORS 服用方法：使用前加温水 1 000ml 稀释。成人口服 750ml/h，小儿口服 250ml/h，以后每 6h 口服量为前 6h 泻吐量的 1.5 倍。

五、健康教育

（一）心理疏导

实施严密隔离的霍乱或疑似霍乱患者，会不同程度的出现焦虑抑郁状态，向患者解释疾病的发生、发展过程，说明严密隔离的重要性及隔离期限，教会患者需配合的注意事项和方法，使患者尽快适应隔离环境，配合治疗。

（二）饮食指导

（1）根据病情的进展，教会患者合理饮食。

（2）鼓励口服补液，并教会正确的方法。

（3）慢性菌痢者避免暴饮暴食，避免进食生冷食物，如冷饮、凉拌菜等，以免诱发急性发作。

（三）用药指导

（1）根据医嘱指导合理使用抗生素，防止因疗程不足而影响疗效，防止滥用抗生素引起耐药或菌群失调。

（2）使用止泻或收敛药物时，观察腹泻的次数和量，及时调整，防止用药时间过长或过量引起便秘。

（3）减少抗生素对胃黏膜的刺激，指导患者饭后服药。

（四）出院指导

针对感染性腹泻的感染因素：如饮食时用手拿、隔夜菜不加热、外出聚餐、生食海鲜等不良饮食习惯，进行卫生知识宣教。

（1）养成洗手习惯：在接触动物和动物制品、患者以及污染物后尤为重要。

（2）注意饮食卫生：保证进食蒸熟食物、消毒牛奶和洁净饮用水。

（3）减少聚餐机会。

（4）高危人群注意避免某些危险因素：如肝硬化等慢性肝病患者进食某些海产品易发生创伤弧菌感染。免疫系统缺陷人群进食奶酪、某些熟食易发生单核细胞增多性李斯特感染。这些人群应避免上述食物。

（五）旅游者腹泻的预防

（1）提高旅游者的卫生意识：外出旅游保持良好的个人卫生习惯，确保饮食、饮水卫生。

（2）抗生素预防：是目前尚有争议的一个问题，抗生素对旅游者腹泻有良好的保护作用，但一般不建议每一个旅客都使用。抗生素预防宜用于：①短程（3～5d）旅行者，预防成功的概率在延缓 12～24h 后会大大降低。②参加官方访问的旅行者，这些人出于应酬不能严格遵守饮食规范。③内科疾病患者，由于急性腹泻伴有酸中毒。这些人的总体健康状况会更差。④胃酸分泌较低的患者，因为这些患者所拥有的胃酸杀菌功能较差。⑤免疫力低下的旅游者。⑥已知有炎性肠道疾病的患者。

（彭云娥）

第五节　禽流感病毒感染

禽流行性感冒（avian influenza，AI）简称禽流感，是由甲型禽流感病毒（avian influenza virus，AIV）引起的一种禽类烈性传染病。近年来不断出现 AIV 感染人类而引起人禽流感。禽流感病毒感染（avian influenzavirus infection）是指由甲型禽流感病毒某些亚型的毒株引起的人的急性呼吸道传染病。病情轻重不一，严重者可致败血症、休克、多脏器功能衰竭以及 Reye 综合征等多种并发症而致人死亡。我国大陆自 2005 年 11 月报告首例人感染高致病性禽流感（即人感染 H5N1 禽流感病毒）病例以来，至 2007 年 11 月，有 12 个省份报告发现疫情，报告病例总数 24 例。

一、病因与发病机制

（一）病原学

AIV 属正粘病毒科甲（A）型流感病毒属，为单股负链 RNA 病毒。

流感病毒依据其外膜的血凝素（HA）和神经氨酸酶（NA）抗原特异性不同，可分为若干亚型，目前，HA 有 15 个亚型（H1～H15），NA 有 9 个亚型（N1～N9），任何一种 HA 与任何一种 NA 结合后即为一种血清亚型。这两种抗原可不断发生变异，而且各亚型之间没有交叉免疫。引起人类流感流行的与 H1～H3 和 N1、N2 相关，引起禽类流感暴发流行的主要是 H5 和 H7，其次是 H9 和 H4。历史上多次暴发的禽流感，包括最为严重的 1983 年美国和 1995 年墨西哥的两次大暴发，均未见有关禽流感病毒感染人类的报道。因为对于特定生物，病毒需要特定基因来制造表面蛋白质，以便与生物体内的蛋白质结合成功，才能导致感染。不同病毒分别感染不同的生物，越过物种界限并不容易。但是，在人与动物接触频繁的情况下，可能会有一些毒株发生变异，变得能感染人类。目前发现能引起人类禽流感病毒感染的病毒亚型主要有 H5N1、H9N2、H7N7、H7N2、H7N3 等，其中感染 H5N1 的患者病情重，病死率高。

在自然条件下，AIV 的抵抗力较强，在凉爽和潮湿的环境中，AIV 可存活 30～50d，在干燥尘埃中存活 2 周，在粪便中存活 1 周，在水中存活 1 个月，在低温（-20℃）、干燥或甘油中可保持活力 1 年以上，在冷冻的禽肉和骨髓中可存活 10 个月。但对乙醚、氯仿和丙酮等有机溶剂及紫外线均敏感。常用消毒剂如甲醛、氧化剂、稀酸、含氯石灰、碘剂等容易将其灭活。AIV 对热敏感，56℃加热 30min，60℃加热 10min，70℃加热数 min，100℃加热 1min 即可将其灭活。阳光直射下 40～48h 也可灭活。

（二）流行病学

（1）流行特征近年来，世界各地不断发现人类禽流感病毒感染病例，其中感染 H5N1 者预后较差，病死率约为 30%，2004—2006 年在越南、泰国和我国感染 H5N1 者的病死率，远高于此数据，其中 13 岁以下的儿童多见，而且病情较重。本病常年发病，但以冬春季较多。

（2）传染源：主要为患禽流感或携带禽流感病毒的鸡、鸭、鹅等家禽。野禽、候鸟等能携带病毒进行远距离传播。不排除人作为传染源的可能，但至今尚未证实。

（3）传播途径：通过密切接触病禽及其分泌物、排泄物，受病毒污染的水，以及直接接触病毒毒株被感染。同时，也存在通过呼吸道传播，通过眼结膜或破损皮肤引起感染。

（4）易感人群：人群普遍易感。高危人群包括兽医、从事鸡、鸭、鹅、猪等动物的饲养、贩运和屠宰人员。

（三）发病机制与病理

1. 发病机制　目前发病机制尚不清楚。

2. 病理　从部分死亡病例进行解剖发现，主要是肺脏充血和水肿，肺泡呈间质性纤维化，弥漫性机化损伤；广泛肝小叶和肾小管坏死；其他脏器如血液和淋巴组织系统、脾脏均有严重损害。

二、临床表现与诊断

（一）临床表现

1. 潜伏期　一般为 1～3d，最长在 7d 以内。

2. 临床症状

（1）H5N1 病毒感染：多呈急性起病，早期症状类似普通型流感，主要为发热，体温大多持续在 39℃以上，热程 1～7d，一般为 3～4d，同时伴有流涕、鼻塞、咳嗽、咽痛、头痛、肌肉酸痛和全身不适。部分患者可出现恶心、腹痛、腹泻、稀水样便等消化道症状。多数轻症病例预后良好。重症患者病情发展迅速，可出现肺炎、急性呼吸窘迫综合征、肺出血、胸腔积液、全血细胞减少、肾衰竭、败血症、休克及 Reye 综合征等多种并发症，严重者可致死亡。治疗中若体温持续超过 39℃，需警惕重症倾向。

实验室检查外周血白细胞计数正常或降低，部分患者淋巴细胞减少。胸部 X 线检查为单侧或双侧肺炎改变。患者呼吸道标本（如鼻咽分泌物、口腔含漱液、气管吸出物或呼吸道上皮细胞），检测出 H5N1 病毒抗原及基因或分离出 H5N1 病毒，可以确诊。

（2）H7N7 病毒感染：症状较轻，大多数患者可出现眼结膜炎，少数患者伴有温和的流感样症状。

（3）H9N2 病毒感染：仅引起一过性的流感症状。

（二）诊断

参照中华人民共和国人禽流感诊疗方案，即：根据流行病学史、临床表现及实验室检查结果，排除其他疾病后，制定了人禽流感医学观察病例、疑似病例、临床诊断病例、确诊病例的诊断标准。

三、治疗原则

（一）隔离

对疑似和确诊患者应进行隔离治疗，防止病情恶化及疾病扩散。

（二）对症支持治疗

可应用解热镇痛药降低体温，缓解头痛和全身酸痛等；使用缓解鼻黏膜充血药减轻鼻塞和流涕；使用止咳祛痰药来减轻咳嗽等。

（三）抗流感病毒治疗

应在发病 48min 内试用抗流感病毒药物，如金刚烷胺、达菲等。

四、常见护理问题

（一）潜在的危险：传染性

1. 相关因素　可能与患者呼吸道分泌物中分离出特定病毒有关。

2. 危险因素评估

（1）人作为传染源虽然尚未证实，但有报道。1997 年香港高致病性禽流感暴发时，大部分患者有鸡鸭等动物接触史或可能接触史。但其中有 1 例 3 岁患儿，其 2 岁表弟和 5 岁表姐先后发病，患儿相互之间有接触史，但其表弟和表姐却无鸡、鸭接触史；2004 年越南报道的疑似病例中有 2 例来自同一家庭。

（2）由于禽流感病毒的特异性，目前发现感染人类的禽流感病毒不含有人类及猪等哺乳动物的基因片断，即禽流感病毒不能直接传给人类。禽流感病毒还具有变异快的特点，如果人类同时感染了禽、人 2 种流感病毒，2 种流感病毒在人体细胞中发生重组，使禽流感病毒获得人体基因片断并具备对人类细胞的亲嗜性，此种新病毒将可能引起全球流感大流行。

3. 护理措施

（1）我国传染病防治法规定本病属乙类传染病，按甲类传染病管理。

（2）隔离：按呼吸道严密隔离，隔离期一般为 1 周或至主要症状消失。感染 H5N1 病毒者，隔离期为 3 周。

（3）为防止出现人类间相互传染，对患者和医务人员的具体隔离措施参照严重急性呼吸综合征的要求。

（二）体温升高

1. 相关因素　与病毒血症有关。重症患者除病毒血症外，可能还与继发细菌感染有关。

2. 临床表现　主要见于 H5N1 型禽流感病毒感染，表现为起病急骤，体温持续在 39℃以上，热程 1 ~ 7d，一般 2 ~ 3d 多见。

3. 护理措施

（1）休息：应卧床休息，多饮水。

（2）饮食：易消化的半流饮食。病情危重不能经口进食期间，应采取留置胃管经胃肠道营养加部分静脉营养的方式保证营养的摄入。

（3）病情观察：①加强生命体征的监测。监测体温、脉搏，尤其小儿患者应预防高热惊厥的发生或出现体温不升；监测呼吸，注意呼吸节律和呼吸频率，观察有无呼吸困难、发绀等缺氧症状；监测血压，注意有无出血倾向。②密切观察血常规，白细胞、血小板，尤其是淋巴细胞减少是死亡的高危因素。③H5N1 型禽流感病毒感染后咽拭子病毒负荷量高，准确采集咽拭子标本，以便尽早分离出病原体。

（4）降温：首先采用物理降温方法，如冰敷、温水擦浴、乙醇擦浴等，必要时使药物降温。在降温过程中应密切观察病情变化，注意保暖，降温后应及时观察降温效果并做好记录。

（5）儿童避免使用阿司匹林等水杨酸类药物退热，以免引起 Reye 综合征。Reye 综合征多发生在 2 ~ 16 岁儿童，其临床表现为：在热退数日后出现恶心、呕吐，继而出现嗜睡、昏迷、惊厥等神经系统症状，脑脊液压力升高，细胞数正常，脑脊液中可检测出流感病毒 RNA；肝大而无黄疸，肝功能轻度损害，血氨增高。病理检查可发现脑水肿和缺氧性神经细胞退行性变，肝细胞脂肪变性。

（6）口腔护理：保持口腔清洁，防止口腔细菌、真菌感染。对重症患者进行口腔护理时，应注意口腔黏膜是否有血疱、牙龈出血，及早发现出血倾向。

（7）皮肤护理：出汗多的患者应注意勤更衣，保持皮肤清洁干燥。

（三）低效性呼吸状态

1. 相关因素　与肺部病变引起呼吸浅快，同时血中氧含量急剧下降有关。

2. 临床表现　H5N1 型禽流感病毒感染早期可以出现下呼吸道症状，表现为呼吸急促、呼吸窘迫、吸气异常爆裂音，时有血痰，严重者出现呼吸衰竭。X 线胸片有明显异常改变。

3. 护理措施

（1）注意休息：重症患者应绝对卧床休息，减少机体耗氧量。

（2）密切观察呼吸频率、节律和幅度，监测血氧饱和度，有呼吸困难者应给予氧疗。出现呼吸衰竭的患者应及时行机械通气，并执行相应的机械通气护理常规。

（3）密切观察患者咳嗽的性质，痰液的颜色、性状和量。避免患者用力和剧烈咳嗽，可经常协助患者翻声、拍背，鼓励患者多饮水，患者咳嗽、咳痰时，护理人员应站在患者的背面。行机械通气的清醒患者可给予超身雾化吸入。

（4）各项护理操作尽量集中实施，减少对患者不必要的刺激。各项高危操作，如更换床单、气管内吸痰、采集标本等，动作应轻、准、稳，尽量缩短护理人员的暴露时间。

五、健康教育

（一）心理指导

H5N1 病毒感染发病初期症状与普通流感类似，应引起足够重视。关心患者，反复追问患者有无可疑的禽流感病毒接触史，正确采集标本，以协助医生尽早确诊。确诊病例，患者因持续高热、症状加重而出现情绪波动时，护士应安慰患者，帮助患者树立战胜疾病的信心，鼓励患者表达自己的不适症状，以便及时给予帮助；并及时转达其家人的关怀，使患者体会到被关爱和被照顾，从而产生安全感，积极配合治疗。本病小于 13 岁的儿童多见，在沟通和心理指导时，要多考虑儿童的特点，才能取得更好的效果。

（二）饮食指导

发热期间应进食易消化的半流饮食，如面条、馒头、稀饭、面包等，适当补充新鲜果汁；重症患者要确保热量供应，按体重计算热量，不能口服部分，静脉补充。为了维持机体在高分解代谢状态下的正氮平衡，应保证优质蛋白的摄入占总热量的20%，同时供给各种维生素等营养物质。使用机械通气的患者可采取留置胃管给予鼻饲饮食或给予静脉输入全合一肠外营养液。

（三）休息与活动

患者发热期间应注意卧床休息，减少活动；如出现胸闷、气促，应绝对卧床休息，避免各项活动，护士应协助做好生活护理，避免一切不必要的刺激，各项护理治疗工作尽量集中进行。病情好转后逐渐增加活动量，先在病床上独坐，然后扶床站立，再在室内慢走；同时每天应训练深呼吸，如用鼻深吸气至不能再吸时，屏气1~2s后用口呼气，使气体尽量排出，此方法有利于增大肺泡通气量，可防止肺泡萎陷及利于萎陷的肺泡膨胀。

（四）用药指导

1. 用于禽流感病毒感染的抗病毒药物分为3类　即神经氨酸酶抑制药奥司他韦（Oseltamivir，商品名为达菲）；离子通道M_2阻滞药金刚烷胺（Amantadine）和金刚乙胺（Rimantadine）；利巴韦林（又称三氮唑核苷、病毒唑）。其中奥司他韦为首选的抗H5N1药物，可减少肺炎和支气管炎并发症，减少抗生素的使用和缩短住院时间，不良反应有恶心、呕吐，症状是一过性的，常在服用第1剂时发生。早期应用金刚烷胺可阻止病情发展、减轻病情、加速疾病的恢复、改善预后，不良反应有注意力不集中、眩晕、嗜睡等神经系统症状。

2. 对中毒症状较重、并发急性呼吸窘迫综合征、休克、脑水肿等患者　可采用肾上腺糖皮质激素短期冲击治疗，在用药期间应注意类固醇药物的不良反应，如骨的缺血性坏死、结核病的播散、真菌性感染等。

（五）出院指导

（1）保持乐观的心情，适当加强体育锻炼，注意劳逸结合。

（2）进食新鲜食物，注意生熟食要分开，食物应煮熟煮透。

（3）室内应注意通风换气，保持空气新鲜。

（4）如有不适，应及时门诊复查。

（六）预防

1. 加强禽类管理，监测和控制传染源

（1）加强动物监督检疫工作，特别是周边国家或地区发生疫情后，防止禽流感传入我国。

（2）避免家禽与野生禽类的接触，使家禽远离可能污染的水源。家禽和家畜不能混养，要特别注意家禽、家畜的粪便进行科学处理。

（3）一旦发现高致病性禽流感，为防止疫情扩散，应立即封锁疫源地，将病禽所在禽场（户）或其他有关屠宰、经营单位划为疫点，捕杀以疫点为中心3km内的所有家禽，彻底销毁受污染的物品，彻底消毒疫区环境，并做无害化处理。距疫区5km内的周边地区划为受威胁区，对家禽应强制免疫。10km以内禁止活禽交易。

（4）活禽市场应加强管理，使用便于消毒的塑料笼子，每天对市场进行彻底消毒，未出售的禽类不得再带回养禽场。

2. 加强对重点人员的知识宣教，切断传播途径

（1）发生禽流感疫情时，一般人员应尽量避免与病禽接触，特别是儿童、老人及体弱者。对进入疫区的工作人员和消毒防疫人员，应穿防护服，戴防毒面具或口罩，戴手套。接触禽类后，要用洗手液和清水彻底洗手。必要时预服抗病毒药物。

（2）一旦发生人禽流感病毒感染疫情，应对患者所在单位和家庭进行彻底消毒，患者应住院隔离治疗。

（3）收治禽流感病毒感染患者的医院门诊和病房，以及检测病毒的实验室应做好隔离消毒和防护工作，防止医院感染和实验室的感染和传播。

3. 养成良好的卫生习惯，提倡健康的生活方式

（1）加强体育锻炼，避免过度劳累。

（2）注意饮食卫生，勿食生或不熟的禽产品，案板要生熟分开，禽产品一定要烹熟后再食用。

（3）室内空气应保持新鲜流通，个人应养成勤洗手、剪指甲，不随地吐痰的良好习惯。

4. 预防接种　到目前为止，尚未研究出可供人类使用、能有效预防禽流感的疫苗。一般用于甲型流感病毒的三联疫苗主要预防人类流感，对 H5N1 禽流感病毒不起预防作用。在禽流感流行期间，高危人群和儿童、老人、体弱者应注射甲型流感病毒三联疫苗，以防止人类同时感染人、禽 2 种流感病毒，减少基因重组的机会。

（陶　红）

第六节　中毒型细菌性痢疾的护理

细菌性痢疾（bacillary dysentery）是由志贺菌属引起的肠道传染病，中毒型细菌性痢疾（bacillarydysentery，toxic type）是急性细菌性痢疾的危重型，起病急骤，临床以突发高热、嗜睡、反复惊厥、迅速发生休克和昏迷为特征。病死率高。

一、病因与发病机制

细菌性痢疾的病原菌为痢疾杆菌，属志贺菌属，分 A，B，C，D 4 群（痢疾志贺菌、福氏志贺菌、鲍氏志贺菌、宋内志贺菌），我国以福氏志贺菌多见，其次为宋内志贺菌。痢疾杆菌对外界抵抗力较强，耐寒、耐湿，但不耐热和阳光，一般消毒剂均可将其灭活。

中毒性痢疾发病机制尚不十分清楚，可能和机体对细菌毒素产生异常强烈的过敏反应（全身炎症反应综合征）有关。

痢疾杆菌经口进入人体后，侵入结肠上皮细胞并生长繁殖，细菌裂解后可释放大量内毒素和少量外毒素。大量内毒素进入血液循环，致发热、毒血症及全身微血管障碍。内毒素作用于肾上腺髓质及兴奋交感神经系统释放肾上腺素、去甲肾上腺素等，使小动脉和小静脉发生痉挛收缩。内毒素直接作用或通过单核巨噬细胞系统，使组氨酸脱羧酶活性增加，或通过溶酶体释放，导致大量血管扩张物质释放，使血浆外渗，血液浓缩；还可使血小板聚集，释放血小板因子，促进血管内凝血，加重微循环障碍。

中毒性菌痢的上述病变在脑组织中最为显著。可发生脑水肿甚至脑疝，出现昏迷、抽搐及呼吸衰竭，是中毒性菌痢死亡的主要原因。

二、临床表现

潜伏期通常为 1~2d，但可短至数小时，长至 8d。起病急骤，患儿突然高热，体温可达 40℃ 以上，常在肠道症状出现前发生惊厥，短期内（一般在数小时内）即可出现中毒症状。肠道症状往往在数小时或数十小时后出现，故常被误诊为其他热性疾病。

根据临床特点，可将本病分为四种类型。

1. 休克型（皮肤内脏微循环障碍型）　主要表现为感染性休克。早期为微循环障碍，患儿面色苍白、肢端厥冷、脉搏细数、呼吸增快、血压正常或偏低、脉压差小；随着病情进展，微循环瘀血、缺氧，面色青灰、肢端冷湿、皮肤花纹、血压明显降低或测不出、心音低钝、少尿或无尿；后期可伴心、肺、肾等多系统功能障碍。

2. 脑型（脑微循环障碍型）　以颅内压增高、脑水肿、脑疝和呼吸衰竭为主。患儿有剧烈头痛、呕吐、血压增高，心率相对缓慢，肌张力增高，反复惊厥及昏迷。严重者可呈现呼吸节律不齐、瞳孔两侧大小不等，对光反应迟钝。此型较重，病死率高。

3. 肺型（肺循环障碍型）　主要表现为呼吸窘迫综合征。以肺微循环障碍为主，常由脑型或休克型基础上发展而来，病情危重，病死率高。

4. 混合型 同时或先后出现以上脑型或肺型的征象，极为凶险，病死率更高。

三、实验室检查

1. 血常规 白细胞总数与中性粒细胞增高。当有 DIC 时，血小板减少。

2. 大便常规 有黏液脓血便的患儿，镜检可见大量脓细胞、红细胞和巨噬细胞。怀疑为中毒性痢疾而未排便者，可用冷盐水灌肠，必要时多次镜检大便。

3. 大便培养 可分离出志贺菌属痢疾杆菌。

4. 免疫学检查 可采用免疫荧光抗体等方法检测粪便的细菌抗原，有助于早期诊断，但应注意假阳性。

四、治疗要点

1. 降温止惊 高热时可采用物理降温、药物降温或亚冬眠疗法。持续惊厥患儿可用地西泮 0.3mg/kg 肌肉注射或静脉注射（最大量每次小于等于 10mg）；或用水合氯醛保留灌肠；或苯巴比妥钠肌肉注射。

2. 抗生素治疗 为迅速控制感染，通常选用两种痢疾杆菌敏感的抗生素，如阿米卡星、头孢噻肟钠或头孢曲松钠等静脉滴注，病情好转后改口服。

3. 防治循环衰竭 扩充血容量，纠正酸中毒，维持水、电解质平衡；在充分扩容的基础上应用血管活性药物，改善微循环，常用药物有东莨菪碱、酚妥拉明、多巴胺等；及早使用肾上腺皮质激素。

4. 防治脑水肿和呼吸衰竭 保持呼吸道通畅，给氧。首选质量分数 20% 甘露醇注射液，每次 0.5～1.0g/kg 静脉注射，每 6～8h 一次，疗程 3～5d，可与利尿药交替使用。也可短期静脉推注地塞米松。若出现呼吸衰竭及早使用呼吸机治疗。

五、护理措施

1. 基础护理

（1）保证营养供给：给予营养丰富、易消化的流质或半流质饮食，多饮水，促进毒素的排出。禁食易引起胀气、多渣等刺激性食物。

（2）心理护理：提供心理支持，减轻焦虑心情。

2. 疾病护理

1）对症护理

（1）降低体温、控制惊厥：保持室内空气流通新鲜，温湿度适宜。检测患儿体温变化。高热时给予物理降温或药物降温，对持续高热不退甚至惊厥不止者采用亚冬眠疗法，控制体温在 37℃ 左右。

（2）维持有效血液循环：对休克型患儿，适当保暖以改善周围循环。迅速建立并维持静脉通道，保证输液通畅和药物输入。遵医嘱进行抗休克治疗。

2）专科护理

（1）密切观察病情：专人监护，密切观察神态、面色、体温、脉搏、瞳孔、血压、尿量、呼吸节律变化和抽搐情况，准确记录 24h 出入量。

观察患儿排便次数和大便性状，准确采集大便标本送检，注意应采取黏液脓血部分化验以提高阳性率。大便次数多时或病初水样泻时防止脱水的发生。遵医嘱给予抗生素。

（2）防治脑水肿和呼吸衰竭：遵医嘱使用镇静药、脱水药、利尿药等，控制惊厥，降低颅内压。保持呼吸道通畅，做好人工呼吸、气管插管、气管切开的准备工作，必要时使用呼吸机治疗。

（3）预防感染传播：对餐饮行业及托幼机构员工定期做大便培养，及早发现带菌者并予以治疗。加强对饮食、饮水、粪便的管理及消灭苍蝇。在菌痢流行期间口服痢疾减毒或菌苗。有密切接触者应医学观察 7d。

3. 健康指导　指导家长与患儿注意饮食卫生，不吃生冷、不洁食物，养成饭前便后洗手的良好卫生习惯。向患儿及家长讲解菌痢的传播方式和预防知识。

（高海波）

第七节　伤寒的护理

伤寒（typhoid fever）是指由伤寒杆菌引起的急性肠道传染病，其基本病理变化是小肠淋巴组织增生、肿胀、坏死，临床特征是持续发热，相对缓脉，神经系统中毒症状（伤寒病容）、脾大、玫瑰疹及白细胞减少。少数病例可并发肠出血、肠穿孔、伤寒性肝炎。

一、病原学

伤寒杆菌系沙门菌属 D 群；革兰染色阴性短杆菌（图 7 - 1）。伤寒杆菌除含有菌体 "O" 抗原及鞭毛 "H" 抗原外，部分菌株尚含有体表毒力 "Vi" 抗原，三者都能产生相应的抗体，测定 "O" 及 "H" 抗体有辅助临床诊断意义。

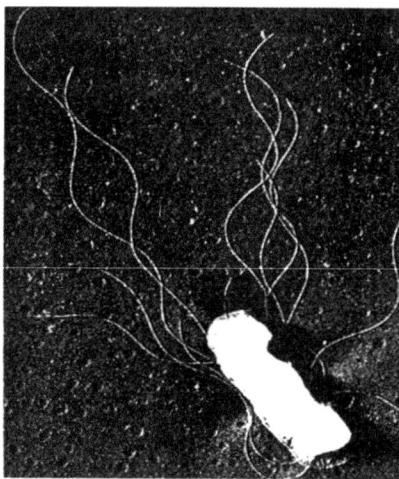

图 7 - 1　伤寒杆菌

伤寒杆菌在自然环境中抵抗力颇强，在水中可生存 2 ~ 3 周，在粪便中可生存 1 ~ 2 个月。耐低温，冰冻环境可维持数月，但对光、热、干燥及消毒剂抵抗力较弱，加热 60℃30min、5% 苯酚溶液及 70% 乙醇 5min 均可将其杀死，日光直射数小时即死亡，消毒饮用水余氯达 0.2 ~ 0.4mg/L 时迅速杀灭。

二、流行病学

1. 传染源　患者及带菌者。患者从潜伏期即可从粪便排菌，发病后 2 ~ 4 周传染性最强。恢复期排菌少，有 2% ~ 5% 的患者可持续排菌 3 个月以上，称为慢性带菌者。少数可在胆囊带菌终身。

2. 传播途径　粪 - 口途径。病菌随粪便排出体外，通过污染水源、食物、手、苍蝇或蟑螂而传播，日常生活传播是散发流行的主要方式，水源污染往往造成暴发流行。

3. 人群易感性　普遍易感。发病以青年与儿童为多。病后能获得持久的免疫力，很少有第 2 次发病者。

4. 流行特征　全世界均可发生，以温带及热带地区为多。终年可见，以夏秋季为多。

三、发病机制与病理

伤寒杆菌进入小肠后，侵入肠黏膜，部分病原菌被吞噬细胞吞噬后并在其胞质内繁殖；另一部分经淋巴管进入回肠淋巴结并在其中繁殖，然后由胸导管进入血流，引起短暂的菌血症。此阶段相当于临床上的潜伏期。伤寒杆菌随血流进入肝、脾和其他网状内皮系统继续大量繁殖，再次进入血流，引起第 2

次菌血症，相当于病程第1~2周，释放强烈的内毒素，引起毒血症症状。病程第2~3周，伤寒杆菌经肠道穿过小肠黏膜再次侵入肠壁淋巴组织，使原已致敏的淋巴组织发生严重炎症反应，引起该处组织坏死、溃疡。若病变波及血管可引起出血，若溃疡深达浆膜则致肠穿孔。病菌也可在其他组织引起化脓性炎症，如：胆囊炎、心包炎、骨髓炎。病程第4~5周，逐渐痊愈。约有3%可成为慢性带菌者、少数患者由于免疫力功能不足等原因引起复发（图7-2）。

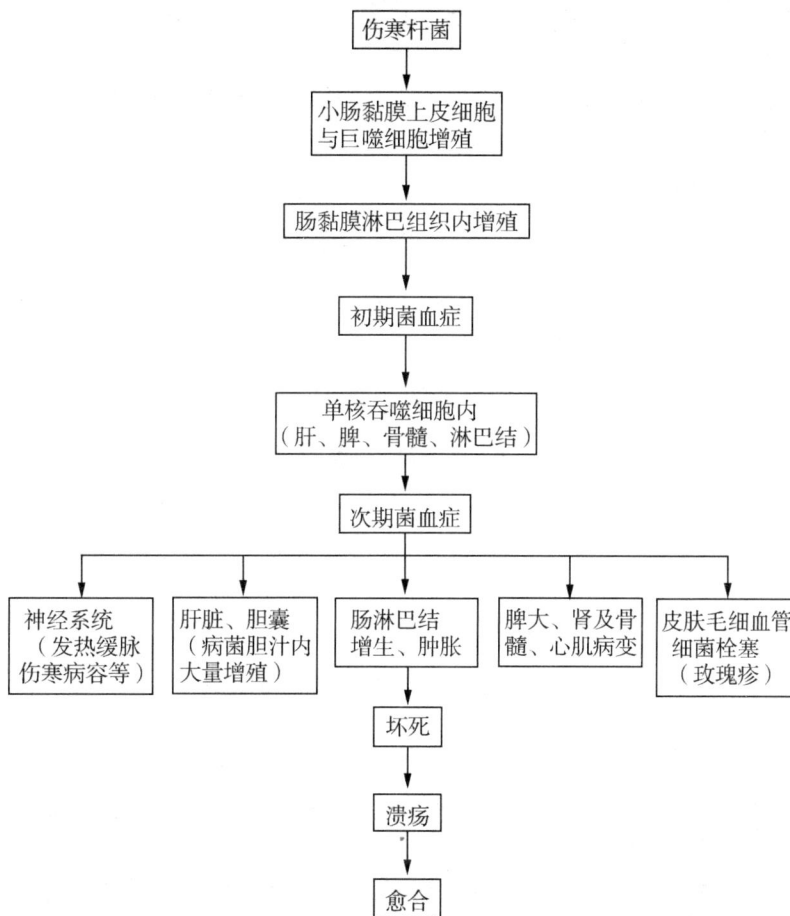

图7-2 伤寒发病机制

四、临床表现

1. 典型伤寒

1）潜伏期7~23d，平均1~2周。

2）初期：病程第1周。起病缓慢，发热，体温呈阶梯样上升，逐渐达到39℃或以上，伴畏寒，偶有寒战、全身不适、乏力、食欲减退、咳嗽和咽痛等。

3）极期：病程第2~3周。高热，以稽留热为主，少数呈弛张热或不规则热，持续10~14d，免疫功能低下者可长达1~2个月。

（1）玫瑰疹：病程5~14d，部分患者皮肤出现直径2~4mm淡红色小斑丘疹，压之退色，多在10个以下，分批出现，常见于胸腹部，2~4d消退。

（2）循环系统：可出现相对缓脉或重脉。并发心肌炎时相对缓脉不明显。

（3）消化系统：食欲减退、腹胀、便秘，部分患者出现腹泻。右下腹可有轻压痛。

（4）神经系统：部分患者出现表情淡漠、呆滞、重听、反应迟钝、谵妄等神经精神症状。合并脑膜炎时，可出现脑膜刺激征。

（5）肝脾大：可有压痛。并发中毒性肝炎时，ALT升高和黄疸。

4）缓解期：病程第 3～4 周。体温逐渐下降，食欲好转，肿大的肝脾开始回缩。少数患者可出现肠出血、肠穿孔。

5）恢复期：病程第 5 周。体温恢复正常，症状消失，食欲好转。

2. 非典型伤寒

（1）轻型：全身毒血症症状较轻，体温 38℃ 左右，病程短，1～2 周痊愈。

（2）暴发型：起病急骤，中毒症状重，高热、畏寒、休克、中毒性脑病、中毒性心肌炎、中毒性肝炎、DIC 等。

（3）迁延型：发热持续时间长，可达 5 周以上，甚至数月。间歇热型或弛张热型，肝脾大较显著。伴有血吸虫病的伤寒患者常见此型。

（4）逍遥型：毒血症症状较轻，患者可照常工作。可以肠出血或肠穿孔为首发症状。

五、实验室检查

（1）细菌培养阳性。

（2）伤寒血凝集试验"O"和"H"抗体增高。

（3）血白细胞计数偏低或正常，中性粒细胞减少，嗜酸粒细胞减少或消失。

六、治疗要点

1）卧床休息。

2）给予高热量、高蛋白、高糖类、适量脂肪、充足维生素、易消化的无渣饮食。

3）降温。

4）药物治疗

（1）喹诺酮类抗生素：诺氟沙星、氧氟沙星、环丙沙星、利复星。

（2）头孢菌素。

5）并发症治疗

（1）肠出血：禁食。少量出血可内科保守治疗，用一般止血剂，必要时输血。适当镇静药。大量出血内科治疗无效，考虑手术治疗。

（2）肠穿孔：禁食。胃肠减压，静脉补液维持水电解质平衡及热量供给，抗生素控制腹膜炎，手术治疗。

（3）中毒性肝炎：保肝治疗。

（4）中毒性心肌炎：卧床休息，抗生素治疗。

（5）溶血性尿毒综合征：抗生素治疗，输血补液，肾上腺皮质激素治疗，抗凝治疗，必要时腹膜透析或血液透析。

6）慢性带菌者治疗：氨苄西林与丙磺舒联合治疗，或喹诺酮类药物治疗。

七、护理措施

1. 给予肠道隔离方式　隔离治疗至粪便培养二次阴性。

2. 卧床休息　控制随意活动，防止过度用力诱发肠出血和穿孔。发热期卧床休息，高热患者绝对卧床休息，以减少热量和营养物质的消耗。退热后 2～3d，床上稍做活动。一般卧床至病程第 5 周才能逐渐恢复活动。

3. 观察　测量体温和脉搏观察发热的程度、热型变化、与脉率的相关性（相对缓脉的程度），以及发热的伴随症状。

4. 物理降温　高热时给予物理降温，如温水、酒精擦浴、头部冰敷。

5. 口腔护理　保持口腔清洁，防止口腔感染及化脓性腮腺炎。

6. 饮食　热量按 35～55kcal/（kg·d），蛋白质按 1.5～2.0g/（kg·d），糖类食物为 400g 左右、

液体饮料（如去油肉汤、蜂蜜水）按2 000~3 000ml/d供给。适量多餐，每日可进食5~6次，既减轻肠道负担又可保障营养供应。忌用一切生菜、水果。即使少渣软饭中所选用的粗纤维含量低的食品也要切碎、切细、煮软、嚼烂，少用牛奶、蔗糖、豆浆等，预防腹胀。如有腹泻，应减少饮食中的脂肪量。病情缓解和允许进食时，先用小勺喂温开水或冰开水，每日总量不超过200~300ml，之后，在逐渐给予淡果汁、牛奶澄清流食。病情进一步好转，可用普通流食，加用蒸蛋羹、蛋花汤等。1周后病情允许，可改用伤寒病高热量、高蛋白质、高糖类少渣半流饮食，进而改吃伤寒病高热量、高蛋白质、高糖类少渣软饭饮食。进食过程中要密切观察，防止意外。这时吃水果要去皮、核，切丁或小块煮成水果羹。食盐应限制在3~5g/d（表7-4，表7-5）。

表7-4　成人伤寒病高热量高蛋白高糖少渣半流食谱（一日六餐）举例

早餐	甜牛奶冲蛋花汤（牛奶300ml、白皮鸡蛋1个、白糖15g），甜面包2个（100g）
加餐	蜂蜜水（蜂蜜30g、白糖5g、开水加至300ml）1碗，饼干50g
午餐	馄饨（猪瘦肉50g、小白菜50g、花生油13ml、食盐2g、富强粉100g）2碗
加餐	果子水（橘子汁50ml、白糖5g、开水加至300ml）1碗，饼干50g
晚餐	肝泥细面条（猪肝50g、碎小白菜50g、花生油7ml、食盐2.5g、龙须面100g）2碗
加餐	蒸蛋羹（白皮鸡蛋2个、食盐0.5g）1碗，咸面包干25g

表7-5　成人伤寒病高热量高蛋白高糖少渣软饭食谱（一日四餐）举例

早餐	大米粥（粳米标三50g）1大碗，蜂糕1块（富强粉50g、白糖5g）
午餐	烩三鲜加黄瓜（猪瘦肉50g、水浸海参50g、虾仁40g、黄瓜50g、花生油10ml、食盐1.5g），西红柿豆腐汤（西红柿50g、北豆腐50g、花生油5ml、食盐1g）1碗，大米饭（粳米标三50g）
晚餐	炒猪肝加胡萝卜（猪肝100g、胡萝卜40g、花生油15ml、食盐1.5g），小白菜虾皮汤（小白菜50g、干虾皮5g、花生油5ml、食盐0.5g）1碗，馒头3个（富强粉150g）
加餐	冲藕粉（藕粉20g、白糖15g、开水冲至300ml）1碗，饼干50g

7. 观察大便颜色　如有无柏油样或果酱样粪便；有无头晕、心悸、出冷汗、体温骤降、烦躁不安、面色苍白等，及早发现肠出血。

8. 观察表现　观察有无突然持续腹痛、疼痛的部位和性质、呃逆、恶心、呕吐、腹壁紧张、大汗淋漓、脉细速、呼吸快、腹膜刺激征等肠穿孔表现。

9. 脑膜炎症状观察　观察有无表情淡漠、重听、反应迟钝、谵妄、脑膜刺激征等脑膜炎症状。

10. 防止和解除便秘　可口服液状石蜡等润滑剂。便秘者不可用力排便，禁用泻药，可用肥皂头、或安钠素栓、或开塞露肛内注入。如无效，酌情用300~500ml生理盐水低压慢速灌肠。切忌高压灌肠，以防使肠腔充盈、扩大、肠壁变薄诱发肠出血和肠穿孔。腹胀时宜用肛管排气，松节油腹部热敷，不宜用新斯的明。

卧床期间，鼓励患者咳嗽，进行咳嗽训练，定时翻身，改变体位，防止压疮和坠积性肺炎。

11. 并发症护理

1）肠出血

（1）轻度肠出血者禁食24h，以后根据病情给予少量流食，以免因饥饿引起肠蠕动增强促使出血加重。出血较多者应禁食卧床休息、保持镇静，必要时给予镇静药。

（2）建立、保留静脉通道，至出血停止。

（3）观察面色、脉搏和血压变化，观察大便性状和量。

（4）严禁灌肠，以免加重出血。

2）肠穿孔

（1）禁食。

（2）实施胃肠减压。

（3）建立、保留静脉通道，保证液体供给。

（4）观察腹痛进展情况。

（5）做好手术准备。

3）中毒性心肌炎

（1）观察脉搏速率和节律。

（2）心电图有无低电压、传导异常、S-T段及T波改变等。

（3）卧床休息，避免激动，保持安静，减轻心脏负担。卧床休息，抗生素治疗。

4）溶血性尿毒综合征：抗生素治疗，输血补液，肾上腺皮质激素治疗，抗凝治疗，必要时腹膜透析或血液透析。

12. 用药护理

（1）喹诺酮类抗生素用药期间多饮水。

（2）左氧氟沙星静脉注射时，速度要慢，20/min，防止血栓性静脉炎。

八、健康教育

1. 预防

（1）不饮生水，不生食水产品及海产品。肉类、蛋类食物烧熟煮透，防止病从口入。

（2）不吃不洁食品。

（3）饭前便后洗手。

（4）做好餐具消毒。

（5）饮用水消毒：余氯应达 0.2～0.4mg/L。

（6）接触患者及其呕吐物须洗手：患者用过的物品、被患者粪便和呕吐物污染的物品，如碗筷、杯子、脸盆便器等可煮沸消毒，或用有效氯为消毒剂消毒，或用 3% 漂白粉浸泡 1h。患者呕吐物、粪便用等量 20% 漂白粉澄清液混合 2h，方可处理。

（7）做好粪便和污水的管理。

（8）疫苗预防：流行区居民以及到流行区旅行者、清洁工人、实验室工作人员、带菌者家属等可口服伤寒菌苗预防。

2. 自我护理

（1）按照医师要求使用抗生素，以保证其效果。

（2）给予肠道隔离方式：隔离治疗至粪便培养二次阴性。

（3）卧床休息，控制随意活动：高热患者绝对卧床休息，退热后 2～3d，床上稍做活动。一般卧床至病程第 5 周才能逐渐恢复活动。

（4）高热期间早、晚及餐后刷牙，保持口腔清洁，必要时加用淡盐水漱口。

（5）发热时应尽量多饮水，保证饮食。

（6）选用高蛋白、高淀粉、适量脂肪、粗纤维含量低的少渣饮食。适量多餐，每日可进食 5～6 次，以减轻肠道负担和保障营养供应。忌用一切生菜、水果。选用的食品要切碎、切细、煮软、嚼烂。少用牛奶、蔗糖、豆浆等，预防腹胀。如有腹泻，应减少饮食中的脂肪量。病情缓解和允许进食时，先用小勺喂温开水或冰开水，每日总量不超过 200～300ml，之后，再逐渐给予淡果汁、牛奶澄清流食。待病情进一步好转，从流食，如蒸蛋羹、蛋花汤等逐渐过渡到半流食，如面条、面片等，再过渡到软饭，如米饭、馒头、营养易消化的炒菜、西红柿鸡蛋汤、馄饨等。少吃或不吃产气食品，如牛奶、豆浆等，防止肠腔胀气。进食时应注意观察身体有无异常，大便颜色有无改变。

（7）观察大便颜色，有无柏油样或果酱样粪便。

（8）当出现腹痛、恶心、呕吐、头晕、出冷汗、心悸等症状及时告知医务人员。

（9）每日定时排便，防止和解除便秘。可口服液状石蜡等润滑剂。便秘者不可用力排便，禁用泻药，可用肥皂头、或安钠素栓、或开塞露肛内注入。腹胀时可用松节油腹部热敷，或肛管排气。

（10）卧床期间，每天定时咳嗽、改变体位，防止坠积性肺炎。

3. 出院指导

（1）休息1~2周后逐渐增加活动量和工作量。

（2）定期门诊随访，及时送粪便培养。

（3）2周内，少渣软食。

（吴芳甜）

第八节　流行性乙型脑炎的护理

流行性乙型脑炎（epidemic encephalitis）简称乙脑，是由乙型脑炎病毒经蚊媒介所致的虫媒病毒脑炎。属自然源性疾病，流行于夏秋季节。临床上以高热、惊厥、意识障碍、呼吸衰竭及脑膜刺激征为特征。部分患者留有严重后遗症。

一、病原学

乙脑病毒为黄病毒科，呈球形，直径20~30nm。病毒结构分为核心、套膜、刺突三部分。核心含单股RNA。外有脂蛋白囊膜，表面有血凝素刺突，具有嗜神经特性。刺突为糖蛋白，能凝集鸡、鹅、羊等动物红细胞，抗原性稳定。对外界抵抗力不强，对乙醚、甲醛及一般消毒剂敏感，56℃30min或100℃2min即可灭活，但耐受低温和干燥，冷冻干燥法在4℃冰箱中可保存数年。

二、流行病学

1. 传染源　动物和人均可作为传染源。但人感染后血中病毒数量少，因此不是主要传染源。猪的感染率较高，又是三带喙库蚊的主要吸血对象，故猪（特别是未过夏天的幼猪）是主要传染源。牛、马、羊、家禽、蝙蝠、野鼠及蛇类等均可成为传染源。

2. 传播途径　主要是通过蚊虫叮咬、吸血而传播。主要传播媒介为三带喙库蚊、淡色库蚊、东方伊蚊等。蚊虫吸血后，病毒先在其体内增殖，经叮咬传播给人或动物，再由动物感染更多蚊虫。蚊感染后并不发病，可终身带毒，甚至随蚊越冬或经卵传代，可成为乙脑病毒的长期储存宿主。本病也可以通过胎盘垂直传播，并且可以引起死胎。

3. 易感性　人群对乙脑病毒普遍易感，但感染后出现典型乙脑症状的只占少数，多数人通过临床上难以辨别的轻型感染获得免疫力。成人多因隐性感染而免疫。显性发病与隐性感染者之比为1：1 000~1：500。流行地区人群因多次隐性感染而产生持久免疫力，故发病多为无免疫力的儿童，10岁以下儿童占发病总数的80%以上。病后可获得持久的免疫力。

4. 流行特征　乙脑的传播和发病形式在不同国家和地区差别较大，在热带地区全年均可发生；而在温带和北部热带地区，乙脑的发病具有严格的季节性，7~9月份为高峰。

三、发病机制

人被带病毒的蚊虫叮咬后，病毒进入人体血循环中，经血循环通过血脑屏障侵入中枢神经系统，在神经细胞内复制并增殖，导致中枢神经系统广泛病变。不同的神经细胞对病毒感受不同，以及脑组织在高度炎症时引起的缺氧、缺血、营养障碍等，造成中枢病变部位不平衡，如脑膜病变较轻，脑实质病变较重，间脑、中脑。

四、临床表现

潜伏期4~21d，一般为10~14d。典型病例临床经过分为三期：

1. 初期　为病程的1~3d，高热，体温高达39℃以上，伴头痛、恶心和呕吐，多有嗜睡或精神倦怠。小儿科出现上呼吸道及胃肠道症状。部分患者可有颈部强直及抽搐，但神志尚清。

2. 极期 病程 4~10d，除初期症状逐渐加重外，主要表现全身毒血症症状及脑部损害症状。

（1）高热：为本病的必有表现。体温常稽留于 39~40℃以上，一般降温措施难以控制高热，轻者持续 3~5d，一般 7~10d，重者可长达 3~4 周。热度越高，热程越长则病情越重。

（2）意识障碍：起病 1~3d 出现嗜睡、定向障碍、谵妄、昏迷等。一般在 7~10d 恢复正常，重者可达 1 个月以上。

（3）惊厥或抽搐：患者先见于面部、眼肌、口唇的小抽搐，随后呈肢体阵挛性抽搐，可为单肢或双肢，重者出现全身抽搐，强直性痉挛，频繁抽搐可导致发绀、甚至呼吸暂停。

（4）呼吸衰竭：①出现呼吸表浅、节律不整、双吸气、叹息样呼吸、呼吸暂停、潮式呼吸等中枢性呼吸衰竭表现。②出现呼吸困难、呼吸频率改变、呼吸动度减弱、发绀，但节律始终整齐等外周性呼吸衰竭表现。

（5）颅内压增高及脑膜刺激征：剧烈头痛、呕吐、血压升高，脉搏变慢，以及喷射性呕吐，昏迷加重或烦躁不安，血压异常，脉搏变慢，瞳孔忽大忽小或不对称，对光反应消失，肌张力增强，不易控制的反复抽搐脑疝症状。

（6）其他神经系统症状和体征：多在病程第 1 周内出现浅反射消失或减弱，膝、跟腱反射等深反射先亢进后消失、肢体痉挛性瘫痪，肌张力增强、巴宾斯基征阳性。深昏迷者可有膀胱和直肠麻痹（大、小便失禁或尿潴留）。

（7）部分患者有循环衰竭临床表现：高热、惊厥和呼吸衰竭是乙脑极期的严重症状，三者相互影响，尤以呼吸衰竭常为致死主要原因（图 7-3）。

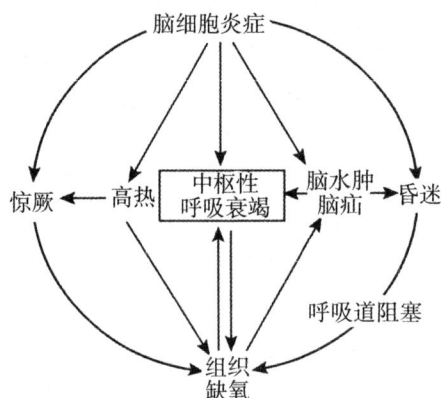

图 7-3 流行性乙型脑炎重危症状间的相互关系

3. 恢复期 多数患者体温下降，甚至逐渐清醒、语言功能及神经反射逐渐恢复，少数患者遗有失语、瘫痪、智力障碍等，经治疗大多于 6 个月内恢复。

4. 后遗症期 部分患者在发病半年后仍有精神、神经症状，以失语、瘫痪、扭转痉挛和精神失常较为常见。

根据患者的最高体温、意识障碍的程度、是否有抽搐和呼吸衰竭以及病程的长短，将乙脑分为四型（表 7-6）。

表 7-6 流行性乙型脑炎各型的特点

型别	体温（℃）	神志	抽搐	呼吸衰竭	瘫痪	后遗症	病程（d）
轻型	38~39	清晰	无	无	无	无	5~7
中型	39~40	昏睡、浅昏迷	偶有	可有	无	无	7~10
重型	40~41	昏迷	反复	可有	可有	部分	>14
极重型	>41	深昏迷	频发	常有	常有	大部分	不定

五、实验室检查

（1）血液白细胞增高，中性粒细胞增至 80% 以上，核左移，嗜酸性粒细胞减少。

（2）脑脊液压力增高：白细胞（50 ~ 500）×10^6/L，少数大于 1 000×10^6/L；分类早期以中性为主，后淋巴细胞增多。蛋白略增，糖和氯化物一般正常。

六、治疗要点

（1）足够营养。

（2）控制体温。

（3）脱水治疗：20% 甘露醇、呋塞米、50% 葡萄糖液等。

（4）控制惊厥或抽搐：注射安定、水合氯醛灌肠等。

（5）改善呼吸：给氧、气管切开、应用呼吸兴奋药、血管扩张药、脱水药、人工呼吸机等治疗。

（6）维持水及电解质平衡。

（7）免疫治疗。

七、护理措施

1. 隔离方式　虫媒隔离。

2. 一般护理

1）卧床休息至恢复期：保持病室安静。

2）鼓励患者进食，保证足够的营养：食欲差患者初期给予营养丰富的流食，逐渐至半流、正常饮食。昏迷和吞咽障碍者给予鼻饲。

3）病情观察：定期测量体温、脉搏、血压、呼吸，观察呼吸的频率、节律和状态、有无呼吸困难和缺氧表现。观察有无头痛、头痛的性质和程度，有无呕吐及呕吐性质，有无嗜睡、定向障碍、谵妄、昏迷等，有无惊厥、抽搐、抽搐的部位和状态，有无颈项强直，大小便失禁等。

4）降低体温：采用综合降温措施，使体温保持在 38℃（小儿肛温 38.5℃）左右。降温方法有以下几种。

（1）通过空调、床下置冰块，维持室温至 25℃ 以下。

（2）物理降温：高热者可用 30% ~ 50% 乙醇擦浴，在腹股沟、腋下及颈部等大血管走行部位放置冰袋，也可用冰帽、降温毯、降温床等专用设备。也可用冷盐水灌肠。冰敷和湿敷时应注意逐渐增加冷刺激，并且每 4h 更换 1 次，以避免皮肤因低温而坏死。周围循环较差，如高热而又四肢冰凉者，禁用冰水和乙醇擦浴等急剧降温，以免引起寒战反应或虚脱，可用温水（比体温低 2℃）擦浴 10min，然后用毛巾擦干。降温过程中保护好耳垂、耳轮、阴囊等与冰冷物直接接触部位，如垫敷纱布，防止冻伤。

（3）药物降温：用药之前应测量血压，观察血容量是否充足。用药过程定时测量体温、脉搏和血压。尽量少搬动患者。

（4）针刺降温：可选用曲池、合谷穴或加大椎、风府穴。

（5）亚冬眠疗法时，观察呼吸频率、呼吸幅度；观察有无痰鸣音，有无咳嗽动作，防止分泌物积聚，阻塞呼吸道加重缺氧，应保障呼吸道通畅，及时清除呼吸道分泌物。

（6）定时翻身、叩背，促进排痰，做好肺部并发症和压疮的预防。

3. 脑水肿、脑疝护理

1）做好病情观察

（1）定时测量脉搏、血压、呼吸，特别是呼吸的速率、状态，如深浅及形式，有无用力呼吸。

（2）缺氧症状。

（3）瞳孔大小、对光反射情况。

（4）头痛的部位、程度和性质。

（5）呕吐的性质、呕吐物的量及性状、呕吐的伴随症状。

（6）肌张力变化、抽搐的部位、程度、性质和持续时间，及其前驱和伴随症状。

（7）意识障碍情况。

2）保持患者安静，给予头高足低体位，头部抬高15°～30°，且保持正位，以保证颈静脉血流的通畅回流。

3）保持呼吸道通畅，头部可稍向后仰，意识障碍患者呕吐时头偏向一侧，防止误吸。及时吸出气管内分泌物、误咽呕吐物。

4）氧疗时准确记录给氧的方式、面罩的类型、氧流量，观察氧疗效果。

5）准确记录出入量，定时记录尿量。

6）应用药物脱水治疗时，治疗后15min开始记录尿量。不能自行排尿者，应留置导尿观察尿量。同时观察有无心力衰竭发生。

7）各项治疗护理尽量1次完成，避免过多搬动患者；翻身和搬运时保护好头部和平卧体位，忌头部来回摇晃，以免发生脑疝。

8）意识障碍：意识障碍的患者应有专人看护，可以使用床栏、约束带等，防止坠床等意外的发生。

4. 抽搐或惊厥护理

1）做好病情观察

（1）抽搐和痉挛的部位、程度、持续时间、间隔时间及伴随的症状。

（2）观察惊厥的先兆：两眼呆视、烦躁不安、惊跳、小群肌肉颤动、肢体肌张力增高及感觉过敏等，尽快通知医师采取措施，防止惊厥发作。

2）保持病室安静，光线柔和。有计划地安排各种治疗、检查、护理操作等，操作轻柔，减少对病人的刺激，避免诱发抽搐或惊厥。

3）惊厥时的护理

（1）患者取仰卧位，头偏向一侧，松开领口、裤带，取下义齿、眼镜等。

（2）用纱布包裹的压舌板或开口器置于患者上下臼齿之间，防止舌咬伤；如有舌后坠堵塞呼吸道者，应立即用舌钳拉出。

（3）及时清除口咽分泌物，保持呼吸道通畅。

（4）吸氧，氧流量4～5L/min，以改善脑缺氧。

（5）高热时立即头部、腋下和腹股沟等处置放冰袋，快速降温。

（6）使用抗惊厥药物时观察其不良反应，主要观察有无呼吸抑制。如使用异戊巴比妥钠时应观察呼吸，如果出现呼吸减慢则立即停止注射。

（7）病床应加床栏，以防患者坠床，必要时用约束带。

（8）做好气管切开准备。

5. 呼吸衰竭护理

1）观察呼吸

（1）有无呼吸表浅、节律不整、双吸气、叹息样呼吸、呼吸暂停、潮式呼吸等中枢性呼吸衰竭表现。

（2）有无出现呼吸困难、呼吸频率改变、呼吸活动度减弱、发绀，但节律始终整齐等外周性呼吸衰竭表现。

2）观察有无缺氧症状，如观察皮肤、黏膜有无发绀等。

3）保证呼吸道通畅，及时清除分泌物。

（1）头部可稍向后仰，保持气道通畅。

（2）稀释痰液：每日用生理盐水超声雾化2次，清醒者鼓励多饮水。

（3）辅助排痰：鼓励患者有效咳嗽与呼吸，定时翻身叩背，不能咳痰者可用导管吸痰。

4）给予氧疗，根据情况调节吸入氧浓度，使$SaO_2 \geq 90\%$，注意观察氧疗效果。

5）做好器官切开术准备：如有昏迷或反复惊厥，呼吸道分泌物堵塞而致发绀，肺部呼吸音减弱或消失，反复吸痰无效等表现，应及早做好气管插管或气管切开术准备。

八、健康教育

1. 预防　做好防蚊和灭蚊。

（1）重点抓好稻田、大面积水坑、家畜圈及周围环境的灭蚊工作。

（2）以化学灭蚊剂为主，辅以其他方法。如稻田喷洒灭蚊剂马拉硫磷，畜圈内喷洒杀虫剂，时间一般从月底开始，每2～3周1次，3～4次即可。结合农业在稻田养鱼等。

（3）防蚊：主要用蚊帐、蚊香、驱蚊剂等预防。

（4）预防接种：乙脑灭活疫苗。一般在流行前1～2个月进行。第1年注射2次，间隔7～10d；其后2、3、7、13岁时分别加强注射。接种对象主要为儿童以及来自非流行区的人群。乙脑预防工作者和未接种的老年人也应注射。

（5）控制动物宿主：做好猪、马等大牲畜管理，改善猪、马圈的环境卫生和灭蚊工作。争取对猪、马等家畜进行乙脑减毒活疫苗预防接种，降低动物圈带毒率，从而保护易感人群。

2. 后遗症护理　虽经积极治疗，部分患者在发病后6个月仍留有神经、精神症状，主要以失语、瘫痪及精神失常多见。

（1）应针对具体问题早期进行康复护理和训练：训练可先在康复中心或门诊进行，掌握一定方法后可在家中进行训练。康复训练应持之以恒，并尽早帮助患者最大限度上实现生活自理。

（2）防止压疮：卧床患者有条件可使用气垫床或海绵床垫，并保持床单、衣被干燥、平整。定时翻身、搬动时应将患者抬起，不应拖拉，定期洗澡、擦澡，保持皮肤清洁，以防止压疮和皮肤损伤。

（3）注意保障患者安全，防止跌倒：行走不便应备助走器、扶杆等，防止烫伤。轻度震颤、极度倦怠、四肢无力、腱反射消失、迟缓性麻痹等高血钾表现；有无嗜睡、心律失常等代谢性酸中毒表现。

（4）出现高血容量综合征时：应立即减慢输液速度或停止输液，给患者取半坐卧位或坐位，双下肢下垂。

（5）利尿或导泻时：应观察记录排泄次数、量和性状。

3. 多尿期护理

（1）每小时观察尿量1次：及时、准确观察记录出入量。

（2）保持静脉通道通畅，根据尿量保证液体的及时准确输入。

（3）鼓励患者多饮水，多进食含钾高的食物，如橘子、香蕉等。

（4）观察患者有无肌肉无力、是否出现四肢肌肉迟缓性麻痹、呼吸肌麻痹症状。

（5）观察心电监护，是否出现U波、P－R间期延长、QRS波增宽、传导阻滞和心律失常。

（6）观察手足感觉异常、疼痛、肌肉轻度震颤、四肢无力、腱反射消失、迟缓性麻痹等表现；有无嗜睡、心律失常等代谢性酸中毒表现。

（7）防止体位性低血压，防止突然站立。

4. 恢复期护理

（1）加强营养，给予高蛋白、高热量、高维生素饮食。

（2）仍需适量卧床休息，逐步增加活动量。

5. 健康教育

（1）出院后要休息1～3个月，休息期间不要劳累，逐步恢复工作。

（2）定期复查尿常规、尿比重、相关血生化指标，以评价肾功能。

（3）灭鼠和防鼠：灭鼠实际应选择在本病流行高峰（5～6月份和10～12月份）前进行。春季应着重灭家鼠，初冬应着重灭野鼠。在灭鼠前提下同时做好防鼠工作。床铺不靠墙，睡高铺，屋外挖防鼠沟，防止鼠进入屋内和院内。新建和改建住宅时，要安装防鼠设施。

（4）灭螨、防螨：保持屋内清洁，通风和干燥，经常用敌敌畏等有机磷杀虫剂喷洒灭螨。

（5）加强食品卫生：做好食品、食具消毒、食物保存等工作，防止鼠类等污染食品和食具。剩饭菜必须加热或蒸煮后方可食用。

（6）做好消毒工作：对发热患者的血、尿和宿主动物尸体及其排泄物等，均应进行消毒处理，防止环境污染。

（7）做好个人防护：在疫区不直接用手接触鼠类及其排泄物，不坐卧草堆，劳动时防止皮肤破伤，破伤后要消毒包扎。在野外工作时要穿袜子、扎紧裤腿、袖口、领口、甚至面罩，以防螨类叮咬。

（8）疫苗注射：有纯化鼠脑灭活疫苗、细胞培养灭活疫苗和基因工程疫苗。

（赵兰君）

第九节　病毒性肝炎的护理

病毒性肝炎（viral hepatitis）是由多种肝炎病毒引起，以肝炎症和坏死病变为主的一组传染病，具有传染性强、传播途径复杂、流行面广、发病率高等特点。目前确定的肝炎病毒有甲型、乙型、丙型、丁型及戊型，各型病原不同，但临床表现基本相似，临床上以乏力、食欲减退、恶心、呕吐、肝大及肝功能异常为主要表现，部分病例会出现黄疸和发热。甲型及戊型主要表现为急性肝炎，而乙型、丙型及丁型可转化为慢性肝炎并可发展为肝硬化和肝细胞癌。

一、甲型病毒性肝炎

甲型病毒性肝炎（viral hepatitis type A）简称甲型肝炎，是一种由甲型肝炎病毒（hepatitis A virus，HAV）引起的急性传染病，临床上起病急，多以发热起病，有厌食、恶心、呕吐等消化道症状，伴乏力，部分患者出现尿黄，皮肤、黏膜黄染；本病为自限性疾病，绝大多数患者可在数周内恢复正常，一般不转为慢性坚持和病原携带状态。

（一）病原学

甲型肝炎病毒于1973年被发现，属RNA病毒，其宿主范围狭窄，只感染人，HAV抵抗力较强，耐酸碱，加热100℃5min或紫外线照射1h可灭活。

（二）流行病学

1. 感染源　急性期患者和亚临床感染者为主要感染源，在急性患者中不典型的无黄疸型肝炎患者和儿童尤为重要。潜伏期末及黄疸出现前，患者粪便排出甲型肝炎病毒量最多，以发病前4d至发病后4~6d传染性最强，黄疸出现后2周粪便仍可排毒，但传染性明显减弱。

2. 传播途径　主要通过接触传播，甲型炎肝患者的血液和粪便中存在病毒。其方式有：①日常生活接触传播。②污染水源和食物，如毛蚶、生蚝等，都会引起甲型肝炎暴发流行。

3. 易感人群　人群对甲型肝炎病毒普遍易感，绝大多数成人都曾有过亚临床感染，在感染甲型肝炎病毒后产生比较稳固的免疫力，再次感染时一般不发病。我国甲型肝炎以学龄前儿童发病率最高，青年次之。

4. 流行特征　甲型病毒性肝炎是世界性疾病，甲型肝炎的流行与年龄和社会经济因素相关。发病以学龄前儿童及青壮年为主。本病无严格季节性，在我国发病高峰多为秋冬季。

（三）发病机制

甲型肝炎的发病机制至今尚未完全阐明。甲型肝炎病毒经口进入人体后，经肠道进入血流，又经一短暂病毒血症后进入肝繁殖。目前认为可能有两种作用：①HAV在肝细胞内复制的过程中导致肝细胞损伤。②患者细胞免疫功能导致肝细胞损伤。

（四）临床表现

甲型肝炎病毒感染后，甲型肝炎潜伏期2~6周，平均4周。临床分为急性黄疸型、急性无黄疸型、淤胆型、亚临床型和肝衰竭。整个病程2~4个月。

1. 急性黄疸型　临床按病程可分为潜伏期、黄疸前期、黄疸期及恢复期4个阶段，总病程1~4个月。偶可超过半年。

（1）潜伏期：潜伏期为 15~45d（平均 30d）。患者在此期常无自觉症状，在潜伏期后期，大约感染 25d 以后，粪便中有大量的甲型肝炎病毒排出，潜伏期患者的传染性最强。

（2）黄疸前期：起病多较急，常以发热起病，体温可达 38℃ 以上，随后出现全身乏力和胃肠道症状（厌食、厌油、恶心、呕吐、腹泻、腹胀），少数病例以发热、头痛、上呼吸道感染为主要表现。此期患者尿色逐渐加深，至本期末呈浓茶色。主要体征有轻度的肝、脾大，心率缓慢，肝区压痛及叩击痛。此期血清丙氨酸转氨酶（ALT）明显增高，尿胆红素阳性，病毒标志物血清 IgM 型甲型肝炎病毒抗体（抗 - HAV - IgM）阳性。本期平均持续 5~7d。

（3）黄疸期：自觉症状可有所好转，发热减退，尿黄似浓茶，巩膜、皮肤出现黄染，大便颜色变浅，1~2 周黄疸达高峰。主要体征有肝大，肝区有压痛及叩击痛，部分患者有轻度脾大。肝功能化验丙氨酸转氨酶（ALT）、天冬氨酸转氨酶（AST）明显升高，血清胆红素可超过 17.1μmol/L，此期持续 2~6 周。

（4）恢复期：黄疸逐渐消退，症状减轻至消失，肝、脾缩小，肝功逐渐恢复正常。此期持续 2 周至 4 个月，少数有达 6 个月者。

2. 急性无黄疸型　一般症状较轻，病程较短，易忽略，临床仅表现为乏力，食欲减退，腹胀和肝区痛，但不出现黄疸。可伴有肝、脾大，肝功异常，血清丙氨酸氨基转氨酶（ALT）明显增高，血清 IgM 型甲型肝炎病毒抗体（抗 - HAV - IgM）阳性。病程大多在 3 个月内恢复。

3. 急性淤胆型甲型肝炎　本型实为急性黄疸型肝炎的一种特殊形式，特点是起病急，黄疸出现深而时间长，消化道症状轻，肝实质损害不明显，可有灰白便及皮肤瘙痒，血清胆红素明显升高以结合胆红素为主，血清丙氨酸转氨酶（ALT）中度升高，黄疸持续 3 周以上，少数达 3 个月以上。预后良好。本型须排除肝外梗阻性黄疸。

4. 急性肝衰竭　急性甲型肝炎发展至急性肝衰竭的患者较为少见，通常发生于老年患者或既往具有慢性肝病患者。急性肝衰竭起病急，发展快，病程在 10d 内，黄疸迅速加深，消化道症状明显，极度乏力，出血倾向，并迅速出现肝性脑病症状，主要体征有意识障碍，扑翼样震颤，肝浊音界缩小等，血清总胆红素上升，凝血酶原时间明显延长。

（五）实验室检查

1. 常规实验室检查　外周血白细胞正常或轻度减少，淋巴细胞相对增多，偶见异型淋巴细胞。黄疸前期末尿胆原及尿胆红素呈阳性反应，是早期诊断的重要依据。

2. 生化检测　血清丙氨酸转氨酶（ALT）于黄疸前期开始升高，血清胆红素在黄疸前期末开始升高，血清丙氨酸转氨酶（ALT）高峰在血清胆红素之前，一般在黄疸消退后 1 至数周恢复正常。急性黄疸型和急性淤胆型甲型肝炎血清胆红素水平明显升高。

3. 特异性血清学检查　血清 IgM 型甲型肝炎病毒抗体（抗 - HAV - IgM）是甲型肝炎早期诊断最灵敏可靠的血清学标志，于发病数日即可检出，黄疸期达高峰，一般持续 2~4 个月，以后逐渐下降乃至消失。血清学 IgG 型甲型肝炎病毒抗体（抗 - HAV - IgG）出现于病程恢复期，较持久，是获得免疫力的标志，一般用于流行病学检查。

（六）诊断

（1）有食用被甲型肝炎患者粪便污染的水或食物史，或与患者有密切接触史。
（2）急性起病，消化道症状明显。
（3）肝功能异常。
（4）检测到抗 - HAV - IgM，是确诊的最可靠依据。

（七）治疗

甲型肝炎是一种自限性传染病，通常预后良好，一般无需特殊治疗。只需根据病情给予适当休息、合理的营养及对症支持治疗，即可迅速恢复健康。对于少数肝衰竭患者，则应采取综合治疗，加强支持治疗，积极预防和治疗各种并发症。

二、乙型病毒性肝炎

乙型病毒性肝炎（viral hepatitis type B），简称乙型肝炎，是一种由乙型肝炎病毒（hepatitis B virus，HBV）引起的以肝病变为主的传染病。呈全世界范围分布，发展中国家发病率较高。目前据统计，全世界无症状乙肝病毒携带者（HBsAg 携带者）超过 2.8 亿，我国约占 1.3 亿。乙型肝炎发病较缓慢，临床上以疲乏、食欲减退、肝大、肝功能异常为主要表现，部分出现黄疸，无黄疸型 HBsAg 持续阳性者易慢性化。

（一）病原学

HBV 属于嗜肝 DNA 病毒科，在电镜下可见 3 种颗粒：①Dane 颗粒，也称大球形颗粒，是完整的 HBV 颗粒，内含乙型肝炎表面抗原和核心抗原，是病原复制的主体。②小球形颗粒。③管型颗粒。HBV 抵抗力很强，能耐受 60℃4h，及一般浓度的消毒剂，100℃煮沸 10min、65℃10h 或高压蒸汽消毒可灭活。

（二）流行病学

1. 感染源　主要是 HBV 无症状携带者（AsC）和急、慢性乙型肝炎患者。AsC 因其数量多、分布广、携带时间长、病毒载量高，是重要的感染源，其中血中 HBeAg、HBV DNA、DNAP 慢性的患者传染性最大。

2. 传播途径　HBV 主要经血和血制品、母婴、破损的皮肤和黏膜及性接触传播。

（1）母婴传播：母婴传播最重要的是发生在围生（产）期。水平传播指未经系统乙肝免疫接种的围生（产）期后小儿发生 HBV 感染，主要来自母亲或家人的亲密接触，也可来自社会。

（2）医源性传播：①经血传播：输入 HBsAg 阳性血液可使 50% 受血者发生输血后乙型肝炎。输入被 HBV 污染的凝血Ⅷ因子、Ⅸ因子、凝血酶原复合物等可以传染 HBV。成分输血如血小板、白细胞、压积红细胞也可传播。②经污染的医疗器械传播：不遵循消毒要求的操作、使用未经严格消毒的医疗器械、注射器、侵入性诊疗操作和手术，均是感染 HBV 的重要途径。静脉内滥用毒品是当前极需防范的传播途径。③其他：如修足、文身、扎耳环孔，共用剃须刀，牙刷和餐具等也可以经破损的皮肤黏膜感染 HBV。

（3）性接触传播：HBV 可经性接触传播，西方国家将慢性乙型肝炎列入性接触传播疾病。精液和阴道分泌物中含有 HBsAg 和 HBV – DNA。性滥者感染 HBV 的机会较正常人明显升高。

日常工作或生活接触，如同一办公室工作、共用办公用品、握手、拥抱、同住一宿舍、同一餐厅用餐和共用厕所等无血液唾液暴露的接触，一般不会传染 HBV。经吸血昆虫（蚊、臭虫等）传播未被证实。

3. 易感人群　凡未感染过乙型肝炎也未进行过乙型肝炎免疫接种者对 HBV 均易感。新生儿普遍易感，发病多见于婴幼儿及青少年。

4. 流行特征

（1）地区分布：乙型肝炎呈世界性分布，我国是乙型肝炎的高发区。

（2）季节性：无一定的流行周期和明显的季节性。

（3）性别与年龄分布：乙型肝炎的感染率、发病率和 HBsAg 阳性率均显示出男性高于女性。我国在 1992 年把乙型肝炎疫苗纳入儿童免疫规划管理，2002 年乙型肝炎疫苗纳入儿童免疫规划。

（三）发病机制

HBV 通过注射或破损皮肤、黏膜进入机体后，迅速通过血液到达肝和其他器官，引起肝及肝外相应组织的病理改变和免疫功能改变，多数以肝病变最为突出。目前认为，HBV 并不直接引起明显的肝细胞损伤，肝细胞损伤主要由免疫病理引起，即机体的免疫反应在清除 HBV 的过程中造成肝细胞的损伤。此外还可能与感染者的年龄、遗传因素有关。

（四）临床表现

潜伏期 6 周至 6 个月，一般为 3 个月左右。

1. 急性乙型肝炎

（1）急性黄疸型肝炎：按病程可分为 3 期，总病程 2~4 个月。黄疸前期：起病较缓，主要为厌食、恶心等胃肠道症状及乏力。少数有呼吸道症状，偶可高热、剧烈腹痛，少数有血清病样表现。本期持续数天至 2 周。黄疸期：巩膜及皮肤黄染明显，于数日至 2 周达高峰。黄疸出现后，发热渐退，食欲好转，部分患者消化道症状在短期内仍存在。此期持续 2~6 周。恢复期：黄疸渐退，各种症状逐步消失，肝脾回缩至正常，肝功能恢复正常，本期持续 4 周左右。临床和血清学恢复后肝组织病变减轻，但充分恢复需在半年以后。

（2）急性无黄疸型肝炎：起病徐缓，症状类似上述黄疸前期表现，不少患者症状不明显，在普查或查血时，偶尔发现血清 ALT 升高，患者多于 3 个月内逐渐恢复，有 5%~10% 转为慢性肝炎。

2. 慢性乙型肝炎病程超过 6 个月。

（1）慢性迁延性肝炎（慢迁肝）临床症状轻，无黄疸或轻度黄疸、肝轻度增大，脾一般触不到。

（2）慢性活动性肝炎（慢活肝）临床症状较重、持续或反复出现，体征明显；如肝病面容、蜘蛛痣、肝掌，可有不同程度的黄疸。肝大、质地中等硬，多数脾大。肝功能损害显著，ALT 持续或反复升高，血浆球蛋白升高，A/G 比例降低或倒置。部分患者有肝外表现，如关节炎、肾炎、干燥综合征及结节性动脉炎等。也可见到无黄疸者及非典型者，虽然病史较短，症状轻，但具有慢性肝病体征及肝功能损害；或似慢性迁延性肝炎，但经肝组织病理检查证实为慢性活动性肝炎。

3. 重型肝炎 是一种最为严重的临床类型，临床分为急性重型肝炎、亚急性重型肝炎和慢性重型肝炎。临床表现为：①黄疸迅速加深，血清胆红素高于 $171\mu mol/L$。②肝进行性缩小、肝臭。③出血倾向，PLA 低于 40%。④迅速出现腹腔积液，中毒性鼓肠。⑤肝性脑病。⑥肝肾综合征：出现少尿甚至无尿，血尿素氮升高等。

4. 淤胆型 与甲型肝炎相同，表现为较长期的肝内梗阻性黄疸，而胃肠道症状较轻，肝大、肝内梗阻性黄疸的检查结果，持续数月。

（五）实验室检查

1. 肝功能检查 ①胆红素、AST、ALT 升高，急性肝炎时 ALT 明显升高，慢性肝炎和肝硬化时 ALT 轻度或中度升高或反复异常。重症肝炎时出现"酶胆分离"现象。②凝血酶原时间延长。③A/G 降低或倒置。④血氨升高等。

2. 特异血清病原学检查

（1）HBsAg 与抗-HBs：HBsAg 阳性提示 HBV 感染，抗-HBs 阳性提示有 HBV 抗体。

（2）HBeAg 与抗-HBe：HBeAg 阳性提示 HBV 复制活跃，抗-HBe 阳性提示复制静止期。

（3）抗-HBc：抗-HBcIgM 阳性提示急性期感染；抗-HBcIgG 阳性提示既往感染。

（4）HBV-DNA：是病毒复制和传染病的直接指标。

（六）诊断

有不洁注射、手术及输血和血液制品史、乙型肝炎密切接触史等，临床表现为恶心、呕吐、乏力、黄疸、肝功能异常，根据病原学结果可以确诊。

（七）治疗

1. 急性乙型肝炎的治疗 急性病毒性肝炎一般具有自限过程，注意适当休息。症状较重，有黄疸者应卧床休息。给予清淡、富含营养且易消化吸收的饮食，注意蛋白质及维生素的摄入。恶心呕吐致影响进食、热量不足者应每日输液补充。

2. 慢性乙型肝炎的治疗 慢性乙型肝炎治疗的总体目标是：最大限度地长期抑制或消除 HBV，减轻肝细胞炎症坏死及肝纤维化，延缓和阻止疾病进展，减少和防止肝失代偿、肝硬化、HCC 及其并发症的发生，从而改善生活质量和延长存活时间。

（1）基础治疗：休息、合理饮食。

（2）抗病毒：①干扰素治疗：普通干扰素、聚乙二醇干扰素。②核苷酸类：包括拉米夫定、阿德福韦酯、恩替卡韦和替比夫定等。

（3）免疫调节：包括胸腺素、重组人白细胞介素、治疗性疫苗、糖皮质激素。

（4）抗炎保肝和抗纤维化治疗：包括甘草酸、联苯双酯、双环醇等。

其中抗病毒治疗是关键，只要有适应证，且条件允许，就应进行规范的抗病毒治疗。

三、丙型肝炎

丙型肝炎是由丙型肝炎病毒（hepatitis C virus，HCV）感染所引起的以进展性的肝炎症为主的病毒性肝疾病，主要通过血液途径传播，是输血后肝炎的主要类型。

（一）病原学

丙型肝炎病毒为单股正链 RNA 病毒，属于黄病毒科丙型肝炎病毒属，HCV 呈球形颗粒，病毒基因组易于在复制过程中变异。HCV 对一般化学消毒剂敏感；100℃5min 或 60℃10h、高压蒸汽和甲醛熏蒸等均可灭活病毒。

（二）流行病学

1. 感染源　急、慢性患者和无症状病毒携带者。病毒携带者有更重要的感染源意义。我国人群抗HCV 阳性者达 3.2%。

2. 传染途径　类似乙型肝炎，为 RNA 病毒，主要有以下途径。

（1）输血及血制品：经输血传播 HCV 曾经是导致输血后肝炎的主要原因，占输血后非甲非乙型肝炎的85%。我国自1992年对献血员筛查抗－HCV 后，该途径得到了有效控制，第1代酶免抗－HCV 检测方法的应用使输血传播 HCV 的危险性降低了80%，但检测的"窗口期"较长，急性感染尚未出现症状且抗－HCV 尚未转阳者仍可能成为感染源。使用第3代酶免抗－HCV 筛查献血员，窗口期漏检的比例已大幅度下降，约为 0.000 4%。血制品的用量和 HCV 感染的危险性直接相关。

（2）注射：不安全注射、使用非一次性注射器和针头。

（3）经破损的皮肤和黏膜暴露传播：未经严格消毒的牙科器械、内镜、侵袭性操作，共用剃须刀、牙刷、文身和穿耳环孔等也是 HCV 潜在的经血传播方式。

（4）生活密切接触：有部分 HCV 感染者没有明确的输血及血制品、注射史，推测可能与家庭生活中密切接触。

（5）性接触传播：多个性伴侣及同性恋者属高危人群。

（6）母婴传播：围产期 HCV 传播是母婴传播的主要途径，母婴传播的平均传播率为2%。影响母婴传播的因素包括母亲 HCV RNA 的滴度和母亲合并感染 HIV。

（三）发病机制

HCV 引起肝细胞损伤的机制与 HCV 的直接致病等有关。HCV 的直接致病作用可能是急性丙型肝炎中肝细胞损伤的主要原因，而慢性丙型肝炎则以免疫损伤为主要原因。

丙型肝炎慢性化的可能机制：①HCV 易变异，从而逃避机体免疫。②HCV 在血液中水平很低，容易产生免疫耐受。③HCV 具有泛嗜性，不易被清除。④免疫细胞可被 HCV 感染，导致免疫紊乱。

（四）临床表现

1. 急性丙型肝炎　平均潜伏期为 7~8 周，但波动范围较广，为 2~26 周。

急性丙型肝炎的临床表现不明显，症状轻微，临床症状和其他病毒性肝炎症状相同，包括不适、尿黄、恶心，部分患者可伴有呕吐，腹部不适和（或）黄疸。2/3 以上的病例可无黄疸，部分患者无明显症状，表现为隐匿性感染。

2. 慢性丙型肝炎　临床表现取决于肝疾病所处的阶段。在没有肝硬化的慢性肝炎患者中，约 1/3 有临床症状，症状与其他慢性肝病相同，主要表现为乏力、食欲减退、腹部不适。乏力是慢性丙型肝炎最常见的临床表现，根据疾病的阶段不同，50%～100%的患者有乏力。其他表现在疾病初期都比较少见，随着疾病的进展而明显。还可有肌肉疼痛，关节疼痛和瘙痒。30%～70%的患者有轻到中度肝大，部分患者有脾大。

3. 肝外表现　近来有对照研究显示，HCV 感染与迟发性皮肤卟啉病，扁平苔藓，白癜风，特发性混合性冷球蛋白血症，膜增生性肾小球肾炎，非霍奇金淋巴瘤密切相关。与糖尿病、低度恶性的 B 细胞淋巴瘤、Mooren 角膜溃疡、自身免疫性甲状腺炎、干燥综合征、特发性肺纤维化、关节痛、肌痛可能有关。

明确慢性丙型肝炎病毒（HCV）感染的肝外表现和与 HCV 感染的相关性具有重要的意义，第一，由于慢性丙型肝炎的发展隐匿，临床表现不典型，最主要的临床表现是乏力，因此，对于 HCV 感染肝外表现的认识可以促进对于慢性丙型肝炎的早期诊断和及时治疗；第二，有些疾病对慢性丙型肝炎的治疗有效，比如慢性丙型肝炎患者的膜增生性肾小球肾炎在抗病毒治疗后缓解，因此，对该类患者应当立即予以治疗；第三，具有这些表现的患者在临床上应该检测 HCV 的感染标志。

（五）实验室检查

1. 丙型肝炎病毒核糖核酸（HCV RNA）　病程早期即可出现。
2. 丙型肝炎病毒抗体（抗－HCV）　是丙型肝炎病毒感染的标志，而不是保护性抗体。

（六）诊断

1. 急性丙型肝炎的诊断

（1）流行病学史：2～16 周（平均 7 周）前有明确的 HCV 暴露史。

（2）临床表现：全身乏力、食欲减退、腹部不适等，少数伴低热，轻度肝大，部分患者可出现脾大。少数患者可出现黄疸。部分患者无明显症状，表现为隐匿性感染。

（3）实验室检查：ALT 多呈轻度和中度升高，抗－HCV 和 HCV RNA 阳性。HCV RNA 常在 ALT 恢复正常前转阴，但也有 ALT 恢复正常而 HCV RNA 持续阳性者。

2. 慢性丙型肝炎的诊断

（1）诊断依据：HCV 感染超过 6 个月，或发病日期不明，无肝炎史，但肝组织病理学检查符合慢性肝炎，或根据症状、体征、实验室及影像学检查结果综合分析，亦可作出诊断。

（2）慢性丙型肝炎肝外表现：包括特发性混合性冷球蛋白血症，血管炎，膜增生性肾小球肾炎，迟发性皮肤卟啉病，B 细胞淋巴瘤，Mooren 角膜溃疡，自身免疫性甲状腺炎，干燥综合征，扁平苔藓，特发性肺纤维化。

（七）治疗

抗病毒治疗是丙型肝炎最有效的治疗。

1. 聚乙二醇干扰素与利巴韦林联合治疗　是目前最有效的治疗方案。

2. 普通干扰素与利巴韦林联合治疗　治疗目标：清除或持续抑制 HCV 的复制，获得持续病毒学应答；延缓肝病变的进展，并改善患者的生活质量。

四、丁型病毒性肝炎

丁型病毒性肝炎（viral hepatitis type D）是由丁型肝炎病毒（HDV）引起的急性或慢性肝炎症病变。HDV 具有高度传染性，与乙型肝炎协同或重叠感染，可使病情加重、慢性化、进而发展成肝硬化。

（一）病原学

HDV 外壳为 HBsAg，是一种缺陷性病毒，传播需 HBV 等嗜肝 DNA 病毒的帮助，与它们装配成完整病毒。完整的 HDV 颗粒呈球形，HDV 基因组是一个单链、环状 RNA。HDV 可与 HBV 同时感染人体，但大部分情况下是在 HBV 感染的基础上引起重叠感染。

（二）流行病学

1. 感染源　主要是患有丁型肝炎的急、慢性患者和 HDV 携带者。

2. 传播途径

（1）经血液或血制品传播：可以通过输入带有 HDV 的血液制品或使用病毒污染的注射器、针头而发生感染。

（2）日常生活密切接触：含有 HDV 的体液通过隐性破损的皮肤、黏膜进入血液而感染。

（3）母婴传播：HDV 感染的孕妇，围生期有 HBV 活动性感染时，可以传播给新生婴儿，但不是重要的传播途径。

3. 人群易感性　主要是 HBsAg 携带者，特别是 HBsAg 阳性的药瘾者及男性同性恋者。

4. 流行特征　HDV 感染遍及全球，我国西南地区感染率较高。

（三）发病机制

多数研究显示 HDV 有直接致肝细胞病变作用，包括脂肪变、肝细胞空泡形成、肝细胞灶性坏死、实质内单核炎症细胞相对减少等病变，但不能排除免疫介导的损伤作用；多数学者认为 HDV 感染对 HBV 的复制起抑制作用，但慢性乙型肝炎患者常因重叠 HDV 感染引起双重损害而表现出肝病重症化，且肝硬化及肝癌发生率增加。

（四）临床表现

根据 HDV 与 HBV 感染的时间关系，HDV 感染分为两种类型：HDV 与 HBV 同时感染，可称为协同感染或共感染；在原有慢性 HBV 感染的基础上再感染 HDV，即重叠感染。

1. HDV/HBV 同时感染　表现为急性丁型肝炎，潜伏期 4～20 周。临床表现及生化特征与单纯急性乙型肝炎相似，为一自限性过程，整个病程较短，可有乏力、食欲下降、黄疸、肝区疼痛及肝大等。部分患者有双峰型 ALT 增高，两峰之间 2～4 周，可能是 HBV 与 HDV 感染的相继表现。由于急性乙肝 HBV 血症时间很短，HDV 感染常随 HBV 的消失而终止，故肝内 HDVAg 仅一过性阳性，血清抗 - HDVIgM 呈低滴度短暂升高，而后继发的抗 - HDIgG 出现。HDV/HBV 同时感染多数预后良好，只有少数患者可发展为肝衰竭。

2. HDV/HBV 重叠感染　其临床经过主要取决于 HDV 感染时 HBV 感染的状态及肝损害程度，可有如下表现。

（1）自限性丁型肝炎：一般临床症状并不严重，或无明显临床表现，病程较短。HBsAg 携带者感染 HDV 后，首先肝内出现 HDVAg，接着是 HDVAg 血症，血清抗 - HDVIgM 及 IgG 相继转为阳性。一旦 HDV 被清除，抗 - HDVIgM 下降，而抗 HDVIgG 则可维持高水平数年。只有少数患者是这种自限性痊愈的，此类 HDV 患者在 HBV 感染高发流行地区较多见。

（2）慢性进行性丁型肝炎：约 70% 的重叠感染者发展为慢性携带者，表现为慢性感染急性发作或病情恶化。肝细胞核内 HDVAg 持续阳性，但血清 HDVAg 仅一过性出现，抗 - HD - VIgM 及抗 - HD-VIgG 呈高滴度并持续不降。最常见的组织学改变为慢性肝炎或肝硬化。

（3）肝衰竭（重型肝炎）：活动性 HBV 感染患者在重叠感染后病情迅速进展，60%～70% 的患者在短期内从慢性活动性肝炎发展成活动性肝硬化，出现严重肝功能失代偿、肝衰竭，病死率甚高。

（五）实验室检查

1. 抗 - HDVIgM 和抗 - HDVIgG 检测　抗 - HDVIgM 提示现症感染，抗 - HDVIgG 提示既往感染。

2. 用 RT - PCR 方法检测 HDV - RNA　是目前确定 HDV 病毒血症最敏感的方法，且可用于监测抗病毒治疗的效果。

（六）诊断

（1）检查乙型肝炎各项血清标志，明确 HBV 的感染状态。

（2）肝功能检查 ALT 等指标，以确定肝是否存在活动性病变。

（3）检测 HDV 的直接和间接标志。

（4）肝活检明确病理诊断，同时检测肝组织内的病毒抗原；以及根据病史体检综合分析明确 HDV 感染的类型。

（七）治疗

1. 同时感染　一般预后良好，可按急性肝炎原则治疗。

2. 重叠感染　尚无有效的治疗方法。首选药物是 α-干扰素，疗程1年以上。目前国内外报道聚乙二醇 α-干扰素可提高应答率，核苷类似物对 HDV 无抑制作用；肝移植的进展使 HDV 肝病的预后有所改变。

五、戊型病毒性肝炎

戊型病毒性肝炎（viral hepatitis type E）简称戊型肝炎，是由戊型肝炎病毒（HEV）引起的急性传染病，感染源和传染途径与甲型肝炎相似。青壮年发病率高，儿童常见隐性感染，未见有确切的慢性病例和病原携带状态。主要经粪-口途径传播，可因粪便污染水源或食物引起暴发流行。临床上表现为急性起病，可有畏寒、发热、食欲减退、恶心、疲乏、肝大及肝功能异常，不少病例出现黄疸，特别是孕妇，病死率较高。病后可能有一定时期的免疫力。

（一）病原学

戊型病毒性肝炎为球形颗粒，无包膜，国际病毒分类委员会将 HEV 归类为未分类病毒。HEV 基因组为单股正链 RNA，本病毒不稳定，对高盐、氯化铯、氯仿敏感，在碱性环境中较稳定。

（二）流行病学

1. 感染源　患者是本病的主要感染源，亚临床型患者和隐性感染者也是感染源。潜伏期末和急性期早期传染病最强。

2. 传染途径　主要通过接触传播，也可以经母婴垂直传播和输血传播。

3. 易感人群　普遍易感，青壮年发病率高，儿童和老人发病率较低。

（三）发病机制

戊型肝炎的发病机制尚不完全清楚，可能与甲型肝炎相似。可能是病毒直接致肝细胞病变和细胞免疫引起肝细胞损伤。

（四）临床表现

1. 潜伏期　戊型肝炎的潜伏期为2~10周，平均6周。也有更长或更短潜伏期的报道，可能与病毒自身的特性和病毒感染的数量有关。

2. 急性戊型肝炎（黄疸型）　最为多见，临床表现与甲肝相似，但与急性甲型肝炎相比，发病年龄偏大，黄疸前期较长，胆汁淤积程度深，症状更重。

（1）黄疸前期：主要表现为起病急，起病时可有发热、乏力、周身不适、继之出现食欲减退，有消化道症状（恶心、呕吐、上腹不适、肝区痛、腹胀、腹泻等）。部分患者有关节痛，尿色逐渐加深，到本期末呈浓茶色。此期持续数天至半月，平均3~4d。

（2）黄疸期：随着体温下降，消化道症状可有减轻，但尿黄更明显，大便色浅，呈灰白色，巩膜、皮肤出现黄染并逐渐加深，皮肤瘙痒，此期一般为10~30d。

（3）恢复期：此期一般为2~3周，少数达4周。肝、脾回缩，症状、体征及化验指标全面好转。

3. 急性戊型肝炎（无黄疸型）　表现比黄疸型轻，部分患者无临床症状。儿童感染 HEV 后，多表现为亚临床型，而成年人则多表现为临床型感染。

4. 淤胆型戊型肝炎　淤胆型戊肝比较常见，发生率高于甲型肝炎，特别是老年病例。临床主要表现为较长时间的肝内梗阻性黄疸，而消化道症状相对较轻。黄疸常在2~6个月后或以消退，本型预后多数较好。

5. 重型戊型肝炎（肝衰竭）　约占戊型肝炎的5%，发病率高于重型甲型肝炎，表现为急性重型肝炎和亚急性重型肝炎的临床经过。老年人和病毒重叠感染者及孕妇患者肝衰竭发生率高，尤以乙型肝炎患者再感染 HEV 时更易发生。

急性重型戊型肝炎在孕妇多见，尤其是妊娠晚期更多；病情发展迅猛，多数孕妇在正常生产和早产后病情急剧变化，黄疸在轻度和中度升高时即可呈现一系列肝衰竭（重型肝炎）的临床表现，肝活检镜下可见部分水肿、变性的肝细胞，肝性脑病和脑水肿程度深，而昏迷病例皆有脑水肿，易发生呼吸衰竭而死亡，病死率高达20%。亚急性重型戊型肝炎较为少见（急性和亚急性重型肝炎之比约为17：1），黄疸程度深，持续时间长，肝性脑病程度轻，而腹腔积液及低蛋白血症比较明显。

（五）实验室检查

1. 抗 – HEV 抗体的检测　抗 – HEVIgG 抗 – HEVIgM。

2. HEV 的分子生物学检测　RT – PCR 可特异性地检测 HEVDNA。

（六）诊断

特异血清病原学检查是确诊的依据，抗 – HEVIgM 病程急性期阳性率100%。

（七）治疗

（1）病情较轻的给予适当休息、合理的营养及对症支持治疗，即可迅速恢复健康。

（2）对于暴发性肝衰竭患者，可考虑肝移植。

（3）对于孕妇和老年人，应及早采取综合治疗，加强支持治疗，积极预防和治疗各种并发症。

六、病毒性肝炎护理

1. 隔离　在标准预防的基础上，还应采用接触传播的隔离与预防。

2. 减少活动　急性肝炎、慢性肝炎活动期、重症肝炎应卧床休息，以降低机体代谢率，增加肝的血流量，减轻肝负担，缓解肝淤血，有利于肝细胞恢复。恢复期时可以开始做适度的运动，以散步为主，以不感到疲劳为度。

3. 保持营养供给　饮食原则：①肝炎急性期患者多有食欲明显下降，消化道症状较重，其饮食以清淡、易消化富含维生素的流质，如进食少，不能满足机体需要的，可遵医嘱静脉补充营养。②黄疸消退期消化道症状缓解，食欲增加后，要少食多餐，避免暴饮暴食，可增加蛋白质和脂肪性食物，多吃水果、蔬菜，蛋白质 $1.5 \sim 2.0g/$（$kg \cdot d$），糖类 $300 \sim 400g/d$，以保证足够的热量和蛋白质成分。③肝性脑病，要限制蛋白质入量，$20g/d$，以植物蛋白为主。④肝硬化并食管胃底静脉曲张者，应食菜泥、肉末等半流质饮食，要避免坚硬、鱼刺、油炸等食品。

4. 病情观察

（1）胃肠道症状：观察患者的食欲，有无恶心、呕吐、腹胀、腹泻等症状，及时调整饮食。

（2）黄疸：每日观察皮肤、巩膜黄疸程度，有皮肤瘙痒的，避免抓挠引起皮肤破损。

（3）出血：观察有无出血倾向，如皮下、牙龈、鼻腔、呕血及便血等。

5. 对症护理

（1）保持皮肤清洁：①每日用温水擦拭全身皮肤，不用有刺激性的肥皂与化妆品，适当擦润肤油。②穿着布制柔软，宽松内衣裤，常换洗，并保持床单位清洁、干燥，使患者有舒适感，可减轻瘙痒。③胆盐沉着引起皮肤瘙痒的，重者可给予局部涂搽止痒药，也可口服抗组胺药。④及时修剪指甲，避免抓挠引起皮肤破损，如皮肤已有破损者应注意保持局部清洁、干燥，预防感染。⑤必要时可采用转移患者注意力的方法减轻皮肤瘙痒。

（2）减少出血：①用软毛牙刷或棉球清洁口腔，男性改用电动剃须刀，防止损伤皮肤黏膜。②注射时尽量用小孔径针头。③抽血或注射后延长按压时间，直至局部不出血。④提高穿刺成功率，避免在同一部位反复穿刺。

（3）减轻焦虑：患者得病后容易产生紧张、焦虑、抑郁、悲观等不良情绪，要经常与患者进行交谈，进行心理疏导，使其正确对待疾病，告知不良情绪影响机体免疫力，不利于恢复。

6. 用药护理

（1）每日观察抗病毒药物治疗不良反应，有无流感样症状、骨髓抑制、食欲减退等症状，及时对症处理，减轻不良反应。

（2）严格按医嘱执行，不得随意减量或停药。

7. 健康指导

（1）向患者讲解病毒性肝炎的传播途径、隔离期、隔离措施、消毒方法及家属如何预防等。出院后可实施适当的家庭隔离，如患者的食具、用具和洗漱用品应专用，患者的排泄物，分泌物须经消毒后弃去。家中密切接触者，可预防接种。

（2）定期复查，出院后第 1 个月为 2 周复查 1 次，如 2 次都正常可以 1～2 个月复查 1 次。如检查持续正常，建议随访 2 年。

（3）按医嘱使用护肝药物，不滥用药物，特别应禁用损害肝的药物。

（4）保持乐观情绪，禁饮酒。

七、预防

（1）预防甲型、戊型肝炎的重点是加强粪便管理，保护水源，严格饮用水消毒；加强食品卫生和食具消毒。

（2）预防乙、丙、丁型肝炎的重点是加强血源的监测和管理，推广一次性注射用具。

（3）主动免疫易感者：可接种甲型肝炎疫苗和乙型肝炎疫苗预防。

（4）被动免疫：对有甲型肝炎密切接触史的易感者，可用免疫球蛋白（人血丙种球蛋白）进行预防注射来进行被动免疫。乙型肝炎免疫球蛋白（HBIG）可用来进行母婴阻断和 HBV 暴露者。

（张　宏）

第十节　猩红热的护理

猩红热（scarlet fever）是由乙型溶血性链球菌感染引起的急性传染病。其临床特征为发热、化脓性扁桃体炎、全身弥漫性红疹，部分患者疹褪后明显脱屑，少数患者恢复期可出现变态反应性心、肾及关节损害。

（一）病原学

乙型溶血性链球菌为革兰染色阳性，按胞壁多糖类抗原（C 抗原）的不同，分为 A～H 和 K～U 等 19 个族。95% 以上猩红热由 A 族引起。A 族链球菌有 90 多种血清型，凡能产生红疹毒素（致热性外毒素）者均可引起猩红热。本菌对热及常用消毒剂敏感，在体外 60℃30min 可被杀灭。

（二）流行病学

1. 感染源　主要为患者和带菌者，猩红热患者于发病前 24h 至出疹期传染性最强。其他由乙型溶血性链球菌引起的扁桃体炎、咽峡炎、中耳炎、丹毒等也可引起传播。

2. 传播途径　主要通过谈话、咳嗽和喷嚏等方式传播，偶尔可经污染的书籍、玩具、生活用品、饮料及食物传染，有时可经破损的皮肤或产道而引起"外科型"及"产科型"猩红热。

3. 易感人群　人群普遍易感，以儿童多见，感染后可获得抗菌免疫力和抗毒免疫力，具有特异性，目前已知 A、B、C 3 种不同的红疹毒素，故可见第 2 次、第 3 次患猩红热者。

4. 流行特征　全年均可发病，以冬春季节多见。学龄儿童发病率最高，1 岁以下及 50 岁以上者少见。本病多流行于温、热带，我国北方地区发病较多。

（三）发病机制

猩红热是由乙型溶血性链球菌及其毒素和机体免疫反应所引起。主要可引起 3 种病变。①感染性病变：细菌侵入咽峡部或其他部位，A 群菌的 M 蛋白能抵抗机体白细胞的吞噬作用，可在局部增殖并导致化脓性炎性反应，咽部及扁桃体充血、水肿、炎性细胞及纤维蛋白渗出形成脓性分泌物。细菌还可以经淋巴直接侵犯附近组织而引起炎症甚至脓肿，如扁桃体周围脓肿、中耳炎、乳突炎、颈淋巴结炎、蜂窝织炎等。细菌进入血流可引起败血症,全身各处可发生化脓性病灶。②中毒型病灶:细菌产生的红疹毒素,可引起全身毒血症症状,如发热、头痛、咽痛、呕吐、中毒性休克等,可使皮肤充血、水肿,上皮细胞增生及白细胞浸润,以毛囊周围最为明显,形成典型的猩红热样皮疹,严重者可有出血性皮疹。恢复期表皮死亡引起脱屑。黏膜可出现充血及点状出血,称之为"内疹"。肝、胆、脾、淋巴结等间质血管周围有单核细胞浸润,伴有不同程度的充血及脂肪变。心肌可出现浑浊肿胀和变性甚至坏死。肾可出现间质性炎症。③变态反应性病变:病期2~3周时少部分患者可出现急性肾小球肾炎或风湿性全心炎、风湿性关节炎等。其发生可能与免疫复合物形成有关,亦可与自身免疫有关。

(四) 临床表现

潜伏期1~12d,多数为2~5d。本病主要症状为发热、咽痛和弥漫性红疹,其临床表现差异较大。

1. 可分为以下5种类型

(1) 普通型:起病较急,发热、畏寒、偶有寒战,体温多在39℃左右。可伴头痛、头晕、咽痛等,小儿多有恶心和呕吐。咽部及扁桃体可见明显充血、水肿,扁桃体腺窝处可见点状充血或出血性黏膜内疹。病初起时舌被舌苔,乳头红肿且突出于白苔之外,称为草莓舌。2d后白苔开始脱落,舌面光滑呈肉红色,乳头仍然突起,称杨梅舌。颈及颌下淋巴结常中度肿大,有压痛。患者发热后多在第2日出皮疹,从耳后及颈部开始,很快扩展至胸、背、腹及上肢,24h左右发展到下肢近端,以后扩展至小腿及足部。典型皮疹为在全身皮肤弥漫性充血潮红的基础上,散布着与毛囊一致的大头针帽样大小、密集、均匀的充血性红疹,按压时可全部消退,去压后红疹复出,旋即弥漫性潮红也重现。皮疹多为斑疹,也可稍隆起成丘疹,因与毛囊一致故也称"鸡皮样"疹。在皮肤皱褶处(如肘窝、腋窝、腘窝、腹股沟等),皮疹密集并伴皮下出血形成紫红色线条,称线状疹或Pastia线。面部潮红,可见少量点状疹,口、鼻周围充血较轻而形成口周苍白圈。皮疹1~2d达高峰,以躯干及四肢近端为多,持续数日,然后依出疹顺序于1~3d退疹。病程1周左右开始脱屑,皮疹轻者呈糠屑状,重者可呈大片状脱皮,手指、足趾处皮肤较厚,脱皮较明显,甚至可呈手足套状,脱皮可持续1~4周。

(2) 轻型猩红热:较普通型猩红热的表现轻。发热不高甚至不发热,咽峡炎轻,皮疹仅见于颈、胸、腹部等,消退快。但病后仍可发生变态反应性并发症。

(3) 脓毒性猩红热:多见于营养及卫生较差的小儿,发热40℃以上,头痛、咽痛、呕吐等症状均明显。咽部及扁桃体明显充血、水肿,可有溃疡形成,多量脓性分泌物常可形成大片假膜。病原菌侵犯附近组织引起化脓性中耳炎、乳突炎、鼻窦炎、颈淋巴结炎及颈部软组织炎的机会较多,如未及时治疗可发展为败血症,出现弛张热、皮疹增多及带脓头的粟粒疹。可发生败血症休克。恢复期脱皮明显,持续时间可达3~5周。近年来本型患者已明显减少。

(4) 中毒型猩红热:患者毒血症症状明显,高热可达40℃以上,头痛和呕吐均严重,可出现意识障碍。皮疹多而重,出血性皮疹增多。可很快出现低血压及中毒性休克。休克后皮疹褪色成隐约可见。咽部炎症不明显。

(5) 外科型猩红热:细菌经损伤的皮肤或产道侵入,皮疹先出现在伤口附近,然后向他处扩展,病情大多较轻。无咽峡炎表现。

2. 本病可出现以下并发症

(1) 化脓性并发症:由细菌直接侵犯附近组织引起化脓性炎症,如中耳炎、乳突炎、鼻窦炎、淋巴结炎等。应特别注意婴幼儿并发中耳炎的可能。

(2) 毒性并发症:由链球菌毒素引起的非化脓性病变,如中毒性关节炎、中毒性胃肠炎、中毒性肝炎或心肌炎等。病变持续时间较短,预后良好。

(3) 变态反应性并发症:多发生在病期2~3周,以急性肾小球肾炎较常见,还可并发风湿性心脏病、风湿性关节炎等。

(五) 实验室检查

1. 血液检查 出疹后,嗜酸性粒细胞可增高至5%~10%。

2. 细菌培养　采集患者的咽拭子或伤口分泌物进行细菌培养。

（六）诊断

临床诊断依据典型的临床表现如发热、咽痛、典型皮疹和脱屑、草莓舌、Pastia 线、口周苍白圈及外周血象明显升高等；症状不典型者需结合流行病史等综合分析；咽拭子或伤口处细菌培养阳性可确诊。

（七）治疗

首选青霉素，疗程 7～10d。用药后多数患者可于 1d 左右退热，3d 左右症状及皮疹消退。对青霉素过敏者可选用红霉素、螺旋霉素、林可霉素及头孢菌素类等药物。

对中毒性伴休克者，在静脉足量应用青霉素的同时，应补充血容量、纠正酸中毒、输新鲜血浆、给予吸氧等。

超高热者可适量应用肾上腺皮质激素。

恢复期患者的血清或抗血清可减轻患者中毒症状。

（八）护理

1. 隔离　在标准预防的基础上，采用飞沫、接触传播的隔离与预防。对患者接触过的物品及场所应予以消毒。病室湿式清扫，通风和空气消毒每日各 2 次。

2. 卧床休息　小儿患者应绝对卧床休息 2～3 周，以减少并发症。

3. 给予高热量　富含维生素、易消化的流食或半流食，避免辛辣刺激食物。进食困难者，遵医嘱给予静脉营养支持。

4. 病情观察　观察体温变化，高热时鼓励和协助患者多饮水，遵医嘱予物理及药物降温，有畏寒者注意保暖；观察有无头痛、头晕及意识障碍，加强生活护理及安全措施，防坠床，防跌倒；出现恶心、呕吐时，及时予温水漱口，彻底清理呕吐物，保持病室空气新鲜；注意观察有无败血症休克及并发症发生，出现异常，配合医生积极处理；婴幼儿患者应注意有无中耳炎表现等。

5. 皮肤护理　观察皮疹的性质、分布、数量等；出疹期患儿皮肤瘙痒，应剪短指甲，避免抓挠，可涂炉甘石洗剂或止痒乙醇，穿柔软棉质内衣；出现带脓头的粟粒疹或皮疹破损时，应予局部消毒，有出血或渗出时，应予包扎；皮疹脱屑干燥时，可涂液状石蜡等，大片脱皮时用剪刀小心剪除，不得强行剥离，以避免疼痛和感染。

6. 保持口腔清洁　每日早、晚及进餐后，协助患者用生理盐水漱口，必要时行口腔护理，每日 2次；观察咽部、扁桃体等周围组织的充血、肿胀等情况，咽痛明显者可给予氯己定、硼酸等漱口液，口含溶菌酶含片等。

7. 药物治疗的护理　应用青霉素治疗前，必须询问有无过敏史，皮试和初期应用时，必须于床旁密切观察，备肾上腺素注射液及注射器，随时做好过敏性休克的抢救准备；口服红霉素治疗时，指导患者于饭中或饭后服用，以减轻药物对胃黏膜的刺激；严格抗生素药物的剂量、间隔时间及疗程，观察用药效果。

8. 健康教育　宣传猩红热的传播方式及预防措施；讲解本病的治疗用药及不良反应，指导患者配合治疗；告知患者本病在恢复期可有脱屑，切忌撕扯。

（姜　颖）

参考文献

［1］王建荣，周玉虹．外科疾病护理指南［M］．北京：人民军医出版社，2012.

［2］张志庸．协和胸外科学［M］．2版．北京：科学出版社，2016.

［3］陈韵岱，杨庭树．介入心脏病学临床思路与病例实践［M］．北京：人民军医出版社，2010.

［4］吴英，朱岭梅．烧伤的急救与护理［M］．北京：世界图书出版公司，2017.

［5］刘哲宁．精神卫生服务［M］．北京：人民卫生出版社，2015.

［6］姜平，姜丽华．急诊护理学［M］．北京：中国协和医科大学，2015.

［7］李红，李映兰．临床护理实践手册［M］．北京：化学工业出版社，2010.

［8］何仲，吴丽萍．妇产科护理学［M］．北京：中国协和医科大学出版社，2014.

［9］张铭光，杨小莉，唐承薇．消化内科护理手册［M］．2版．北京：科学出版社，2015.

［10］徐燕，周兰姝．现代护理学［M］．2版．北京：人民军医出版社，2015.

［11］钟华荪，李柳英．静脉输液治疗护理学［M］．3版．北京：人民军医出版社，2014.

［12］祝水英．外科护理技术［M］．武汉：华中科技大学出版社，2015.

［13］李秋萍．内科护理学［M］．2版．北京：人民卫生出版社，2010.

［14］尤黎明，吴瑛．内科护理学［M］．5版．北京：人民卫生出版社，2012.

［15］皮红英，朱秀勤．内科疾病护理指南［M］．北京：人民军医出版社，2013.

［16］尹安春，史铁英．内科疾病临床护理路径［M］．北京：人民卫生出版社，2014.

［17］连丽娟．林巧稚妇科肿瘤学［M］．北京：人民卫生出版社，2013.

［18］赵佛容．五官科护理手册［M］．北京：人民卫生出版社，2016.

［19］魏革，马育璇．手术室护理必备［M］．北京：北京大学医学出版社，2011.

［20］黄建琼，于蓉．烧伤整形美容外科护理手册［M］．北京：科学出版社，2010.

［21］李乐之，路潜．外科护理学［M］．5版．北京：人民卫生出版社，2012.